Giovanni Maciocia

Zungendiagnose in der chinesischen Medizin

中醫舌診

Meiner Frau gewidmet

GIOVANNI MACIOCIA

Zungendiagnose in der chinesischen Medizin

Übersetzung: Wolfgang Schreiner, Arzt für Anästhesie

MEDIZINISCH LITERARISCHE VERLAGSGESELLSCHAFT MBH · UELZEN

Bibliografische Information Der Deutschen Bibliothek
Die Deutsche Bibliothek verzeichnet diese Publikation in der Deutschen Nationalbibliografie; detaillierte bibliografische Daten sind im Internet über http://dnb.ddb.de abrufbar.

Maciocia, Giovanni:
Zungendiagnose in der chinesischen Medizin / Giovanni Maciocia. Übers.: Wolfgang Schreiner.
– Uelzen: Med.-Literarische Verl.-Ges., 1996

Einheitssacht.: Tongue diagnosis in Chinese medicine ‹dt.›
ISBN 978-3-88136-178-1

2. Auflage 1997
3. Auflage 2000
4. Auflage 2003
5. Auflage 2010

ISBN 978-3-88136-178-1

Druck: Griebsch & Rochol Druck GmbH & Co. KG

Inhaltsverzeichnis

KAPITEL 7

Vorwort

zur zweiten, überarbeiteten Auflage

Die Zungendiagnose stellt eine der wertvollsten diagnostischen Methoden der chinesischen Medizin dar. Ihre Grundlagen sind relativ leicht zu lernen, doch wie viele andere Aspekte der chinesischen Medizin wird auch sie beständig durch die klinische Praxis bereichert. Unabhängig davon, wie lange man bereits chinesische Medizin praktiziert, wird immer wieder Neues, bisher nicht Gesehenes auftauchen. So habe auch ich die Erfahrung gemacht, daß in jeder Vorlesung, die ich über Zungendiagnostik halte, sich mindestens ein Student meldet und einen Zungentyp beschreibt, den ich bis dahin niemals zu Gesicht bekommen habe.
Das Schöne an der Zungendiagnose ist ihre Einfachheit und Schnelligkeit: Immer wenn es sich um ein komplexes Krankheitsbild voller Widersprüchlichkeiten handelt, wird die Untersuchung der Zunge sofort Klarheit über den im Vordergrund stehenden pathologischen Vorgang verschaffen. Darüber hinaus habe ich in den letzten Jahren festgestellt, daß die Zungendiagnostik ein unschätzbares Werkzeug zur Identifizierung starker emotionaler Komponenten im Krankheitsmuster eines Patienten, zur Differenzierung zwischen Haupt- und Nebenaspekten einer komplexen Störung und zur Festlegung eines angemessenen Therapieverfahrens in der Kräutertherapie ist.
In diese überarbeitete Auflage des Werkes „Zungendiagnose in der chinesischen Medizin" sind einige neue Themen bzw. Erweiterungen aufgenommen worden:

— Die Anatomie der Zunge in der westlichen Medizin
— Zungendiagnose bei Kindern
— Zungendiagnose und Kräutertherapie
— Klinische Bedeutung der Zungendiagnose bei komplexen Mustern
— Medikamentenwirkungen auf die Zunge
— Zusätzliche Fallbeispiele und Farbabbildungen

Vor allem auf das neue Kapitel über die klinische Bedeutung der Zungendiagnose möchte ich die Aufmerksamkeit des Lesers lenken. Dieses Kapitel enthält eine Anzahl von Leitlinien zur Interpretation des Erscheinungsbildes der Zunge bei komplexen Störungen, zur Verwendung der Zungendiagnose in der Differentialdiagnostik emotionaler Störungen und zur Integration von Zungen- und Pulsbefunden.
Man könnte natürlich einwenden, daß die Zungendiagnostik für denjenigen, der Kräutertherapie praktiziert, von weit größerer Bedeutung ist als für den Akupunkteur, doch nach meiner persönlichen Ansicht haben wir hier im Westen andere Bedingungen als in China, wo die Fachbereiche der Akupunktur und der Kräutertherapie ziemlich streng voneinander getrennt sind. Bei meinen Aufenthalten in China begegneten mir nur sehr wenige Ärzte, die sowohl Akupunktur als auch Kräutertherapie praktizierten;

ich erinnere mich im Grunde nur an zwei. Im Westen jedoch sind wir in eine Rolle geraten, die uns allgemein für „alternative" Medizin zuständig erscheinen läßt, und werden damit in die Nähe des Allgemeinarztes gerückt. Die Patienten suchen nicht nur nach einem Spezialisten, der sich in den Meridianen auskennt, sie wollen darüber hinaus wissen, warum sie krank sind, welchen Einfluß Ernährungsumstellungen auf ihren Zustand haben und wie ihre Diagnose bzw. Prognose (in der Begrifflichkeit der chinesischen Medizin) lautet. Die Zungendiagnose liefert uns wertvolle Informationen, um alle diese in der täglichen Praxis auftauchenden Aspekte abzudecken, unabhängig davon, ob nun Akupunktur oder Kräutertherapie eingesetzt werden soll.
Ein weiterer großer Vorteil der Zungendiagnose liegt in der Möglichkeit der Selbstdiagnose. Manche Patienten werden nach mehreren Konsultationen so neugierig hinsichtlich der Zungendiagnose, daß sie anfangen, ihre Zunge selbst regelmäßig zu untersuchen. Manchmal kommen erst kürzlich entlassene Patienten wieder, wenn sie festgestellt haben, daß ein dicker Belag oder eine umschriebene Schwellung auf ihrer Zunge aufgetaucht ist. Diese gar nicht seltene Faszination durch die Zungendiagnose trägt erheblich zu einer vermehrten Einbeziehung des Patienten in die Frühdiagnostik und in die Behandlung bei.
Abschließend noch einige Worte zur Übersetzung und Großschreibung von chinesischen Fachbegriffen: Wie in der ersten Auflage verfolge ich auch hier wieder das Prinzip, alle chinesischen Fachbegriffe mit Ausnahme von Qi, Yin und Yang zu übersetzen. (Anmerkung des deutschen Übersetzers: In der deutschen Fassung wird es hiervon einige Abweichungen geben, die aber an der jeweiligen Stelle gekennzeichnet sind.) Abweichend von der ersten Auflage bin ich jedoch zu der Ansicht gelangt, daß es nicht mehr notwendig ist, die meisten der übersetzten Begriffe groß zu schreiben, um deutlich zu machen, daß sie hier im Sinne der chinesischen Terminologie verwendet werden. Einzige Ausnahmen stellen die zwölf Organe der traditionellen chinesischen Medizin dar, weil hier nach wie vor Verwechslungsmöglichkeiten bestehen. Das heißt, daß eine Erkrankung des Herzens (groß geschrieben) im traditionellen Sinne nicht identisch ist mit einer solchen des Herzens (klein geschrieben) im schulmedizinischen Sinne (Anmerkung des deutschen Übersetzers: In der deutschen Fassung ist eine Differenzierung über Groß- und Kleinschreibung ungünstig, hier wurde statt dessen der *Kursiv-* bzw. Normaldruck gewählt). Die Großschreibung (der *Kursiv*druck) sollte hier alle Zweifel beseitigen, welches Herz gemeint ist.
Für diejenigen Leser, die bereits mit den chinesischen Bezeichnungen bestimmter Begriffe vertraut sind, habe ich im Anhang dieses Buches ein Glossar mit den Pinyin-Transskriptionen und den chinesischen Buchstaben angefügt.

Anmerkungen zur Übertragung ins Deutsche

Da im Deutschen eine Differenzierung durch Groß- oder Kleinschreibung nicht möglich ist, werden in der Übersetzung die Begriffe, die für ein chinesisches Konzept stehen und die in der englischen Fassung deshalb groß geschrieben sind, durch Kursiv-Druck hervorgehoben. Somit repräsentiert *Herz* den Funktionskreis, das Organsystem, und nicht das anatomisch definierte Organ Herz der westlichen Medizin.
Andere, ebenfalls über die uns geläufige Bedeutung hinausgehende Begriffe, wie z. B. die (äußeren und inneren) pathogenen Einflüsse „Kälte, Wind“ etc. sind vom Autor nicht durch Großschreibung hervorgehoben worden, so daß ich auch in der Übersetzung in der Regel darauf verzichtet habe. Eine Ausnahme stellt die Situation dar, wenn Begriffe wie „Kälte, Wind“ etc., in zusammengesetzten Wörtern auftauchen; hier habe ich z. B. zur Unterscheidung von der rein thermischen Kälte nicht die für uns übliche Schreibweise, also etwa Kälteangriff, sondern Kälte-Angriff gewählt, um doch eine gewisse Kennzeichnung vorzunehmen, da in einem zusammengesetzten Wort („Kälteangriff“) der Begriff „Kälte“ an Eigenständigkeit verlieren würde.
Bei den Begriffen Acht Prinzipien, Sechs Stadien, Vier Schichten und Drei Erwärmer habe ich die Zahl abweichend vom Autor, als Kennzeichnung eines philosophischen Konzepts bzw. eines feststehenden traditionellen chinesischen Terminus groß geschrieben.
Abweichend vom Original habe ich in einigen weiteren Fällen den chinesischen Begriff unübersetzt stehengelassen, und zwar im Fall der Begriffe Tai Yin, Jue Yin, Shao Yin, Tai Yang, Shao Yang und Yang Ming. Meiner Meinung nach sind die Begriffe im deutschen Sprachraum demjenigen, der sich mit traditioneller chinesischer Medizin befaßt, hinlänglich geläufig, eine Übersetzung erscheint mir hier eher problematisch.
Eine weitere Anmerkung möchte ich zum Begriff der „Flüssigkeiten“ machen: Bewußt habe ich den englischen Begriff „fluids“ nicht mit „Säfte“ übersetzt, auch wenn dies vielleicht besser klingen würde und für unser Sprachgefühl näherläge. Mit dem Begriff „Flüssigkeiten“ möchte ich deutlich machen, daß es sich hier nicht um das Konzept der „Säfte“ handelt, wie es uns aus der Geschichte der europäischen Medizin bekannt ist.

Vorwort

Von vereinzelten Hinweisen auf die Untersuchung der Zunge im „Inneren Klassiker des Gelben Kaisers“ bis zu ihrer Verfeinerung während der Ming-Dynastie hat sich die Zungendiagnostik zu einem wichtigen Bestandteil in der Literatur der traditionellen chinesischen Medizin (TCM) entwickelt. In neuerer Zeit wurden mehrere wichtige Werke in der Volksrepublik China veröffentlicht, in denen das Material aus früheren Schriften geordnet und systematisiert wurde.
Diese erstmalig im Englischen erschienene systematische Darstellung der Zungendiagnostik stellt einen wichtigen Beitrag für die Weitergabe medizinischen Wissens von Ost nach West dar. *Giovanni Maciocia* ist einer der anerkanntesten Lehrer und Praktiker auf dem Gebiet der chinesischen Medizin in Europa, er hat hiermit erneut allen, die im Westen die traditionelle Medizin des Orients praktizieren, lehren oder lernen, einen großen Dienst erwiesen. Auf der Basis mehrerer wichtiger chinesischer Bücher hat er ein völlig neues Werk geschaffen, eines der Standbeine der chinesischen Diagnostik wird dem Leser hier klar und präzise vorgestellt. Das neue Buch ist von beträchtlichem theoretischen Interesse, zugleich ist es aber deutlich von der klinischen Erfahrung von *Maciocias* zahlreichen prominenten Lehrern geprägt. Das Werk zeugt von einer Sensibilität für klinische Belange, wie sie für *Giovanni Maciocia* bezeichnend ist, es spiegelt deutlich seine klinische Erfahrung sowohl im Westen als auch in China wider. Eine willkommene Ergänzung zum Text sind die Farbtafeln und die Fallbeispiele, die wegweisend für die klinische Anwendung sind. Nicht nur ihre Wirklichkeitsnähe und ihre Präzision machen sie so wertvoll, sondern auch die Tatsache, daß Patienten dargestellt werden, mit denen der westliche Praktiker in der Regel konfrontiert ist.
Viele Wissenschaftler haben festgestellt, daß im Verlauf der Geschichte stets ein Austausch von medizinischem Wissen und von Quellen zwischen den Kulturen stattfand (1). Dieser Prozeß kann langsam vonstatten gehen, wie zwischen Indien und China (2), er kann rasch ablaufen, wie bei der Einführung der westlichen Medizin in die größeren Städte Chinas während des neunzehnten Jahrhunderts. In jedem Falle sind Phasen von Verwirrung und Chaos nicht zu vermeiden, die zu ungünstigen Entwicklungen führen, Beispiele hierfür sind die Rezeption der Akupunktur im Europa des 19. Jahrhunderts (3) oder die der griechischen Medizin im China der Tang-Dynastie (4). *Giovanni Maciocias* herausragende Darstellung der Chinesischen Zungendiagnostik wird sicher dazu beitragen, den Prozeß der Übertragung des chinesischen Vermächtnisses an die westliche Medizin auf lange Sicht hin leichter und durchschaubarer zu machen.

Ted Kaptchuk, Boston

ANMERKUNGEN

(1) *Paul U. Unschuld:* Western Medicine and Traditional Healing Systems: Competition, Cooperation or Integration? Ethics, Science and Medicine 3, Nr. 1 (Mai 1976) 1-20.
(2) *Paul U. Unschuld:* The Chinese Reception of Indian Medicine in the First Millenium A. D. Bulletin of History of Medicine 53, Nr. 3 (Herbst 1979) 329-345.
(3) *John S. Haller:* Acupuncture in Nineteenth Century Western Medicine. New York State Journal of Medicine 73 (Mai 1973) 1213-1221.
(4) *Edward H. Schafer:* The Golden Peaches of Samarkand: A Study of T'ang Exotics. University of California Press, Berkeley, 1963.

Danksagungen

Dieses Buch wäre ohne die Hilfe zahlreicher Lehrer, Kollegen und Freunde niemals zu verwirklichen gewesen.

Während zweier Aufenthalte in China hat mir Dr. *Su Xin-Ming* von der Universität für traditionelle chinesische Medizin in Nanjing die Kunst der chinesischen Diagnostik beigebracht. Für die Vermittlung seines Wissens und seiner Kunstfertigkeit und für seine unendliche Geduld und väterliche Zuneigung stehe ich tief in seiner Schuld.

Viel verdanke ich Dr. *J. H. F. Shen*, vor allem, was die Zungendiagnostik angeht. Während seiner Seminare in London und bei privaten Treffen brachte er mir die wichtigsten Aspekte der Zungendiagnose bei. Darüber hinaus vermittelte er mir einige eher ungewohnte Betrachtungsweisen der Zunge, die auf seiner ganz speziellen reichhaltigen Erfahrung fußten.

Ted Kaptchuk war für meine ersten Kontakte zur TCM verantwortlich und stattete mich mit dem grundlegenden Wissen über die Zungendiagnose aus. Seine Hinweise und seine Unterstützung während der Erstellung des Manuskriptes waren mir Ermutigung und Inspiration.

Dr. *Chen Jing-Hua*, der Vizedirektor des Freundschaftshospitals in Beijing, lehrte mich die Diagnostik der Zungenunterseite durch die Betrachtung der Venen. Ich bin ihm sehr dankbar dafür, daß er dieses Wissen mit mir geteilt hat.

Ich schulde *Michael McIntyre* großen Dank für die Korrekturlesungen und für seinen fachmännischen Rat, ebenso *Hugh O'Connor, John O'Connor* und *Dan Bensky* von Eastland Press für die gelungene Herausgabe des Werkes. *Linda Upton* danke ich für die Erstellung der Illustrationen.

Weiterhin möchte ich mich den Autoren der modernen chinesischen Texte erkenntlich zeigen, die in den Literaturangaben erwähnt werden. An erster Stelle steht hier „Tongue Diagnosis in Chinese Medicine", woraus ich eine Menge an Wissen und Inspiration bezog.

Großer Dank gilt schließlich meiner Frau *Christine* für ihre Unterstützung und Ermutigung, ohne die dieses Buch nie verwirklicht worden wäre.

KAPITEL 1

Die Geschichte der chinesischen Zungendiagnose

Die chinesische Medizin hat von ihrem Anbeginn an ihr Hauptaugenmerk auf das äußere Erscheinungsbild und das Verhalten des Patienten gerichtet. Das äußere Erscheinungsbild wurde stets als eine Widerspiegelung von inneren Vorgängen angesehen. Aus den Funden von Inschriften auf Orakelknochen wissen wir, daß zumindest ein Aspekt dieser Herangehensweise, nämlich die Diagnostik durch Betrachtung der Zunge, schon in der Shang-Dynastie (16. Jh. v. Chr. bis 1066 v. Chr.) (1) seine Bedeutung hatte.

Das Zeitalter der „Kämpfenden Reiche" (403-221 v. Chr.)

Trotz seiner politischen Wirren fanden im Zeitalter der „Kämpfenden Reiche" durchaus bedeutende ökonomische und kulturelle Entwicklungen statt. In dieser Periode entstanden auch die wichtigsten Schulen des philosophischen Denkens in China (einschließlich Taoismus, Konfuzianismus und Naturalismus [2]), die jede für sich die Gesellschaft und die Politik in China tiefgreifend beeinflußt haben. Auch die grundlegenden Theorien der chinesischen Medizin, insbesondere die Konzepte von Yin und Yang und den Fünf Wandlungsphasen, wurden in diesem Zeitraum entwickelt. Wichtige medizinische Werke dieser Zeit sind „Yellow Emperor's Inner Classic" (3), „Classic of Difficulties" (4) und „Divine Husband's Classic of the Materia Medica".
Schon zu dieser Zeit war die Zungendiagnose integraler Bestandteil der chinesischen medizinischen Praxis. Mehrere Abschnitte aus dem „Yellow Emperor's Inner Classic" erwähnen spezifische Zungenbilder und ihre klinische Bedeutung:

— Ist die Zunge schlaff, wird der Patient sabbern und reizbar sein, wähle hier den Shao Yin Meridian des Beines (Nierenmeridian) (5).
— Ist der *Herz*-Puls hart und lang, wird sich die Zunge einrollen, und der Patient ist unfähig zu sprechen (6).
— Ist das Qi des Jue Yin des Beines (des Lebermeridians) erschöpft, ... werden die Lippen blau, und die Zunge rollt sich ein (7).

Diese Auszüge belegen, daß sich die Zungendiagnose anfangs vor allem auf die Form der Zunge stützte und daß das Erscheinungsbild der Zunge mit dem Puls und der Gesichtsdiagnose in Beziehung gesetzt wurde. Der „Yellow Emperor's Inner Classic" erwähnt zahlreiche weitere Typen des Zungenkörpers: gerollt, steif, welk und kurz. Diese Bezeichnungen sind auch heutzutage noch üblich.

Obwohl die Form der Zunge im Mittelpunkt der Diskussion steht, findet teilweise die Farbe des Zungenbelags ebenso Erwähnung:

— Dringt Hitze in die *Lunge* ein, ... wird der Patient eine Abneigung gegen Kälte hegen, sein dünnes Haar stellt sich auf, der Zungenbelag ist gelb, der Körper fühlt sich heiß an (8).
— Ist das Yang-Qi im Überfluß und das Yin-Qi schwach, wird die Schwäche des Yin-Qi innere Hitze hervorrufen, das überschießende Yang-Qi führt zu äußerer Hitze ... Die Zunge sieht verbrannt aus, die Lippen sind ausgetrocknet, und die Haut erscheint trocken wie Dörrfleisch (9).

Diese Passagen zeigen, daß schon ein Zusammenhang erkannt worden war zwischen gelbem Zungenbelag und Hitze.
Andere Passagen im „Yellow Emperor's Inner Classic" weisen darauf hin, daß die Zungendiagnose auch dazu dienen kann, prognostische Aussagen über den Zustand des Patienten zu machen. Ein Beispiel: „Besteht eine Hemiplegie der linken Seite beim Mann oder der rechten Seite bei der Frau, ... kann der Patient aber noch sprechen und die Zunge bewegen, wird er innerhalb eines Monats genesen" (10). In anderen Worten: Die Prognose ist gut, wenn die Zunge beweglich ist, sie ist schlecht, wenn die Zunge steif ist.
Im „Yellow Emperor's Inner Classic" sind also die ersten bedeutsamen Elemente der Zungendiagnostik zu finden — vor allem was die Analyse der Zungenform angeht — es fehlt jedoch eine systematische Beschreibung des Zungenkörpers oder der Farbe des Zungenbelags.

Die Han-Dynastie (206 v. Chr. -220 n. Chr.)

Diese Ära war Zeugin der Synthese verschiedener Richtungen der medizinischen Theorie in China. Den bedeutendsten Beitrag zur Zungendiagnose hat *Zhang Zhong-Jing* geleistet, der Autor der Werke „Discussion of Cold-induced Disorder" und „Essentials of the Golden Cabinet". *Zhang* stellte die Verbindung zwischen Veränderungen des Zungenkörpers und der Farbe des Belages mit krankhaften Prozessen her:

— Ein gelber Zungenbelag und Völlegefühl im Bauch weisen auf äußere Hitze hin. Durch Abführen und Beseitigen der äußeren Hitze wird der gelbe Belag verschwinden.
— Bei Yang-Ming-Störungen, die mit Verstopfung, Völlegefühl im Bauch und Erbrechen einhergehen, ist ein weißer Zungenbelag zu beobachten (12).
— Fehlen die Zeichen der Hitze, ... verhält sich der Patient ruhig, die Zunge hat hier einen schlüpfrigen Belag (13).

Zhang analysierte nicht nur die Veränderungen des Zungenbelags, sondern auch die der Zungenfarbe, zum Beispiel: „Hat der Patient ein Völlegefühl in der Brust, trockene

Lippen und ist der Zungenkörper bläulich, ... so ist dies ein Hinweis auf Blut-Stagnation" (14).
Zhang war also der erste, der sowohl die Beziehung zwischen Dicke des Zungenbelags und der Stärke des pathogenen Einflusses erkannte als auch die Beziehung von gelbem oder weißem Zungenbelag zu Hitze oder Kälte.
Zhangs Analyse des Zungenbelags stellt eine wichtige Grundlage dar zur Differentialdiagnostik verschiedener Syndrome. Das Werk „Discussion of Cold-induced Disorder" wurde zum unbestrittenen Standardwerk zur Differenzierung und Behandlung von Erkrankungen, die durch äußere Kälte verursacht werden. *Zhang* lebte in einer historischen Epoche, die durch häufiges Auftreten solcher Erkrankungen charakterisiert war, im Gegensatz dazu waren spätere Epochen durch Erkrankungen gekennzeichnet, die durch äußere Hitze hervorgerufen werden, also etwa Pocken, Masern und Scharlach (15).

Sui- und Tang-Dynastie (581-907)

Während der Sui- und der Tang-Dynastie fanden bisher nicht dagewesene ökonomische und kulturelle Umwälzungen der chinesischen Gesellschaft statt. In diese Epoche fällt auch die Zeit der größten Popularität des Buddhismus in China. Auch auf dem Gebiet der Medizin waren tiefgreifende Veränderungen zu beobachten. Erstmalig wurde die Kaiserliche Medizinische Universität eingerichtet, was die praktische Anwendung der Akupunktur und der Kräutermedizin vorantrieb.
Die wichtigsten Werke dieser Zeit auf dem Gebiet der Zungendiagnostik waren die „Discussion of the Symptoms and Origins of Disease" (16) von *Chao Yuan-Fang* (Jahreszahlen sind unbekannt) und die „Thousand Ducat Prescriptions" (17) von *Sun Si-Miao* (581-682). In diesen Werken wurde die Analyse von Zungenkörper, Belag und Farbe und ihre Anwendung in der Differentialdiagnostik der Krankheitsbilder verfeinert. *Chao* nimmt in zahlreichen Abschnitten seines Buches Bezug auf die Erscheinungsform der Zunge, hier einige Beispiele:

— Bei *Nieren*-Yin-Leere ist der Mund heiß, die Zunge trocken, und der Patient ist durstig (18).
— Bei Eindringen von Hitze in die *Lunge*, ... wird die Oberseite der Zunge gelb, der Körper ist heiß ..., die Patienten, deren Zunge schwarz und „verbrannt" aussieht, werden sterben (19).
— Weist die Oberfläche der Zunge keinen Belag auf, dürfen keine aggressiven Therapieverfahren angewandt werden (20).

Sun Si-Miao ist der bei weitem bekannteste Arzt der frühen Tang-Zeit, sein Buch hatte einen gewaltigen Einfluß auf spätere Generationen von Ärzten. Auch er hielt viele Beobachtungen hinsichtlich des Aussehens der Zunge in seinen Schriften fest:

— Ist die Zunge steif und kann der Patient nicht sprechen, dann ist die Krankheit bereits in die *Organe* eingedrungen (21).

— Bei ausgeprägter Schwäche der Sehnen ... rollt sich die Zunge ein (22).
— Bei Fülle-Syndromen des *Herzens* wird die Zunge rissig (23).
— Bei Hitze in den Yin-*Organen* weist die Zunge Geschwüre auf ..., bei Kälte in den Yang-*Organen* zieht sich die Zunge zusammen (24).
— Ist die Zunge eingerollt und zusammengezogen ..., liegt ein Angriff (äußerer) pathogener Hitze auf die *Milz* vor (25).
— Bei Erschöpfung des *Magens* ... ist die Zunge geschwollen (26).
— Bei dysenterieartigen Durchfällen, gelber Zunge und Austrocknung, jedoch fehlendem Durst, liegt eine Fülle im Brustkorb vor (27).
— Bei durstigen Patienten „verbrennt" der Rachen, folglich ist die Zunge trocken (28).

Chao und *Sun* haben dem Erscheinungsbild der Zunge bei schwangeren Frauen hohe Aufmerksamkeit geschenkt. Ein Beispiel aus *Chaos* Buch verdeutlicht dies: „Wenn der Fötus unruhig ist ... und die Mutter ein gerötetes Gesicht und eine blaue Zunge hat, wird das Kind sterben, und die Mutter wird leben; ist das Gesicht der Mutter blau und ihre Zunge rot und sabbernd, wird sie sterben, und das Kind wird leben" (29).

Song- und Jin-Dynastie (960-1234)

In der Song-Dynastie faßten die konfuzianische Philosophie und Ideologie in allen Bereichen der chinesischen Gesellschaft zunehmend Fuß. Während der Sun-Dynastie wurden viele Theorien der chinesischen Medizin durch die Neukonfuzianer in ein vereinheitlichtes System integriert, die Philosophie dieser eklektizistischen Denker schloß den Taoismus, den Buddhismus, den Naturalismus, den Legalismus und den Mohimus mit ein. Dieser Eklektizismus griff gleichermaßen auf die Medizin über.
Die Zungendiagnose zog die Aufmerksamkeit vieler Ärzte auf sich und wurde zunehmend das Objekt intensiverer Bemühungen. Immer mehr medizinische Autoren berichteten über ihre diagnostischen Beobachtungen:

— Wenn der Patient unruhig ist, unter Druckgefühl in der Brust und unter Durst leidet, und wenn die Zunge trocken und der Puls tief und schlüpfrig sind, dann liegt eine Hitze-Erkrankung vor (30).
— Trockener Mund, trockene Zunge und ein langsamer, tiefer Puls in der vorderen und in der hinteren Position weisen auf eine Erkrankung des Shao Yin (der *Niere*) hin (31).

Gegen Ende der Jin-Dynastie verfaßte *Li Dong-Yuan* ein wichtiges Buch, die „Discussion of the Spleen and Stomach" (32). Hierin hat er die Idee weiterentwickelt, daß *Milz* und *Magen* die wichtigsten *Organe* des Körpers sind und daß eine Behandlung fast immer auch diese beiden miteinbeziehen müsse. Bezüglich der Zungendiagnose richtete er seine Aufmerksamkeit vor allem auf die trockene Zunge, die er mit zahlreichen ätiologischen Faktoren in Verbindung brachte. Folgt man *Li*, so weisen die trokkene Zunge und der trockene Hals auf unregelmäßige Eßgewohnheiten und Überanstrengung hin; eine trockene Zunge und Schmerzen in der Brust oder im Hypochon-

drium werden durch Stauung des *Leber*-Qi aufgrund emotionaler Probleme verursacht; eine trockene Zunge mit bitterem Mundgeschmack ist symptomatisch für *Herz*-Feuer. Diese Feststellungen sind interessante Beispiele für die diagnostische Vorgehensweise der chinesischen Medizin, wo ein Zeichen, hier die trockene Zunge, erst im Zusammenhang mit den anderen Symptomen und Zeichen gewertet werden kann. Den verschiedenen Kombinationen dieser Zeichen wird eine jeweils spezifische klinische Bedeutung zugeschrieben.
Auch die Korrelation zwischen trockener oder feuchter Zunge und Fülle/Leere- bzw. Yang/Yin-Bedingungen geht auf *Li Dong-Yuan* zurück.

Yuan-Dynastie (1279-1368)

Während der Yuan-Dynastie entwickelte sich die Zungendiagnostik zum eigenständigen Spezialgebiet der medizinischen Wissenschaft. In diese Zeit fällt die Veröffentlichung zahlreicher bedeutender Werke, die richtungweisend wurden für alle weiteren Texte, die sich mit diesem Thema befaßten.
Ein Arzt, der nur mit seinem Vornamen bekannt wurde, *Ao*, verfaßte den „Record of the Golden Mirror" (33) gegen Beginn der Yuan-Dynastie. Es ist das erste Werk, das ausschließlich der Zungendiagnostik gewidmet ist, es befaßt sich vor allem mit ihrer Anwendung in Verbindung mit Kälte-Erkrankungen, wie sie schon in *Zhang Zhong-Jings* „Discussion of Cold-induced Disorders" beschrieben worden waren. Das Buch war mit zwölf Illustrationen versehen. Trotz allem fand es keine weitere Verbreitung. In der späteren Yuan-Dynastie las ein weiterer Arzt namens *Du Qing-Bi* das Werk und erkannte seinen Wert. Als Herausgeber fügte er vierundzwanzig weitere Illustrationen hinzu und veröffentlichte das überarbeitete Werk im Jahre 1341 unter dem Titel „Ao's Record of the Golden Mirror of Cold-induced Disorders" (34). Es beinhaltet eine Diskussion der Zungenkörperfärbungen „blaß", „rot" und „blau". Unter den Veränderungen der Zungenoberfläche werden Pickel, rote „Sterne", Risse und anderes aufgeführt. Bezüglich des Zungenbelags werden die Farben Weiß, Gelb, Grau oder Schwarz beschrieben. Bei der Form der Zunge wird unterschieden zwischen „geschwollen", „schlaff", „pickelig", „abweichend" und anderen. Jeder Illustration eines Zungenbildes ist eine Erklärung inklusive des zugehörigen Pulses und des hiermit vergesellschafteten Krankheitsbildes beigegeben. Jedes Krankheitsbild wird hinsichtlich Fülle und Leere bzw. Hitze- oder Kälteeinfluß analysiert. Die Ursache der Erkrankung, die Pathologie und die Therapie mit Kräutern werden besprochen. Darüber hinaus diskutierte *Du Qing-Bi* die Schwere und die Prognose der Erkrankung aus der klinischen Perspektive. Es handelt sich bei diesem Werk also um ein umfassendes klinisches Handbuch mit Schwerpunkt auf der Zungendiagnose.

Ming- und Qing-Dynastie (1368-1911)

Im Laufe der Ming-Dynastie wurden zahlreiche Bücher über die Zungendiagnose veröffentlicht, die alle dem Vorbild von „Ao's Record of the Golden Mirror of Cold-induced Disorders" folgten. Das herausragendste Werk ist hier *Shen Dou-Yuans* „Essential Methods of Observation of the Tongue in Cold-induced Disorders" (35), es beschreibt 135 Zungentypen.

Während der Ming-, insbesondere aber auch der Qing-Dynastie waren exanthematöse Infektionskrankheiten weit verbreitet, so etwa Pocken, Scharlach, Windpocken und Masern. Nach Auffassung der chinesischen Medizin werden diese Erkrankungen durch den Einfluß äußerer Hitze verursacht. Das Bemühen um diese Erkrankungen brachte den schwer zu vollziehenden Bruch mit der Tradition der „Discussion of Cold-induced Disorders" aus der Han-Dynastie mit sich. Dieses Buch war quasi zum Evangelium geworden für die Differenzierung und Behandlung von sogenannten äußeren Hitze- oder Kälteerkrankungen. Eine gängige Maxime besagte in der Tat, daß „die Methode sich nicht von der ‚Discussion of Cold-induced' Disorders entfernen darf; die Verschreibungen sollten denen von *Zhang Zhong-Jing* folgen".

Der erste Widerspruch gegen dieses Dogma wurde erstmals in der Song-Dynastie laut, als *He Jian* sagte, daß die Verschreibungen der „Discussion of Cold-induced Disorders" für bestimmte Erkrankungen nicht verwendbar wären, wenn diese durch äußere Hitze verursacht seien. Dr. *Hes* Widerspruch wurde so berühmt, daß folgende Redensart geprägt wurde: „Folge *Zhang Zhong-Jing* bei äußeren Kälte-Erkrankungen, folge *He Jian* bei äußeren Hitze-Erkrankungen" (36). Dennoch dauerte es bis zur Qing-Dynastie, daß als Antwort auf die Epidemien dieser Ära eine verständliche und systematische Theorie über Differenzierung, Diagnose und Behandlung der durch äußere Hitze bedingten Erkrankungen entwickelt wurde. Auf dem Gebiet der Zungendiagnose spiegelte sich dies in detaillierten Studien und Analysen der roten Zunge wider. Historisch gesehen war die Differenzierung verschiedener Typen roter Zungen in hohem Maße das Produkt der Beschäftigung mit äußeren Hitze-Erkrankungen, die in der Qing-Dynastie so in den Vordergrund getreten waren.

Während der Qing-Periode wurden viele gut verständliche Bücher über die Zungendiagnostik verfaßt. In der Frühzeit dieser Dynastie schrieb *Zhang Dan Xiang* den „Mirror of the Tongue in Cold-induced Disorders" (37). Das Buch beinhaltet 120 Illustrationen und basiert auf den „Essential Methods" aus der Ming-Dynastie. Gegen Ende der Qing-Dynastie wurde von *Fu Song-Yuan* „A Collection of Tongues and Coatings" (38) geschrieben, er nimmt Abschied von der Zungenuntersuchung ausschließlich unter den Gesichtspunkten der Kälte-Krankheiten. In diesem Werk werden ebenso Betrachtungen über hitzebedingte und zahlreiche andere Störungen angestellt. Zusätzlich vollzog *Fu* den bedeutenden Bruch mit früheren Texten, die Zungenbilder entsprechend dem Zungenbelag einteilten. Im Gegensatz hierzu nahm er eine Klassifizierung nach der Farbe des Zungenkörpers vor, die er als aussagekräftiger als die Farbe des Zungenbelags ansah. Diese Sichtweise ist heute noch vorherrschend. In seinem Buch

beschreibt *Fu* acht grundlegende Färbungen des Zungenkörpers: weiß, blaß-weiß, blaß-rot, rot, tiefrot, purpurn, blau und schwarz.
Im Jahre 1906 verfaßte *Liang Te-Yan* die „Differentiation of Syndromes by Examination of the Tongue“ (39), worin 148 Zungentypen beschrieben und abgebildet waren. Unabhängig von diesem Werk, das ausschließlich der Zungendiagnose gewidmet war, verdienen andere allgemeine Werke über chinesische Medizin aufgrund ihrer Bedeutung auf diesem Gebiet an dieser Stelle durchaus Erwähnung.
Der berühmte Arzt aus der Ming-Zeit, *Zhang Jie-Bing*, auch unter dem Namen *Zhang Jing-Yue* bekannt, schrieb „The complete Book of (Zhang) Jing-Yue“ (40). Ein Kapitel, überschrieben mit „Tongue Color Differentiation“, bearbeitet die Beziehung zwischen der Farbe des Zungenkörpers und der Differentialdiagnostik verschiedener Krankheitsbilder.
Chen Shi-Duo schrieb den „Secret Record of the Stone Room“ (41). Ein Kapitel mit der Überschrift „Experience Regarding Tongue Differentiation in Externally contracted Disease“ berichtet, wie Veränderungen des Zungenbelags die pathologischen Veränderungen bei äußeren Hitze-Erkrankungen widerspiegeln. Er behauptet, daß jeder äußere Einfluß am Zungenbelag zu identifizieren sei, unabhängig davon, ob es sich um schwache oder starke Einflüsse, um Fülle oder Leere, um Feuchtigkeit oder um die Erschöpfung der Körperflüssigkeiten handele.
Ye Tian-Shi, ein einflußreicher Arzt des achtzehnten Jahrhunderts, war die bedeutendste Autorität auf dem Gebiet der äußeren Hitze-Erkrankungen. Im Jahre 1746 verfaßte er die „Discussion of Warm-febrile Diseases“ (42). *Ye* führte die Prinzipien der Differenzierung nach den vier Schichten ein, die bis zum heutigen Tag von grundlegender Bedeutung sind für die Differenzierung und Behandlung von Wärme- und Fiebererkrankungen (siehe Anhang II). Er korrelierte den „echten“ oder den „falschen“ Belag (d. h. den Belag mit oder ohne „Wurzel“) mit Fülle- oder Leere-Bedingungen. Die Veränderungen des Zungenbelags bei Wärme- und Fiebererkrankungen wurden von ihm aufs genaueste analysiert. *Ye* maß der Zungendiagnostik größte Bedeutung bei mit der Aussage, daß „jede klinische Erscheinung sich in der Zunge widerspiegelt“ (43).
Von *Wu Ju-Tong* stammt das Werk „Systematic Differentiation of Febrile Diseases“ (44) aus dem Jahre 1798. Es handelt sich um eine Bearbeitung des Werkes von *Ye Tian-Shi* und führt die Differenzierung nach den Drei Erwärmern ein, wobei Dr. *Yes* Einteilung der vier Schichten miteinbezogen wird (siehe Anhang III). Auch *Wu* dehnte die Anwendung der Zungendiagnose auf die Wärme- und Fiebererkrankungen aus.
Der Arzt *Shi Shi-Nan* aus der späten Qing-Zeit schrieb in seinem Buch „Medical Sources“ (45) ein Kapitel mit der Überschrift „Differentiation of Syndromes According to Tongue Coating in Various Diseases“. *Shi* analysiert in diesem Kapitel die physiologische Bildung des Zungenbelags, weiterhin beschreibt er, wie sich äußere pathogene Einflüsse in pathologischen Veränderungen des Belages widerspiegeln.

Chinesische Republik (1911-1949)

Während der Chinesischen Republik erreichte die traditionelle chinesische Medizin wohl ihren tiefsten Punkt. Sie wurde von der nationalistischen Regierung nahezu vollkommen verboten. Zu dieser Zeit wurde die moderne Schulmedizin fest als die offizielle Medizin Chinas etabliert, auch wenn medizinische Einrichtungen westlicher Prägung auf dem Lande praktisch nicht existierten. Die westlich orientierten gebildeten Schichten begannen zunehmend, auf die TCM herabzublicken. So wurde in dieser Zeit zur Entwicklung der traditionellen chinesischen Medizin fast nichts beigetragen.

Volksrepublik China (seit 1949)

Seit der Gründung der Volksrepublik China hat eine erhebliche Verbesserung der medizinischen Versorgung und damit auch der Gesundheit des chinesischen Volkes stattgefunden. Die traditionelle chinesische Medizin erlebte eine Renaissance, so daß sie nun parallel zu ihrem westlichen Gegenstück studiert werden kann. Die Lehre der chinesischen Medizin hat dadurch große Fortschritte gemacht. Es gibt mehrere Universitäten für traditionelle chinesische Medizin mit fünf- oder sechsjährigen Studiengängen, mehrere große Krankenhäuser widmen sich ausschließlich der chinesischen Medizin. Es wird intensiv geforscht, um die Akupunktur und die Kräutermedizin genauer zu untersuchen, seit 1950 sind zahlreiche Bücher veröffentlicht worden, die sowohl moderne als auch traditionelle Aspekte der chinesischen Medizin behandeln.
In den letzten Jahren wurden viele neue Bücher über Zungendiagnostik veröffentlicht, besonders erwähnenswert ist hier „Tongue Diagnosis in Chinese Medicine". Dieses Werk behandelt systematisch alle Aspekte der Zungendiagnose und nimmt auf alle früheren Klassiker Bezug. Ein weiteres Werk, „Chinese Medical Diagnosis", enthält ein ausgezeichnetes Kapitel über Zungendiagnostik, insbesondere wird der Zungenbelag mit oder ohne „Wurzel" genauestens untersucht. Zwölf Farbfotografien dienen der Illustration.
Medizinische Zeitschriften in China veröffentlichen zahlreiche Artikel über die Zungendiagnose, wobei häufig die Integration chinesischer und westlicher Untersuchungstechniken diskutiert wird. So wurde in einem Artikel (46) gezeigt, daß ein typisches traditionell-chinesisches Krankheitsmuster auf verschiedene westlich definierte Erkrankungen zutreffen kann. In dieser Untersuchung von 108 Fällen mit bläulich-purpurner Zunge wurde festgestellt, daß in jedem Fall eine Stagnation von *Leber*-Blut vorlag, unabhängig von der Diagnose nach westlicher Medizin. Ein anderer Artikel (47) stellte fest, daß in 39 Fällen von infektiöser chronischer Hepatitis ein gelber, fettiger Zungenbelag zu finden war, der feuchte Hitze in den Funktionskreisen *Leber* und *Galle* widerspiegelt. Hiermit konnte also eine gewisse Kongruenz zwischen chinesischer Medizin und moderner Schulmedizin gezeigt werden.
Auf der Basis der Integration von traditioneller chinesischer Medizin und moderner Schulmedizin sind zahlreiche Studien durchgeführt worden, die den engen Zusam-

menhang zwischen dem Erscheinungsbild der Zunge und verschiedenen nach der modernen Schulmedizin definierten Krankheitsbildern zeigen. Somit liefert die Zungendiagnose nicht nur für die Behandlung nach traditionell-chinesischer Medizin, sondern auch für diejenige nach moderner Schulmedizin wertvolle Hinweise. So wurde in einem Artikel im „Journal of Chinese Medicine" (48) über eine Untersuchung an 524 Patienten mit chronischer Hepatitis B berichtet. Anhand des Erscheinungsbildes der Zunge stellte man fest, daß folgende Störungen beteiligt waren: feuchte Hitze in 32%, Qi-Stagnation und Ansammlung von Feuchtigkeit in 22%, *Leber*-Yin-Leere in 22%, Blutstagnation in 14%, Qi-Leere und Ansammlung von Feuchtigkeit in 7% und *Milz-* und *Nieren*-Yang-Leere.

Ein weiterer Artikel (49) schildert die Veränderungen des Zungenkörpers bei Diabetikern in Abhängigkeit von der Blutviskosität: Ein dunkelroter Zungenkörper weist auf eine erhöhte Blutviskosität hin.

Weitere Untersuchungen in China haben gezeigt, daß das Erscheinungsbild der Zunge weit besser mit schulmedizinisch definierten Erkrankungen zu korrelieren ist als mit chinesischen Krankheitsmustern, so ist beispielsweise ein Zungenbild besser einer „atrophischen Gastritis" zuzuordnen als dem Bild der „epigastrischen Schmerzen". Ein Artikel (50) im „Journal of Chinese Medicine" führt aus, daß man hinsichtlich der Gastritis bei dickem gelbem Belag von einer akuten Gastritis ausgehen muß; ein teilweise geschälter Belag kann ein Hinweis auf eine chronisch-atrophische Gastritis sein; braune Flecken lassen eine atrophische Gastritis vermuten; bei grünem Belag mit purpurnen Punkten kann ein Magenkarzinom vorliegen.

Selbstverständlich wird die Zungendiagnose an allen Universitäten für TCM in China gelehrt. Häufig werden visuelle Unterrichtsmittel gebraucht, z. B. Lichtbilder oder auch Wachsmodelle der verschiedenen Zungentypen.

Man kann nur schwer voraussagen, wie sich die Zungendiagnose im modernen China weiterentwickeln wird. Die neueste Geschichte des Landes hat mehrere radikale Umschwünge auf politischer Ebene mit sich gebracht, die alle ihren Widerhall fanden in der offiziellen Unterstützung für die TCM und in der Art und Weise der medizinischen Versorgung. Während der Kulturrevolution (1966-1976) wurden beispielsweise die meisten der traditionellen Theorien der chinesischen Medizin verworfen, da sie im schlechtesten Falle als Relikte des „feudalen Denkens", im besten Falle jedoch als Überbleibsel von „primitiv-naivem Materialismus" bezeichnet wurden. Bald darauf änderte sich die Situation wieder dramatisch, von Jahr zu Jahr sind neue Entwicklungen zu beobachten. Das Studium der Klassiker und der traditionellen Theorien der chinesischen Medizin erfährt nun eine neue Wertschätzung. Bezeichnend hierfür sind das Interesse an und die Forschungen über Qigong, die Atemübungen der früheren Taoisten zur Erhaltung der Gesundheit.

Unter dem Druck, eine große Zahl von Ärzten und medizinischem Personal in China ausbilden zu müssen, wurde die traditionelle Medizin häufig so weit vereinfacht, daß teilweise nur noch Reste ihrer subtilen theoretischen Aspekte übrigblieben. Auf dem Gebiet der Zungendiagnose bedeutet dies, daß der diagnostische Standard von neu ausgebildeten Ärzten nur sehr begrenzt ist, während die subtilere Diagnostik nur noch von älteren Ärzten praktiziert wird. Meiner Meinung nach müssen die Lehreinrichtungen in China versuchen, das Bedürfnis nach didaktischer Vereinfachung und Standardisierung auf der einen Seite mit der Notwendigkeit der Beschäftigung mit den subtileren traditionellen Aspekten auf der anderen Seite in Einklang zu bringen. Gelingt es, hier ein Gleichgewicht zu erreichen, dann wird sich die Zungendiagnose weiterhin zu einem lebendigen Bestandteil der medizinischen Theorie in China entwickeln.

ANMERKUNGEN

(1) *Chen Ze-Lin:* Overview of the History of Tongue Diagnosis. Chinese Journal of Medical History, (Zhong Hua Yi Shi Za Zhi) 12 (Januar 1982) 1-3.

(2) Mit „Naturalismus" bezeichne ich die Philosophie der „Yin-Yang-Schule", die im Zeitalter der „Kämpfenden Reiche" zur Blüte kam. Der wichtigste Vertreter dieser Schule war *Zou Yan* (ca. 350 v. Chr.-270 v. Chr.). Diese Schule entwickelte die Theorien von Yin und Yang und den Fünf Wandlungsphasen, die zur theoretischen Grundlage für die chinesische Medizin wurden. Eine ausgezeichnete Abhandlung über die Theorien dieser Schule ist zu finden in *Joseph Needhams* „Science and Civilisation in China 2" (Cambridge University Press, Cambridge, [1956] 232-265).

(3) Der „Yellow Emperor's Inner Classic" (Huang Di Nei Jing) ist der früheste Klassiker der chinesischen Medizin, wovon ein Großteil im Zeitalter der „Kämpfenden Reiche" verfaßt wurde. Nach der Tradition wird er dem sagenhaften Gelben Kaiser (der vermutlich um 2700 v. Chr. regierte) zugeschrieben, er wurde jedoch ohne Zweifel nicht früher als 300 v. Chr. von mehreren Autoren verfaßt und in der Folgezeit mehrfach veröffentlicht. Die heute verfügbare Ausgabe wurde von *Wang Bing* 726 n. Chr. zusammengetragen. Der „Yellow Emperor's Inner Classic" besteht aus zwei Teilen, „Simple Questions" (Su Wen) und „Spiritual Axis" (Ling Shu). Jeder umfaßt achtzehn Kapitel. „Simple Questions" behandelt die Theorie der chinesischen Medizin einschließlich Physiologie, Pathologie, Krankheitsursachen, Meridianverläufe und Diagnose. „Spiritual Axis" ist der Akupunktur und der Moxibustion gewidmet. Beschrieben werden die neun Nadeltypen, die Nadeltechnik, die Aufgaben der Punkte und verschiedenste Erkrankungen.

(4) Der „Classic of Difficulties" (Nan Jing) wurde ebenfalls im Zeitalter der „Kämpfenden Reiche" verfaßt, eventuell auch in der Han-Dynastie. Früher schrieb man ihn dem berühmten Arzt *Bian Qe* (6. Jh. v. Chr.) zu, heute glaubt man eher, daß es von *Qin Yue-Ren* im 3. Jahrhundert v. Chr. geschrieben wurde. Letzterer benutzte das Pseudonym *Bian Que*, um seinem Werk größere Anerkennung zu sichern. Dieses Vorgehen war im alten China durchaus üblich. Weitere Informationen siehe bei *Joseph Needham* und *Lu Gwei-Djen:* Celestial Lancets: Cambridge University Press, Cambridge, (1980) 79-88 und 114-115. Das Werk „Classic of Difficulties" besteht aus einundachtzig Kapiteln und erläutert einige Bereiche, die im „Yellow Emperor's Inner Classic" nur kurz gestreift worden waren. Aus mehreren Gründen wird er als ein sehr bedeutendes Werk angesehen. Die Pulstastung an der Arteria radialis wird eingeführt, das Konzept des Lebens-Tores wird erläutert, außerdem werden Regeln angegeben für den Gebrauch der fünf Transportpunkte (Shu Xue) der einzelnen Meridiane. Auch das Konzept der Tonisierung oder Sedierung von Punkten entsprechend dem Hervorbringungszyklus der Fünf Wandlungsphasen ist hier zu finden.

(5) Classic of Spiritual Axis (Ling Shu Jing). People's Medical Publishing House, Beijing, Kap. 21 (1963) 56.

(6) Yellow Emperor's Inner Classic; Simple Questions (Huang Di Nei Jing Su Wen). People's Medical Publishing House, Beijing, Kap. 17 (1963) 98.

(7) Classic of Spiritual Axis, Kap. 10, S. 30.
(8) Yellow Emperor's Inner Classic; Simple Questions, Kap. 32, S. 186.
(9) Classic of Spiritual Axis, Kap. 75, S. 134.
(10) Yellow Emperor's Inner Classic; Simple Questions, Kap. 48, S. 65.
(11) *He Ren:* Essentials of the Golden Cabinet (Jin Gui Yao Lue Xin Jie) Zheijiang Scientific Publishing House, Zheijiang, Kap. 10 (1981) 65.
(12) Nanjing-Universität für TCM, Forschungs- und Lehrgruppe über Kälte-Krankheiten: Discussion of Cold-induced Disorders with Explanations (Shang Han Lun Yi Shi) Shanghai Scientific Publishing House, Shanghai, (1980) 948.
(13) Discussion of Cold-induced Disorders, S. 703.
(14) Essentials of the Golden Cabinet, Kap. 16, S. 138.
(15) Es besteht kein Zweifel, daß während der Han-Dynastie in China kaum Erkrankungen mit Fieber und Ausschlag auftraten. Erst später gewannen sie an Bedeutung, ihre Häufigkeit nahm zu, bis sie einen Höhepunkt während der Qing-Dynastie erreichten. Mehrere Faktoren waren hierfür ausschlaggebend: höhere Bevölkerungsdichte und Verstädterung (Hauptursachen für die Ausbreitung von Epidemien), vermehrter Handel innerhalb Chinas und mit Nachbarvölkern (Kontakt mit neuen Krankheiten), Verlagerung des Zentrums der chinesischen Zivilisation aus dem kalten Becken des Gelben Flusses im Norden in das heiße Flußtal des Yangzi im Süden (Klimawechsel), die mongolische Invasion des 13. Jahrhunderts (Weiterverbreitung der Seuchen). Diese Faktoren führten zur Ausbreitung epidemischer Hitze-Erkrankungen nach der Han-Dynastie, vor allem während der späten Ming- und der frühen Qing-Dynastie (siehe auch Anhang II). Eine faszinierende Abhandlung über den Einfluß von Epidemien auf die soziale und politische Menschheitsgeschichte ist das Buch von *W. H. McNeil:* Plagues and Peoples, Penguin Books, New York, 1976.
(16) *Chao Yuan-Fang:* Discussion of the Origins and Symptoms of Diseases (Zhu Bing Yuan Hou Lun) (610).
(17) *Sun Si-Miao:* Thousand Ducat Prescriptions (Qian Jin Yao Fang) (652).
(18) Discussion of the Origins and Symptoms of Diseases, Sec. 41, zit. in: Beijing Universität für TCM: Tongue Diagnosis in Chinese Medicine (Zhong Yi She Zhen). Peoples Medical Publishing House, Beijing, (1976) 3.
(19) Discussion of the Origins and Symptoms of Diseases, Sec. 8, zit. in: Tongue Diagnosis in Chinese Medicine, S. 2.
(20) Discussion of the Origins and Symptoms of the Diseases, Sec. 7, zit. in: Tongue Diagnosis in Chinese Medicine, S. 3.
(21) Thousand Ducat Prescriptions, Sec. 8, zit. in: Tongue Diagnosis in Chinese Medicine, S. 3.
(22) Thousand Ducat Prescriptions, Sec. 11, zit. in: Tongue Diagnosis in Chinese Medicine, S. 3.
(23) Thousand Ducat Prescriptions, Sec. 13, zit. in: Tongue Diagnosis in Chinese Medicine, S. 3.
(24) Thousand Ducat Prescriptions, Sec. 14, zit. in: Tongue Diagnosis in Chinese Medicine, S. 3.
(25) Thousand Ducat Prescriptions, Sec. 15, zit. in: Tongue Diagnosis in Chinese Medicine, S. 3.
(26) s. o., Sec. 16, zit. in: s. o., S. 3.
(27) s. o., Sec. 15, zit. in: s. o., S. 3.
(28) s. o., Sec. 26, zit. in: s. o., S. 3.
(29) Discussion of the Origins and Symptoms of Diseases, Sec. 41, zit. in: Tongue Diagnosis in Chinese Medicine, S. 3. Eine ähnliche Passage aus „Thousand Ducat Prescriptions", Sec. 2, Kap. 6, wird auch auf S. 3 derselben Quelle zitiert.
(30) *Guo Yong:* Discussion of Cold-induced Disorders with Lost Passages Replaced (Shang Han Bu Wan Lun) (Jahreszahl unbekannt). Zit. in: Tongue Diagnosis in Chinese Medicine, S. 4.

(32) *Li Yong-Duan:* Discussion of the Spleen and Stomach (Pi Wei Lun) (1249).
(33) *Ao:* Record of the Golden Mirror (Jin Jing Lu) (ca. 1280).
(34) *Du Qing-Bi:* Ao's Record of the Golden Mirror of Cold-induced Disorders (Ao Shi Shang Han Jin Jing Lu) (1341).
(35) *Shen Dou-Yuan:* Essential Methods of Observation of the Tongue in Cold-induced Disorders (Shang Han Guan Xin Fa) (Jahreszahl unbekannt).
(36) Universität Nanjing für TCM: Study of Febrile Diseases (Wen Bing Xue). Shanghai Scientific Publishing House, Shanghai, (1978) 12.
(37) *Zhang Dan-Xian:* Mirror of the Tongue in Cold-induced Disorders (Shan Han She Jian) (1668).
(38) *Fu Song-Yuan:* A Collection of Tongues and Coatings (She Tai Tong Zhi) (1874).
(39) *Ling Te-Yan:* Differentiation of Syndromes by Examination of the Tongue (She Jian Bian Zheng) (1906).
(40) *Zhang Jie-Bing:* The Complete Book of (Zhang) Jing-Yue (Jing Jue Quan Shu) (1634).
(41) *Chen Shi-Duo:* Secret Record of the Stone Room (She Shi Mi Lu) (1678).
(42) *Ye Tian-Shi:* Discussion of Warm-febrile Disease (Wen Re Lun) (1746).
(43) *Chen Zi-Lin:* Overview over the History of Tongue Diagnosis. Chinese Journal of Medical History (Zhong Hua Yi Za Zhi), 12 (Januar 1982) 1-4.
(44) *Wu Ju-Tong:* Systematic Differentiation of Febrile Diseases (Wen Bing Tiao Bian) (1798).
(45) *Shi Shi-Nan:* Medical Sources (Yi Yuan) (1891).
(46) *Hu Qing-Fu* und *Chen Ze-Lin:* Analysis and Discussion of the Clinical Materials Relating to 108 Cases of Blueish Purple Tongues. Journal of Traditional Chinese Medicine (Zhong Yi Za Zhi), No. 6 (1983) 67.
(47) *Wang Cheng-Bai:* Differentiation of Syndromes and Discussion for Yellow, Greasy, Tongue Coatings Accompanying Chronic Hepatitis. Ibid. 25, No. 4 (1984) 26.
(48) *Chen Han-Cheng:* Tongue Diagnosis and Identification of Patterns in Chronic Hepatitis B. Journal of Traditional Chinese Medicine (Zhong yi za zhi) 29, Nr. 4 (1988) 53.
(49) *Zhao Rong-Lai* et al.: Computer Scanning and Classification of Tongue Body and Coating. Journal of Traditional Chinese Medicine (Zhong yi za zhi) 30, Nr. 2 (1989) 47.
(50) *Dai Hao-Liang:* A Comparative Study between the Tongue Appearance and Fibre-optic Gastroscopy. Journal of Traditional Chinese Medicine 25, Nr. 10 (1984) 74.

KAPITEL 2

Die Untersuchung der Zunge: Ein Überblick

Die Anatomie der Zunge

Die Zunge besteht aus einem Skelettmuskel, der von Schleimhaut bedeckt wird. Mehrere an Schädelknochen entspringende Muskeln setzen an der Zunge an. Die leichten Erhebungen auf der Zunge werden als Papillen bezeichnet, es handelt sich hierbei um Falten der obersten Zellschicht der Zunge (Abb. 1). Es gibt 5 Papillentypen:

- Foliatae
- Filiforme
- Fungiforme
- Vallatae
- Circumvallatae

Zungenspitze und Zungenrücken sind von zahlreichen filiformen Papillen mit eingestreuten fungiformen Papillen bedeckt. Ganz hinten im Bereich des Zungengrundes befindet sich eine Anzahl großer, V-förmiger Papillae circumvallatae, die als Schutzmechanismus dienen, um das Schlucken bitterer und giftiger Substanzen zu verhindern. Diese großen Papillen, die nur dann sichtbar werden, wenn der Patient seine Zunge so weit wie möglich herausstreckt, gehören zum normalen Bild der Zunge und dürfen nicht fälschlicherweise als „rote Flecken" interpretiert werden. Wie später noch zu zeigen ist, legt die chinesische Zungendiagnostik vor allem auf zwei Papillentypen großen Wert: die filiformen Papillen, die den „Belag" bilden, und die fungiformen Papillen, die die eigentliche Zungenoberfläche bilden und unter pathologischen Bedingungen zu „roten Flecken oder Punkten" werden.
Zwischen dem 16. und dem 96. Lebensjahr unterliegt die Epithelzellenschicht der Zunge einer Reduktion ihrer Dicke um etwa 30%, die Basalzellenschicht bleibt dagegen unverändert. Interessanterweise entsprechen diese Erkenntnisse der Beobachtung der chinesischen Medizin, daß der Zungenbelag mit dem Alter zunehmend dünner wird; als Ursache wird hier die im Alter vorherrschende Yin-Leere verantwortlich gemacht.
Entwicklungsgeschichtlich entsteht die Zunge folgendermaßen: Im frühen Embryonalstadium stülpt sich der kraniale Teil des Embryos ein, um den primitiven Urdarm zwischen der Amnionhöhle und dem primitiven Perikard einzuschließen (Abb. 2). Die Zunge entwickelt sich aus der mandibulären Wachstumszone zwischen dem primitiven Mund und dem Thorax. Die sich herausbildende Zunge trennt die primitive Mundöffnung vom Perikard und dem sich entwickelnden primitiven Herzen (Abb. 3).

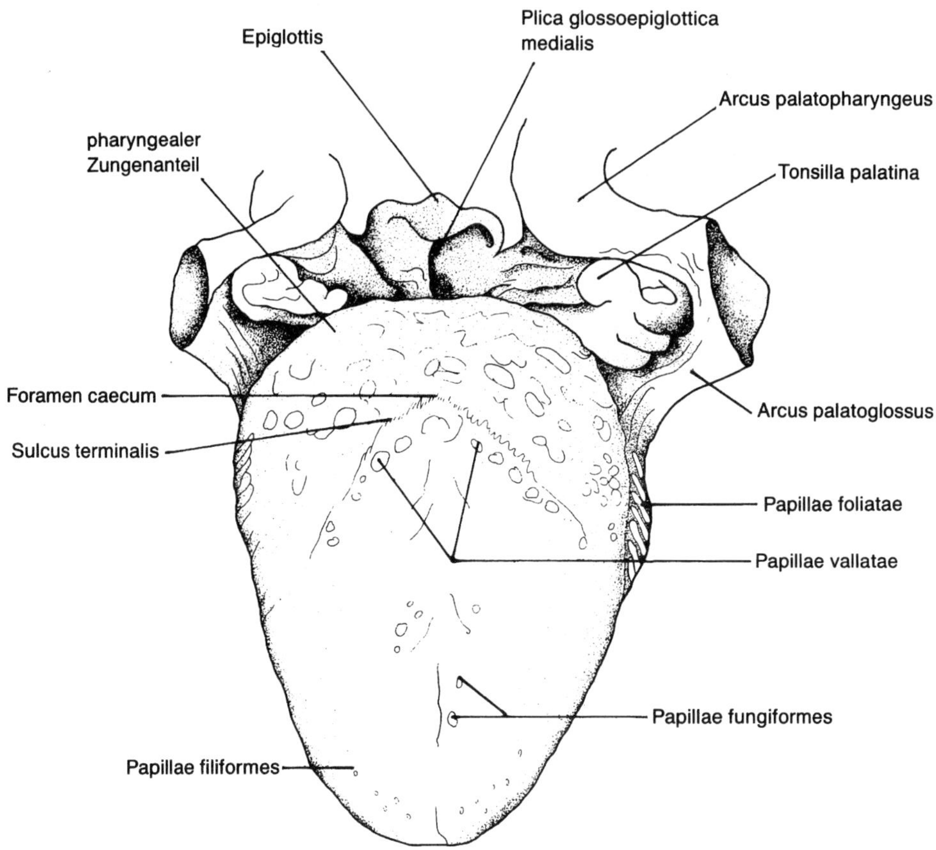

Abb. 1

Diese embryologischen Erkenntnisse korrelieren interessanterweise mit der von der chinesischen Medizin postulierten Verbindung zwischen der Zunge und dem *Herzen* bzw. dem *Perikard.*
Zwischen der Geburt und dem Erwachsenwerden verdoppelt sich die Zunge hinsichtlich ihrer Länge, Dicke und Breite; unter normalen Bedingungen ist ihre Größe proportional zur Größe des Kopfes (1).

Zungendiagnose: Vor- und Nachteile

Die Zungendiagnose hat bestimmte Eigenheiten, die von entscheidender Bedeutung in der chinesischen Diagnostik sind. Manchmal ist sie aussagekräftiger als die Puls-

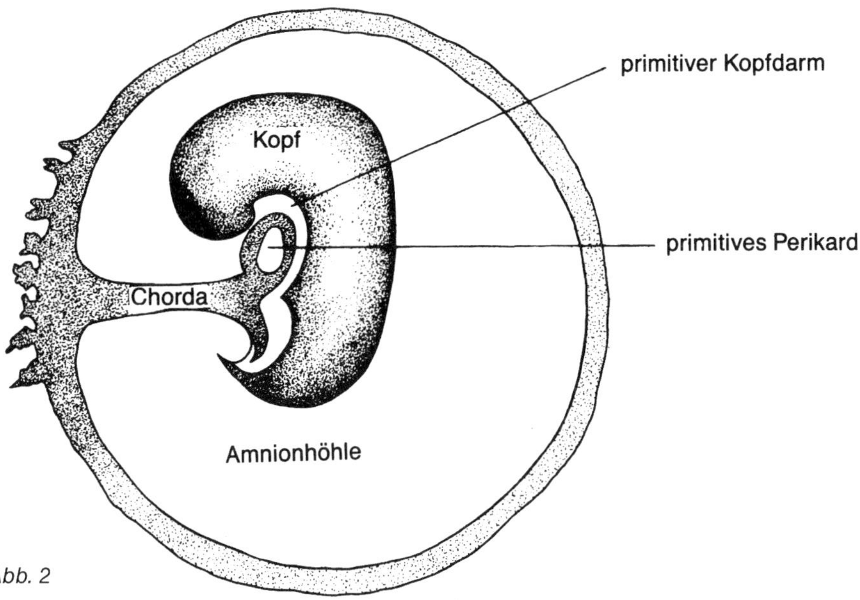

Abb. 2

diagnostik. Es ist daher sinnvoll, sich an dieser Stelle einen Überblick über die Schwächen und Stärken dieser Methode zu machen. Erstens: Die Farbe des Zungenkörpers spiegelt fast immer die tatsächliche Kondition des Patienten wider, vor allem im Blickwinkel der Differenzierung nach den Acht Prinzipien. Das Gesamtbild aus Symptomen und Zeichen mag bei einem Patienten durchaus widersprüchlich erscheinen. So kann ein Patient beispielsweise die Zeichen innerer Kälte, also blasser Zungenkörper, lose Stühle und Frösteln, bieten, dennoch kann er einen schnellen Puls, also ein Hitze-Zeichen, haben. In solchen Situationen ist die Farbe des Zungenkörpers das verläßlichste Zeichen und weist immer auf die tatsächliche Kondition hin. Eine Ursache hierfür liegt darin, daß die Farbe von Zungenkörper und Zungenbelag kaum durch kurzzeitige oder erst kürzlich stattgefundene Einflüsse verändert werden. Hat etwa ein Patient kurz vor dem Arztbesuch ein aufregendes Erlebnis, so wird sich sein Puls höchstwahrscheinlich beschleunigen und etwas straffen, doch die Farbe von Zungenkörper und Zungenbelag bleiben unverändert. (Anhaltende persönliche Probleme werden natürlich auch das Erscheinungsbild der Zunge verändern, hier vor allem die Farbe des Zungenkörpers.) Ein Patient, der sich gerade körperlich angestrengt hat, wird sicherlich auch einen schnellen Puls haben, die Farbe seiner Zunge wird jedoch kaum beeinflußt sein.

Zweitens ist das Erscheinungsbild der Zunge ein äußerst nützliches Kriterium, um Verbesserungen oder Verschlechterungen der Kondition des Patienten zu dokumen-

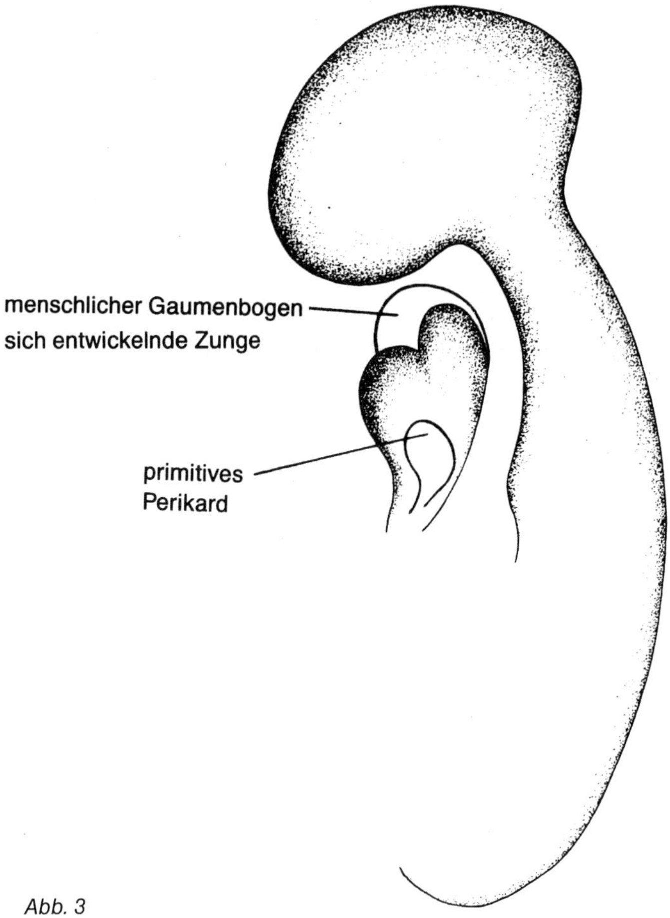

Abb. 3

tieren. Hierbei gibt der Zungenkörper vor allem bei chronischen Erkrankungen wertvolle Hinweise, bei akuten Erkrankungen hingegen haben die Veränderungen des Belags eine größere Aussagekraft.

Drittens: Die Zungentopographie, das heißt die Zuordnung bestimmter Zungenabschnitte zu verschiedenen *Organen*, ist ein Bereich allgemeiner Übereinstimmung.

Viertens ist die Zungendiagnose vergleichsweise besser objektivierbar als andere Techniken. Meinungsverschiedenheiten sind durchaus möglich über die Frage, ob ein Puls „straff" oder „gespannt" ist. Bei einer dunkelroten Zunge wird es wohl kaum Zweifel hierüber geben. Trotz allem gibt es einige recht subtile Schattierungen des Zungenkörpers, so erfordert z. B. die Identifizierung der blaß-blauen Zunge einige Erfahrung.

Schließlich ist die Zungendiagnose, zumindest im Vergleich zur Pulsdiagnose, doch einigermaßen leicht zu erlernen. Kenntnisse in dieser Technik gewinnt man durch die Untersuchung von Zungen in der klinischen Praxis, aber auch durch die Verwendung visueller Hilfsmittel wie Videoaufnahmen und Fotografien.

Im Vergleich mit der Pulsdiagnostik liegt der Hauptnachteil der Zungendiagnose in ihrem Mangel an Präzision. Ein in der Pulsinterpretation erfahrener Praktiker der chinesischen Medizin kann aus der Pulstastung eine Menge detaillierter Informationen über den Zustand des Patienten herauslesen und häufig die Quelle eines medizinischen Problems sofort identifizieren. Ein dicker, klebriger gelber Zungenbelag mit roten Flecken am Zungengrund zeigt zwar eine Ansammlung feuchter Hitze im Unteren Erwärmer an, er gibt jedoch nicht an, ob diese Störung in der *Blase*, im *Dünndarm*, in den *Nieren* oder im *Uterus* lokalisiert ist. Diese genaue Lokalisation kann nur durch Hinzuziehen des Pulses und anderer Symptome erfolgen.

Die genauere Darstellung der Bedeutung der Zungendiagnose und ihrer Anwendung in der klinischen Praxis erfolgt in Kapitel 8, dort soll die Anwendung der Zungendiagnostik auch bei komplexen und widersprüchlichen Krankheitsbildern erläutert werden.

Das Vorgehen bei der Zungendiagnose

Mehrere wichtige Punkte sind bei der Untersuchung der Zunge zu beachten, um falsche oder verzerrte Befunde zu vermeiden.

Voraussetzung für eine zuverlässige Untersuchung ist die angemessene Beleuchtung. Das bestmögliche Licht ist das natürliche Sonnenlicht, keine künstliche Lichtquelle wird adäquate Bedingungen schaffen. Man sollte daher die Zunge so nahe am Fenster wie möglich untersuchen. Wenn die Zungendiagnose bei künstlichem Licht ausgeführt werden muß, so ist weißes Licht dem fluoreszierenden Licht vorzuziehen, und eine starke Lichtquelle ist natürlich besser als eine schwache. Bei Gebrauch von fluoreszierendem Licht muß es sich zumindest um Licht mit dem gesamten Spektrum handeln. Ideal sind Wolfram-Halogenlampen.

Man sollte nun den Patienten bitten, die Zunge so weit wie möglich, jedoch ohne Kraftanstrengung herauszustrecken. Dies ist durchaus von Bedeutung, da die Zunge bei Anwendung von zuviel Kraft beim Herausstrecken ihre Form ändert und röter erscheint.

Der Patient sollte die Zunge nur für kurze Zeit herausstrecken, ungefähr 15 bis 20 Sekunden. Bei längerem Herausstrecken neigt die Zunge dazu, sich zu röten, besonders schnell im Bereich der Zungenspitze. Ist eine längere Untersuchung notwendig, wird man den Patienten bitten, die Zunge zurückzuziehen, den Mund zu schließen und sie dann erneut herauszustrecken. Dieser Vorgang kann mehrfach wiederholt werden, ohne daß die Zungenfarbe davon beeinflußt wird.

Besonders sorgfältig ist bei der Beurteilung der Farbe des Zungenkörpers vorzugehen. In der Regel läßt sie sich eindeutig identifizieren, doch wenn feine Schattierungen hinzukommen, wird eine exakte Beurteilung schwieriger. Dies gilt vor allem für die

Schattierungen der Farbe Purpur, also Blaß-purpur, Bläulich-purpur und Purpurrot. Auch eine blaue Zunge wird in der Regel nicht leuchtend blau sein (obwohl auch das vorkommt), sondern man wird vielmehr eine bläuliche Schattierung wahrnehmen.
Der Genuß von intensiv gefärbten Nahrungsmitteln und Bonbons wird die Farbe der Zunge beeinflussen. Man sollte sich rückversichern, daß der Patient keine Nahrungsmittel dieser Art kurz vor der Untersuchung zu sich genommen hat.
Stark gewürzte Speisen, wie Essiggemüse, Cayennepfeffer oder Curry, röten die Zunge für kurze Zeit nach dem Verzehr. Beim Tabakrauchen erscheint der Belag gelber als sonst.

Beeinflussung der Zunge durch Medikamente

Auch Arzneimittel beeinflussen das Erscheinungsbild der Zunge. Medikamente können das Aussehen der Zunge erheblich verändern, so daß man sich über ihre Einnahme Klarheit verschaffen muß, um keine falschen Schlüsse zu ziehen.

Antibiotika

Insbesondere die Antibiotika verändern sehr rasch das Erscheinungsbild der Zunge. Im allgemeinen bedingen sie die teilweise Schälung des Zungenbelags, d. h., der Zungenbelag verschwindet fleckförmig. Hierin spiegelt sich die durch Antibiotika bedingte Schädigung des *Magen*-Yin wider.
Nicht alle Antibiotika beeinflussen die Zunge in demselben Maße. Tetrazykline verändern die Zunge stärker als andere Antibiotika. Einen etwas geringeren Einfluß üben Chloramphenicol, Gentamycin und andere Aminoglykoside aus.
Die charakteristischen Veränderungen werden etwa 2 bis 3 Tage nach Verabreichung der ersten Dosis sichtbar, sie persistieren noch etwa 2 Wochen nach Beendigung der Therapie.

Kortikosteroide

Orale Steroide bedingen eine Rötung und Schwellung der Zunge etwa einen Monat nach Einnahmebeginn. Bei täglichem Gebrauch haben inhalierte Steroide den gleichen Effekt, der jedoch viel später zum Tragen kommt.

Bronchodilatatoren

Beta-2-Mimetika (Salbutamol, Terbutalin etc.) können nach längerem regelmäßigem Gebrauch zu einer Rötung der Zungenspitze führen. Andere Bronchodilatatoren wie Theophyllin wirken in gleichem Sinne, jedoch weit stärker und rascher.

Diuretika

Über die rasche Ausschwemmung der Körperflüssigkeit können Diuretika eine Yin-Leere hervorrufen; normalerweise sehen wir diese Wirkung jedoch erst nach jahrelanger Einnahme. Auf lange Sicht führen sie dazu, daß sich die Zunge als Ausdruck der Yin-Leere schält.

Entzündungshemmende Substanzen

Phenylbutazon und Oxyphenbutazon sind die beiden entzündungshemmenden Substanzen, die die Zunge am stärksten beeinflussen. Obwohl sie ja entzündungshemmend wirken, erscheinen nach ihrer Einnahme paradoxerweise rote Punkte auf der Zunge, der Zungenkörper wird dünner. Nach langjähriger Einnahme kann es auch zur Schälung der Zunge kommen.
Andere entzündungshemmende Substanzen haben ähnliche, aber geringer ausgeprägte Auswirkungen. Zu nennen wären hier die häufig verwendeten, nichtsteroidalen entzündungshemmenden Substanzen, wie Ibuprofen, Naproxen, Ketoprofen, Fenoprofen, Azapropazon und Indomethazin.

Zytostatika

Die meisten zytotoxischen Substanzen, die zur Behandlung maligner Erkrankungen verwendet werden, führen zur Bildung eines dicken, braunen oder sogar schwarzen, trockenen Belages.

Aspekte der Zungendiagnose

Um die Zunge systematisch untersuchen zu können, muß man sich klar darüber sein, wonach man eigentlich sucht. Fünf Hauptaspekte sind zu beobachten, die hier in der Reihenfolge des Untersuchungsganges aufgeführt sind. Ausführlicher werden sie in den Kapiteln 5 bis 7 behandelt.

Die Vitalität der Farbe, der „Geist der Zunge"

Ein vitales Erscheinungsbild weist eindeutig auf die Gesundheit des Patienten hin. Diese Qualität wird manchmal als der „Geist" der Zunge beschrieben und bezeichnet eine offensichtliche Lebhaftigkeit, unabhängig von eventuell gleichzeitig bestehenden pathologischen Zeichen. Hat die Zunge eine vitale Farbe, ist die Prognose gut; erscheint sie dunkel und welk, ist die Prognose schlecht. Eine vital gefärbte Zunge wird manchmal als „Zunge des Lebens" bezeichnet, eine dunkle und welke Zunge dagegen als „Zunge des Todes". Die Begriffe Tod und Leben sollten hier nicht wörtlich verstanden werden; sie stehen eher symbolisch für die Schwere einer Erkrankung. Bei der Beurteilung der Vitalität der Farbe sollte dem Zungengrund genaueste Beachtung geschenkt werden. Hat der Zungengrund eine satte, lebhafte Farbe, so ist die Prognose unabhängig von der Erkrankung gut. Erscheint die Wurzel dagegen dunkel, trocken und welk, so ist die Prognose schlecht.

Die Farbe des Zungenkörpers

Mit der Farbe des Zungenkörpers wird die Farbe der Zunge unabhängig vom Belag bezeichnet. Wenn der Belag sehr dick ist und nahezu die gesamte Oberfläche der Zunge einnimmt, sollte man die Farbe der Zungenunterseite untersuchen, um die Farbe des Zungenkörpers richtig beurteilen zu können.
Die Farbe des Zungenkörpers gewinnt dadurch ihre klinische Bedeutung, daß sie die Kondition der Yin-*Organe*, des Blutes und des Nahrungs-Qi widerspiegelt. Die Farbe des Zungenkörpers ist der wichtigste Einzelaspekt der Zungenuntersuchung. Fast immer wird sie die wahre Kondition des Körpers zeigen, unabhängig von kurzfristigen Veränderungen, wie sie durch körperliche Anstrengung oder emotionalen Streß verursacht werden. Ist der Zungenkörper beispielsweise tief dunkelrot, wird sicher ein Zustand starker Hitze in einem oder mehreren *Organen* vorliegen, ungeachtet dessen, welche anderen Symptome und Zeichen vorliegen mögen. Ist die Zunge sehr blaß oder fast weiß, kann man mit Sicherheit auf eine schwere Blut- oder Yang-*Leere* schließen. Häufig sind die anderen klinischen Symptome und Zeichen eher widersprüchlich; in solchen Fällen ist die Farbe des Zungenkörpers ein zuverlässiger Wegweiser für die Diagnose. Anhand der Farbe des Zungenkörpers lassen sich Hitze- oder Kälteeinfluß, Qi-, Yang- oder Blut-Leere und Stagnation zuverlässig differenzieren.

Der Zungenkörper

Die Untersuchung des Zungenkörpers umfaßt die Betrachtung des Körpers an sich, der Beschaffenheit der Zungenoberfläche, des Gewebes des Zungenkörpers, und der unwillkürlichen Bewegungen der Zunge.
Bei der Betrachtung des Zungenkörpers wird registriert, ob die Zunge dünn oder geschwollen ist, lang oder kurz, und ob umschriebene Abschnitte der Zunge geschwollen sind.
Bei der Beurteilung der Zungenoberfläche sollte man nach Rissen oder Geschwüren suchen.
Die Untersuchung des Gewebes soll klären, ob die Zunge steif oder beweglich ist.
Bei der Untersuchung der Bewegungen der Zunge sollte man jede Bewegung beim Herausstrecken der Zunge registrieren. Zu beobachten wären hier Zittern, Beben, Bewegungen von einer Seite zur andern, Einrollen in jeglicher Richtung und Seitenabweichungen.
Die klinische Bedeutung des Zungenkörpers liegt darin, daß sich hierin der Zustand von Qi, Blut und *Organen* widerspiegelt. Hilfreich ist er vor allem bei der Differenzierung von Fülle oder Leere.

Der Zungenbelag

Der Belag sollte systematisch von der Spitze bis zum Zungengrund unter vier Hauptgesichtspunkten betrachtet werden.

Die Farbe des Belags zeigt einen Einfluß von Hitze oder Kälte direkter an als jeder andere Aspekt der Zungendiagnose. Ein weißer Belag steht mit Kälte, ein gelber mit Hitze in Zusammenhang.
Die Dicke des Belags spiegelt die Stärke eines pathogenen Einflusses im Körper wider; je stärker der pathogene Einfluß, desto dicker ist der Belag. Auch hier können Fülle und Leere differenziert werden.
Die Verteilung des Belags zeigt die Lokalisation und das Fortschreiten des pathogenen Faktors bei äußeren Erkrankungen an. Bei inneren Erkrankungen weist sie auf die Lokalisation des pathogenen Faktors entsprechend der Zungentopographie hin, wie in Kapitel 3 weiter ausgeführt wird. Anhand der Verteilung des Zungenbelags läßt sich differenzieren, ob die Erkrankung innen oder außen lokalisiert ist.
Ein Zungenbelag wird durch Vorhandensein oder Fehlen der „Wurzel" charakterisiert. Ein Belag mit Wurzel (auch als „echter Belag" bezeichnet) ist in der Zungenoberfläche fest verwurzelt und „wächst" darauf, so wie Gras aus dem Boden wächst. Solch ein Belag läßt sich nicht abkratzen. Ein Belag ohne Wurzel sieht aus, als sei er auf die Zungenoberfläche aufgebracht worden und nicht der Oberfläche entsprossen, somit läßt er sich auch abkratzen. Die Verwurzelung des Belags spiegelt sehr direkt die Stärke des Qi im Körper wider. Differentialdiagnostisch ist sie ein verläßlicher Parameter für Fülle oder Leere des Qi.

Die Feuchtigkeit der Zunge

Die Untersuchung der Feuchtigkeit der Zunge gibt Aufschluß über den Zustand der Körperflüssigkeiten. Die normale Zunge ist nur etwas feucht. Die trockene Zunge steht für einen Mangel an Körperflüssigkeiten, die nasse Zunge dagegen weist auf eine Flüssigkeitsansammlung hin.
Differentialdiagnostisch spiegelt die Zungenfeuchtigkeit das relative Überwiegen von Yin/Yang oder Kälte/Hitze wider.

Die normale Zunge

Die normale Zunge läßt sich folgendermaßen charakterisieren:

1. Geist: An der normalen Zunge sollte der „Geist" sichtbar sein; sie sollte vital und pulsierend sein, vor allem im Bereich des Zungengrundes.

2. Farbe des Körpers: Die Farbe sollte blaßrot und frisch sein, vergleichbar mit einem Stück frischen Fleisches. Die chinesische Medizin ordnet die Zunge dem *Herzen* zu, dies bedeutet, daß sie den Zustand des *Herz*-Qi und des *Herz*-Blutes reflektiert. Die normale frische, blaßrote Farbe des Zungenkörpers zeigt an, daß die Zunge ausreichend mit *Herz*-Blut versorgt wird. Unter den Yang-*Organen* hat der *Magen* den größten Einfluß auf die Zunge. Der *Magen* ist für die Produktion eines normalen Zungenbelags verantwortlich, er versorgt die Zunge mit Flüssigkeiten, die Zunge erscheint somit etwas blasser, als wenn keine Flüssigkeiten zur Zunge gelangen würden. Die normale Farbe der Zunge sollte also blaßrot sein, als Hinweis darauf, daß sie ausreichend mit Blut aus dem *Herzen* und mit Flüssigkeiten aus dem *Magen* versorgt ist.

3. Zungenkörper: Der normale Zungenkörper ist elastisch (weder zu schlaff noch zu steif). Risse oder Geschwüre sollten fehlen; er zittert oder bebt nicht beim Herausstrecken; er ist weder geschwollen noch dünn.

4. Zungenbelag: Der normale Zungenbelag ist dünn und weiß. Der Zungenbelag steht mit dem *Magen*-Qi in Zusammenhang, das bei den Prozessen der Nahrungsverdauung und -umwandlung eine kleine Menge unreiner Flüssigkeit bzw. „trübe Feuchtigkeit" produziert. Diese trübe Feuchtigkeit steigt auf zur Zunge und bildet den Belag. Ein dünner Belag spiegelt eine normale Verdauungsfunktion wider. Der Belag darf im Bereich des Zungengrundes etwas dicker sein als auf der übrigen Zunge.

5. Die Feuchtigkeit der Zunge: Die normale Zunge sollte nur etwas feucht sein, nicht zu trocken und nicht zu naß. Hier ist wiederum die normale Funktion des *Magens* von Bedeutung, da ihm die Flüssigkeiten des Körpers entspringen. Bei normaler Funktion des *Magens* liegt ein angemessener Vorrat an Flüssigkeiten vor, von denen ein Teil zur Zunge gelangt.

ANMERKUNGEN

(1) Weitere Informationen zu diesem Thema sind bei *D. W. Beaven* und *S. E. Brooks* in „A Color Atlas of the Tongue in Clinical Diagnosis" (Wolfe Medical Publications Ltd., London, 1988) zu finden. Die Abbildungen 1, 2 und 3 haben Zeichnungen aus diesem Buch zur Grundlage, sie finden hier mit der freundlichen Genehmigung des Verlegers und des Illustrators in veränderter Form Verwendung.

Tab. I: Die Hauptaspekte der Zungendiagnose.

Aspekt	**spezif. Faktor**	**klinische Bedeutung**	**Differenzierung nach den Acht Prinzipien**
„Geist" der Zunge		gute oder schlechte Prognose	
Zungenkörper	Farbe	Yin-*Organe*, Blut, Nahrungs-Qi	Kälte, Hitze Yin/Yang
	Körper	Yin-*Organe*, Blut, Qi	Leere/Fülle
Zungenbelag	Farbe	Hitze oder Kälte	Hitze/Kälte
	Dicke	Stärke des pathogenen Faktors oder Schwäche des Qi im Körper	Leere/Fülle
	Verteilung	äußere Erkrankungen: Fortschreiten des pathogenen Faktors innere Erkrankungen: Lokalisation des pathogenen Faktors	innen/außen
	Wurzel	Stärke des Qi im Körper, vor allem des *Magen*- und *Nieren*-Qi	Leere/Fülle
Feuchtigkeit der Zunge		Zustand der Körperflüssigkeiten	Kälte/Hitze Yin/Yang

KAPITEL 3

Die Topographie der Zunge: Ein Abbild der inneren Organe

Ein fundamentales Konzept der chinesischen Medizin besagt, daß verschiedene Teile des Körpers miteinander korrespondieren. Bei der Pulsdiagnose wird der Puls an der Arteria radialis an drei verschiedenen Positionen, die den energetischen Zustand des oberen, mittleren und unteren Körperabschnittes repräsentieren, getastet. Bei der Gesichtsdiagnose geht man davon aus, daß aus dem Gesicht der Zustand verschiedener *Organe* zu lesen ist. Der Zungendiagnose liegt das gleiche Prinzip zugrunde. Bestimmte Zungenabschnitte sind ein Abbild der Gesundheit von verschiedenen Körperarealen oder bestimmter innerer *Organe*.

Dieses System der Abbildung wird im allgemeinen mit dem Meridiansystem erklärt: Ein Meridian, der einem inneren *Organ* entspringt, erreicht in seinem Verlauf die Zunge; somit wird sich die Gesundheit dieses *Organs* in dem spezifischen Zungenabschnitt widerspiegeln, der vom Meridian durchzogen wird. Einige Meridiane jedoch (*Lunge, Dünndarm, Dickdarm* und *Galle*) verlaufen nicht über die Zunge, dennoch läßt sich der Gesundheitszustand der mit ihnen gekoppelten *Organe* an der Zunge ablesen. Denn diese Meridiane sind über die nach der Oben/Unten-Regel mit ihnen gekoppelten Meridiane (*Milz, Blase, Magen* und *Dreifacher Erwärmer*) indirekt mit der Zunge verbunden. Alle anderen Meridiane stehen in direktem Kontakt mit der Zunge.

Die Meridianverläufe geben jedoch nur eine teilweise Erklärung. In der chinesischen Medizin sind zahlreiche Phänomene bekannt, die mit dem Begriff der Resonanz eines Teiles des Körpers mit einem anderen umschrieben werden könnten. Dieses Konzept läßt sich zurückverfolgen bis zu der Idee der Korrespondenz von Mikrokosmos und Makrokosmos, die ein integraler Bestandteil der Theorie der Fünf Wandlungsphasen ist. Abgesehen von Puls, Gesicht und Zunge korrespondieren auch das Ohr und der Fuß mit anderen Körperteilen und stellen ein Abbild des Körpers dar, das sich nicht allein mit dem Netzwerk der Meridianverläufe erklären läßt.

Zwischen den *Organen* und der Zunge besteht also eine sehr komplexe physiologische Beziehung. Alle inneren *Organe* stehen über weitere Mechanismen als nur über die Meridianverläufe mit der Zunge in Verbindung.

Der *Magen* hat von allen *Organen* die engste physiologische Beziehung zur Zunge: „Der Zungenbelag ist das Produkt der Verdampfungsfunktion des *Magens*; das Qi der fünf Yin-*Organe* entspringt dem *Magen*, deshalb lassen sich Kälte und Hitze, Fülle und Leere in den Yin-*Organen* aus dem Zungenbelag diagnostizieren" (1). In anderen Worten: Da der Zungenbelag ein Nebenprodukt (die „trübe Feuchtigkeit") der Verdauungsaktivität des *Magens* ist, und da der *Magen* die Quelle von Qi und Blut sämtlicher *Organe* ist, kann folglich der Zungenbelag den Zustand aller *Organe* bezüglich Hitze oder Kälte bzw. Fülle oder Leere widerspiegeln. Dies ist ein Beispiel der physiologischen Verbindung sämtlicher Organe mit der Zunge.

Eine ähnliche Beziehung zwischen der Zunge und den *Organen* wird im „Inner Classic" beschrieben: „Die *Nieren* kontrollieren das Wasser und speichern die Essenz der fünf Yin-*Organe* und der sechs Yang-*Organe*" (2). Dies bedeutet, daß die *Niere* Einfluß auf alle anderen inneren *Organe* nimmt, indem sie sie mit Essenz versorgt (3). Da die *Niere* mit der Zunge in direkter Verbindung steht (der *Nieren*-Meridian hat eine innere Verbindung zur Zungenwurzel), und da sie alle anderen *Organe* mit Essenz versorgt, kann sich der Gesundheitszustand aller *Organe* in der Zunge widerspiegeln. Man könnte auch sagen, daß alle *Organe* mit der Zunge in physiologischer (wenn auch teilweise indirekter) Verbindung stehen, und zwar über die Wurzel des ererbten Qi (*Niere*) und über die Wurzel des erworbenen Qi (*Magen*) (4). An der Zunge läßt sich der allgemeine Gesundheitszustand des ganzen Körpers ablesen, die spezifische Zungentopographie repräsentiert jedoch den Zustand der einzelnen *Organe*.

In der Diagnostik dominieren zwei Sichtweisen der Beziehung zwischen Zungentopographie und den *Organen*.

Erstens kann die Zunge, genauso wie der Puls, in drei etwa gleich große Abschnitte eingeteilt werden. Das vordere Drittel entspricht dem Oberen Erwärmer, das mittlere dem Mittleren Erwärmer das hinterste dem Unteren Erwärmer (siehe Abb. 4).

Herz und *Lunge* liegen im Oberen Erwärmer, *Magen* und *Milz* im Mittleren Erwärmer und *Blase, Niere, Dünndarm* und *Dickdarm* im Unteren Erwärmer. (Die Drei Erwärmer werden im Anhang III genauer behandelt.)

Wie häufig in der chinesischen Medizin zu beobachten, so sind auch hier die funktionellen Beziehungen wichtiger als die strukturellen. Die Zuordnung verschiedener *Organe* zu den Drei Erwärmern ist eher Ausdruck der funktionellen Beziehung der *Organe* zum jeweiligen Erwärmer als eine anatomische Zuordnung der *Organe* zu bestimmten Körperabschnitten. Hieraus erklärt sich auch, daß die *Leber* manchmal als Teil des Unteren Erwärmers (denn viele pathologische Zustände der *Leber* manifestieren sich hier), manchmal aber als Teil des Mittleren Erwärmers betrachtet wird.

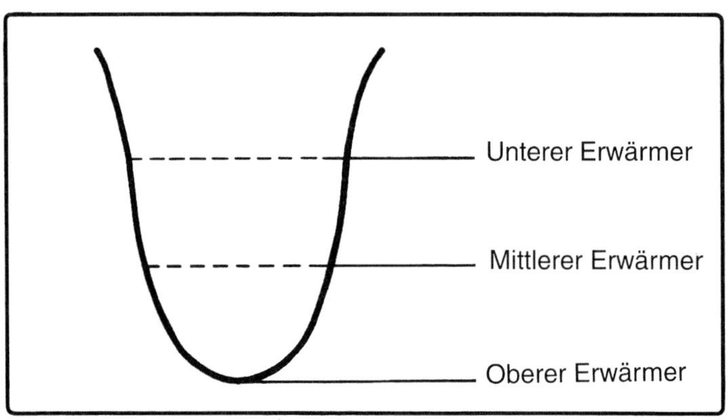

Abb. 4

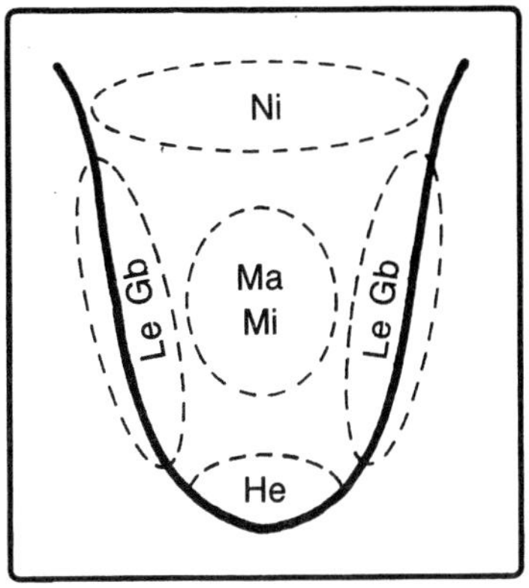

Abb. 5

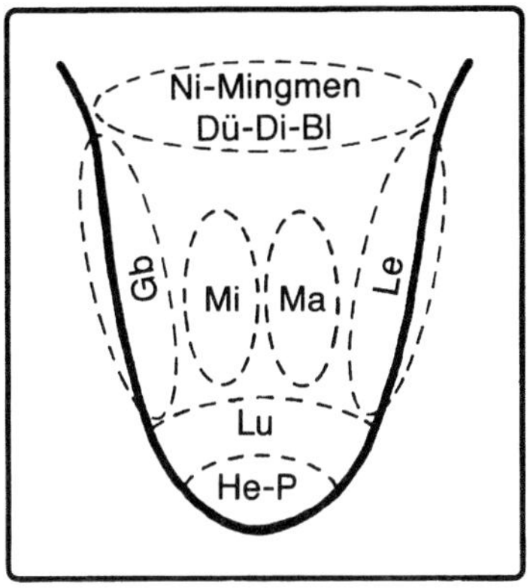

Abb. 6

Zudem wird die *Gallenblase* im allgemeinen nicht als Teil des Mittleren Erwärmers aufgeführt, weil der Mittlere Erwärmer eben eine Verallgemeinerung darstellt, die vor allem die Verdauungsfunktion von *Magen* und *Milz* bezeichnet.
Verschiedenste Systeme sind bekannt, die die Zuordnung zwischen bestimmten Anteilen der Zunge und einzelnen *Organen* beschreiben, die Unterschiede sind jedoch nicht allzu groß. Zwei Beispiele sollen hier genügen (siehe Abb. 5 und 6):

— Die Zungenspitze vertritt das *Herz*, das Zentrum den *Magen* und die *Milz*, die Seiten die *Leber* und die *Gallenblase*, die Wurzel entspricht der *Niere* (5).
— Der Zungengrund vertritt die *Niere*, das Tor des Lebens (Mingmen), den *Dünndarm*, den *Dickdarm* und die *Blase*. Dem Zentrum entspricht auf der linken Seite der *Magen*, auf der rechten Seite die *Milz*; das Gebiet zwischen Zentrum und Zungenspitze repräsentiert die *Lunge*; die Spitze entspricht *Herz* und *Perikard*; der linke Rand ist der *Leber*, der rechte der *Gallenblase* zugeordnet (6).

Das zweite Beispiel vertritt am ehesten das gebräuchlichste Schema der Zungentopographie mit Ausnahme von zwei Besonderheiten. Die Zuordnung des *Magens* zur linken Seite des Zentrums und der *Milz* zur rechten Seite ist nicht allgemein üblich. Statt dessen heißt es auch, daß dem *Magen* das Zentrum der Zunge entspricht, das Projektionsareal der *Milz* sei jedoch die Zone, die gerade die Mitte umgibt (7). Der Autor hat dies in der klinischen Praxis bestätigt gefunden. Die Zuordnung der Zungenareale, die für dieses Buch gültig sein soll, sieht also folgendermaßen aus (Abb. 7):
Die Zungenspitze steht für das *Herz*; der Bereich zwischen Spitze und Zentrum entspricht der *Lunge*; das Zentrum repräsentiert *Magen* und *Milz*; auf den Zungengrund projizieren sich *Niere, Dünn-* und *Dickdarm* und die *Blase* (und bei Frauen der *Uterus*); der linke Rand entspricht der *Leber*, der rechte der *Gallenblase*.
Eine weitere Methode der Zuordnung der *Organe* zur Zungentopographie ist die Untersuchung der Papillen. Nach Auffassung der modernen Schulmedizin sind die Papillen kleine Schleimhautfortsätze, die die Zungenoberfläche bedecken.

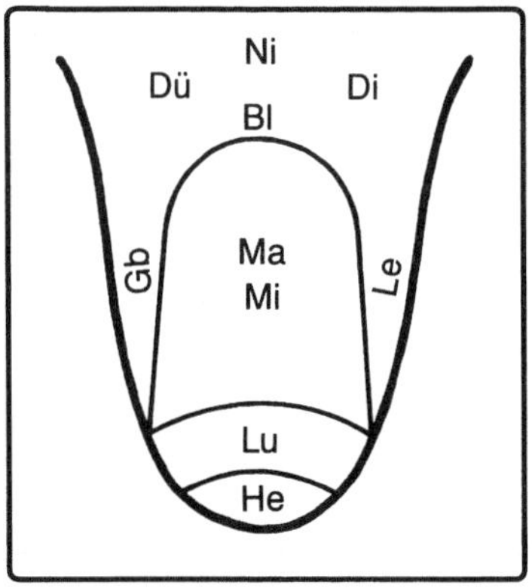

Abb. 7

Fünf Papillentypen werden beschrieben: filiforme, fungiforme, foliatae, vallatae und circumvallatae. Alte chinesische Schriften kennen nur zwei Papillentypen und sehen, wie es eben für die chinesische Medizin bezeichnend ist, eine funktionelle Beziehung zu einigen inneren *Organen*. Diese Herangehensweise soll durch die folgende Passage aus „The Simple Study of Diagnosis from Body Forms and Facial Color" verdeutlicht werden:

> Auf der Zungenspitze sichtbare feine rote Körnchen zeigen, daß das Qi des *Herzens* das wahre Feuer des Tores des Lebens bei seinem Aufsteigen festhält (8); hat das Zentrum der Zunge weiche weiße Pickelchen, die haarfein sind, so entnehmen wir daraus, daß das Qi der *Lunge* das wahre Feuer des Tores des Lebens bei seinem Austritt festhält (9).

Nach klassischer chinesischer Sichtweise hat die Zunge blaßrote Papillen, wenn das physiologische Feuer des Tores des Lebens sich mit dem *Herzen* verbindet; die Zungenmitte weist weiche weiße Papillen auf, wenn das Feuer des Tores des Lebens sich mit der *Lunge* verbindet. Eine gesunde, blaßrote Zungenspitze und eine weiche, weiße Mitte zeigen somit die Gesundheit von *Herz, Lunge* und *Niere* (das Tor des Lebens steht in enger Beziehung zur *Niere*).

ANMERKUNGEN

(1) *Zhou Xue-Hai:* Simple Study of Diagnosis from Body Forms and Facial Color (Xing Se Wai Zhen Jian Mo) (1984). Zit. in: Universität Beijing für TCM: Tongue Diagnosis in Chinese Medicine (Zhong Yi She Zhen). Peoples Medical Publishing House, Beijing, (1976) 6.
(2) Yellow Emperor's Inner Classic, Simple Questions (Huang Di Nei Jing Su Wen). Peoples Medical Publishing House, Beijing, (1963) 8.
(3) Die Essenz (jing) wird teilweise von den Eltern vererbt und bestimmt unsere Konstitution und das Potential zur biologischen Entwicklung. Sie wird in den *Nieren* gespeichert.

(4) Das ererbte Qi, wörtlich das „Vor-Himmels-Qi" (xian tian zhi qi) bezeichnet die Grundkonstitution eines Menschen und ist ein anderer Begriff für die Essenz, die von den Eltern vererbt ist und in den *Nieren* gespeichert wird. Es wird als „ererbt" bezeichnet, da es schon vor der Geburt existiert. Das erworbene Qi, wörtlich „Nach-Himmels-Qi" (hou tian zhi qi) bezieht sich auf Qi und Blut, die nach der Geburt durch die Tätigkeit von *Milz* und *Magen* gebildet werden. Da die *Nieren* die Essenz speichern und da *Milz* und *Magen* das nachgeburtliche Qi produzieren, wird die *Niere* die Wurzel des ererbten Qi genannt, *Milz* und *Magen* jedoch werden als Wurzel des erworbenen Qi bezeichnet.

(5) *Jian Bi-Hua:* Mirror of Medicine (Yi Jing) (1641). Zit. in: Tongue Diagnosis in Chinese Medicine, S. 8.

(6) *Lian Te-Yan:* Differentiation of Syndromes by Examination of the Tongue (Shen Jian Bian Zheng) (1906). Zit. in: Tongue Diagnosis in Chinese Medicine, S. 8.

(7) Universität Guangdong für Traditionelle Medizin: Chinese Medical Diagnosis (Zhong Yi Zhen Duan Xue). Shanghai Scientific Publishing House, Shanghai, 6. Auflage (1979) 14.

(8) Das Konzept des Tores des Lebens (ming men) hat chinesische Ärzte über Jahrhunderte hinweg beschäftigt. Die wichtigsten Informationsquellen hierüber sind „The Classic of Difficulties", „Thousand Ducat Prescriptions" und „Medical Treasure" (Yi Gui), 1678 von *Zhao Xian-He* geschrieben. Es gibt zahllose Abhandlungen darüber, ob das Tor des Lebens in der rechten *Niere* zu finden ist (wie es im Kapitel 36 des „Classic of Difficulties" geschrieben steht), oder ob es zwischen beiden *Nieren* liegt (wie es im Kapitel 66 des „Classic of Difficulties" behauptet wird, ebenso im „Medical Treasure"). Grundsätzlich entspricht das Tor des Lebens dem Feuer der *Niere*. Es handelt sich um ein physiologisches Feuer (daher auch das „Wahre Feuer des Tores des Lebens" genannt), das die Funktion hat, das *Herz* zu erwärmen und dabei zu unterstützen, den Geist zu beherbergen. Weiterhin erwärmt es *Magen* und *Milz* und unterstützt so deren Verdauungsfunktion; auch die *Blase* und der untere Erwärmer werden von diesem Feuer gewärmt, um die Funktion der Umwandlung und Ausscheidung von Flüssigkeiten zu gewährleisten. Nimmt das Feuer des Tores des Lebens ab, so wird das *Herz* leiden, *Milz* und *Magen* können die Nahrung nicht mehr verdauen, die *Blase* und der untere Erwärmer können die Flüssigkeiten nicht mehr umwandeln, die Essenz der *Niere* kühlt ab, der *Uterus* wird schwach und kalt, Folge sind Unfruchtbarkeit und chronischer weißer Fluor. Einige modernere Werke haben das Konzept des Tores des Lebens vereinfacht und sind der Meinung, daß es nichts anderes bezeichne als das *Nieren*-Yang. Sie führen weiter aus, daß das *Nieren*-Yin das materielle Substrat sei für das *Nieren*-Yang, daß somit beide nicht klar voneinander zu trennen seien. Das Tor des Lebens diene also letztlich dazu, die äußere Manifestation des *Nieren*-Yang zu bezeichnen, seine Wirkung manifestiere sich z. B. in pathologischen Zuständen wie dem Verlöschen des physiologischen Feuers.

(9) Simple Study of Diagnosis from Body Form and Facial Color. Zit. in: Tongue Diagnosis in Chinese Medicine, S. 7.

KAPITEL 4

Die Acht Prinzipien in der Zungendiagnose

Bei der Identifizierung der Krankheitsmuster nach den Acht Prinzipien handelt es sich vermutlich um die wichtigste Methode der chinesischen Medizin, um die Pathogenese einer Erkrankung zu analysieren und die daraus entstehenden Disharmoniemuster systematisch interpretieren zu können. Die Untersuchung der Zunge ist ein wichtiger Bestandteil dieser Methode. Wie bereits in Kapitel 2 erwähnt, stellt die Farbe des Zungenkörpers eine der tragenden Säulen der Diagnose dar, vor allem bei der Differenzierung der Syndrome gemäß den Acht Prinzipien gewinnt sie entscheidende Bedeutung. Auch der Zungenbelag ist wichtig, vor allem, um äußere gegen innere Syndrome oder Kälte gegen Hitze zu differenzieren.
Um den Zusammenhang der Zungendiagnose mit der Differentialdiagnostik nach den Acht Prinzipien zu erläutern, sollen die Zungenbilder beschrieben werden, wie sie in jeder Kategorie dieser Differenzierung zu finden sind (d. h. Außen/Innen, Fülle/Leere, Hitze/Kälte und Yin/Yang). Dieses Vorgehen widerspricht zwar gewissermaßen dem wahren Geist der chinesischen Diagnostik, die auf der Integration aller Befunde, die mit allen vier traditionellen diagnostischen Methoden zu erheben sind, beruht. Und so, wie alle vier Methoden der Diagnostik integriert werden müssen, so müssen auch alle Kategorien der Differenzierung nach den Acht Prinzipien als Ganzes gesehen werden. Dies macht natürlich Verallgemeinerungen schwierig. So ist das Aussehen der Zunge bei einer äußeren Erkrankung zusätzlich davon abhängig, ob es sich hier um einen Fülle- oder einen Leerezustand handelt, um Kälte oder Hitze. Nichtsdestotrotz erscheint es sinnvoll, die Zunge für jede der Kategorien der Acht Prinzipien zu beschreiben, um ihre grundlegenden Charakteristika begreiflich zu machen, natürlich im Bewußtsein der Tatsache, daß die tatsächlichen Beobachtungen in der klinischen Praxis bei weitem komplexer sind.

Außen

Eine äußere Erkrankung ist durch das Eindringen eines äußeren pathogenen Faktors (Kälte, Feuchtigkeit, Hitze, Trockenheit oder Wind) in die äußeren Schichten des Körpers (Haut, Muskeln, Meridiane oder Sehnen) gekennzeichnet. Beim Eindringen solch eines äußeren Faktors wird der Patient äußere Symptome und Zeichen präsentieren.
Im allgemeinen wird ein äußerer Angriff zumindest zu Beginn keine feststellbaren Veränderungen an der Zunge hinterlassen. Beim Angriff äußerer Wind-Kälte wird man einen weißen und dünnen Zungenbelag vorfinden. Ein dünner weißer Zungenbelag

ist jedoch normal, und in vielen Fällen von geringfügigem Wind-Kälte-Angriff wird sich der Zungenbelag nicht entscheidend verändern.
Die pathogenen Einflüsse Kälte und Hitze treten in der Regel gemeinsam mit Wind auf, sie werden deshalb bei der nun folgenden Analyse zusammen mit dem Faktor Wind behandelt werden. Wind ist der dynamischste unter den pathogenen Faktoren, und derjenige, der gewöhnlich gemeinsam mit anderen auftritt. Man könnte sagen, die anderen Faktoren „reiten" auf dem Wind, um die äußeren Schichten des Körpers durchdringen zu können.

Wind-Kälte

Im Initialstadium eines Angriffs von Wind-Kälte wird der Zungenbelag dünn und weiß sein, vielleicht erscheint er etwas zu feucht. Der Belag ist weiß aufgrund der Kälte; er ist dünn, da sich der pathogene Einfluß noch im Initialstadium befindet und nicht zu stark ist; er ist zu feucht, da Kälte in den äußeren Schichten die ausreichende Verteilung der Flüssigkeiten in Haut und Muskeln blockiert, Folge ist eine leichte Ansammlung von Flüssigkeiten. Im Initialstadium ist dieser durch Wind-Kälte-Angriff veränderte Zungenbelag meistens nur im vorderen Anteil zwischen der Zungenspitze und der Zungenmitte zu beobachten. Der Belag ist abkratzbar (da der pathogene Einfluß noch schwach ist), er wird jedoch bald wieder erscheinen, da der pathogene Faktor nach wie vor wirksam ist.
Ist der ganze Belag weiß und trocken und läßt er sich nicht abkratzen, so ist dies ein Hinweis darauf, daß die äußere Kälte im Begriff ist, tiefer einzudringen und sich potentiell in Feuer verwandeln wird, das die Zunge austrocknet. In diesem Fall bedeckt der Belag die gesamte Zunge.
Beobachtet man im Initialstadium eines Wind-Kälte-Angriffs einen dünnen weißen Belag mit trockenen Dornen, so ist die Kälte im Begriff, sich in Hitze umzuwandeln; die trockenen Dornen zeigen, daß die Flüssigkeiten der *Lunge* schon in Mitleidenschaft gezogen sind.
Ist der Belag dünn, weiß und fettig, liegt ein Angriff von äußerer feuchter Kälte im Anfangsstadium vor. Der fettige Belag ist ein Hinweis auf die vorhandene Feuchtigkeit.

Wind-Hitze

Im Initialstadium eines Wind-Hitze-Angriffs wird der Zungenbelag dünn, weiß und trocken sein. Er ist dünn, da der pathogene Faktor gerade erst dabei ist, in den Körper einzudringen; er ist weiß, da es sich um ein Initialstadium handelt, das noch nicht zu großer Hitze-Entwicklung im Körper geführt hat; er ist trocken, da Wind-Hitze die Körperflüssigkeiten austrocknet. Dringt die Hitze tiefer ein, wird der Belag nach wie vor dünn sein, aber gelb. In schweren Fällen von Wind-Hitze-Angriff kann der Zungenbelag auch grau oder schwarz werden und Dornen aufweisen, die sich auf der Zungenoberfläche erheben.

Beim Wind-Hitze-Angriff wird häufig nur der vordere Anteil der Zunge Veränderungen im Belag aufweisen. Auch der Körper kann sich verändern, wobei sich der vordere Abschnitt und die Ränder röten. Dies darf nicht mit *Herz*-Feuer oder *Leber*-Feuer verwechselt werden. Unabhängig von anderen völlig abweichenden Symptomen und Zeichen, verursacht der Wind-Hitze-Angriff eine Rötung des gesamten vorderen Abschnittes der Zunge, während im Falle von *Herz*-Feuer nur die äußerste Spitze gerötet ist.
Bei Kindern manifestiert sich der äußere Angriff von Wind-Hitze häufig im Auftreten von roten Punkten an der Spitze oder an den Zungenrändern (siehe Tafel 41).

Innen

Innere Erkrankungen sind durch die Anwesenheit eines pathogenen Faktors im Körperinneren charakterisiert. Es kann sich hierbei um innere Feuchtigkeit, Wind, Feuer, Trockenheit oder Kälte handeln, es kann auch einfach ein inneres Ungleichgewicht von Yin und Yang vorliegen. Hier wäre etwa echtes *Leber*-Feuer gegen ein Ungleichgewicht zwischen *Nieren*-Yin und *Leber*-Yang abzugrenzen. Hauptcharakteristikum der inneren Erkrankung ist die Lokalisation in den inneren *Organen*, im Gegensatz dazu spielt sich die äußere Erkrankung in den äußeren Körperanteilen ab (Haut, Muskeln, Sehnen und Meridiane). Es ist praktisch unmöglich, über die Veränderungen der Zunge bei inneren Erkrankungen allgemeine Aussagen zu machen, da unzählige pathologische Konstellationen möglich sind.
Die Zungentopographie kann eventuell das Fortschreiten der Erkrankung von außen nach innen oder umgekehrt (siehe Kapitel 3) widerspiegeln. Der Begriff der „Entwicklung" muß an dieser Stelle noch einmal betont werden. Die Zungentopographie sollte nicht zu starr als ein festgelegtes System der Verknüpfungen zwischen Zungenarealen und Körperteilen interpretiert werden. Dasselbe Zungenareal kann unter verschiedenen Umständen den Zustand unterschiedlicher Körperregionen widerspiegeln. Man muß also unbedingt die Befunde der Zungendiagnose mit denen der anderen diagnostischen Methoden korrelieren. Teilweise ist die Korrespondenz der Zungenareale mit bestimmten Körperteilen nur so lange offensichtlich, wie sich die Lokalisation des pathogenen Faktors noch verändert.
Unter Beachtung dieser Einschränkungen gilt, daß der äußere Umfang der Zungenoberfläche mit dem Körperäußeren korrespondiert, die Zungenmitte jedoch mit dem Körperinneren (siehe Abb. 8).
Bewegungen zwischen Außen und Innen können sich auch als Bewegungen von der Zungenspitze zum Zungengrund darstellen, wobei die Zungenspitze dann den äußeren, der Zungengrund den inneren Anteilen des Körpers entspricht. Diese Interpretation ist durchaus vereinbar mit der Annahme, daß die Dreiteilung der Zunge, von vorn nach hinten, den Drei Erwärmern entspricht, also Oberer, Mittlerer und Unterer Erwärmer. Der vordere Anteil der Zunge korrespondiert generell mit Außen, der hintere Anteil mit Innen (siehe Abb. 9).

Verknüpft man diese Interpretationen miteinander, so könnte man den Oberen Erwärmer eher dem „Außen“ zuordnen als den Mittleren oder den Unteren Erwärmer. Dies bedeutet nun nicht, daß alle Erkrankungen des Oberen Erwärmers auch äußere Erkrankungen im wörtlichen Sinne sind. Gemeint ist hier vielmehr, daß die *Lunge*, die zum Oberen Erwärmer gehört und die Haut und das Abwehr-Qi kontrolliert, mit dem Außen in engem Zusammenhang steht, dieses korrespondiert seinerseits wieder mit den vorderen Anteilen der Zunge.

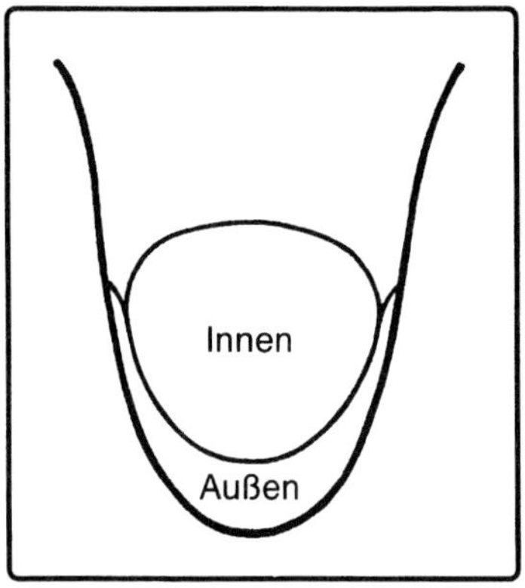

Abb. 8

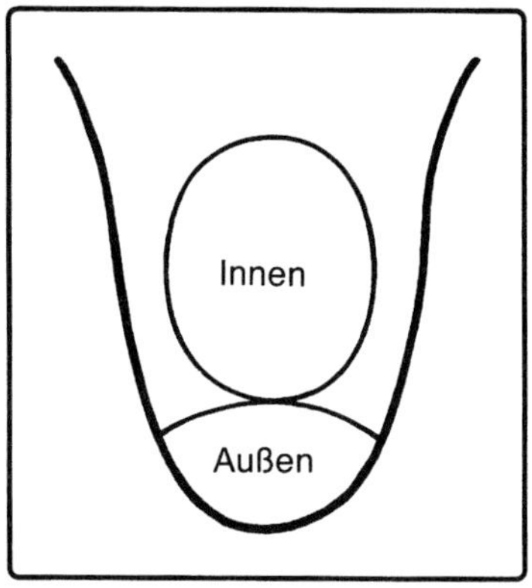

Abb. 9

Im allgemeinen heißt es, daß der Zungenbelag bei inneren Erkrankungen gelb sei. Dies ist jedoch nur teilweise richtig, da ein gelber Belag ja auf Hitze hinweist, es können jedoch durchaus auch innere Erkrankungen durch Kälte charakterisiert sein, in diesen Fällen wäre der Belag weiß. Eine innere Erkrankung entwickelt sich jedoch entweder aus einer äußeren Erkrankung oder aus sich heraus, im allgemeinen schreitet sie langsam über einen längeren Zeitraum fort. Durchaus berechtigt ist daher die Annahme, daß der Zungenbelag gewöhnlich gelb sein wird, da pathogene Faktoren dazu neigen, sich in Hitze zu verwandeln, wenn sie sich schon länger im Körper befinden.

Ebenso gilt der Umkehrschluß, daß die Erkrankung nach innen vorgedrungen ist, wenn sich der Zungenbelag von weiß in gelb verwandelt. Manchmal finden wir auch einen teils weißen, teils gelben Zungenbelag. Ein an den Rändern weißer und in der Mitte gelber Belag signalisiert, daß der pathogene Faktor nach innen vorgedrungen ist und sich in Hitze umgewandelt hat, denn die äußeren Bereiche der Zunge entsprechen den äußeren Körperteilen, das Zentrum jedoch den inneren. Ist der Belag jedoch an den Rändern gelb und im Zentrum weiß, so darf man daraus schließen, daß sich der pathogene Einfluß abschwächt und der Zustand des Patienten sich bessert. Das völlige Fehlen des Belages schließlich ist immer ein Hinweis auf eine innere Erkrankung, meistens handelt es sich um *Magen*- oder *Nieren*-Yin-Leere.

Halb-innen — halb-außen

Diese Erkrankungen, die in der chinesischen Medizin als „halb-innen — halb-außen" bezeichnet werden, kennzeichnen die Lokalisation des pathogenen Faktors in einer Schicht zwischen den inneren und den äußeren Körperanteilen. Eine „Halb-innen — halb-außen"-Erkrankung wird auch als Shao-Yang-Krankheit bezeichnet, sie ist durch folgende Symptome charakterisiert: Schüttelfrost und Fieber, bitterer Mundgeschmack, Schmerzen im Hypochondrium, Reizbarkeit, trockener Hals und Übelkeit. Der für diese Situation typische Zungenbelag ist weiß und leicht schlüpfrig, er findet sich nur auf der rechten Zungenhälfte (siehe Abb. 10a).

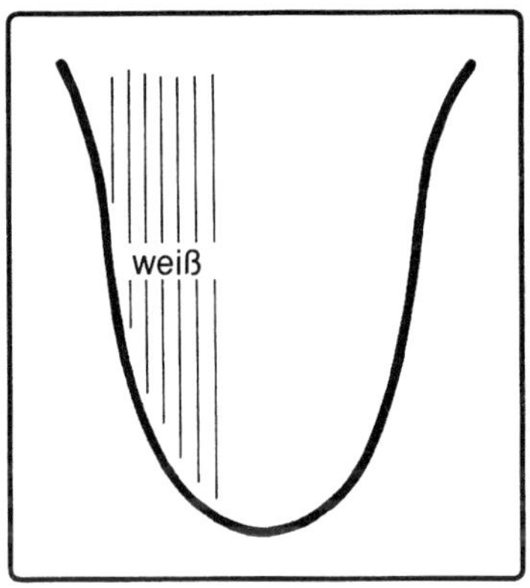

Abb. 10a

Es gibt noch andere Typen und Verteilungsmuster des Zungenbelages, die charakteristisch sind für „Halb-innen — halb-außen"-Erkrankungen: ein roter Zungenkörper mit weißem Belag ausschließlich an der Spitze; ein weißer Belag an der Spitze und ein schwarzer Belag am Zungengrund; und ein weißer Belag an der Spitze und grauer Belag am Zungengrund (siehe Abb. 10b).

Kälte

Kälte manifestiert sich sowohl im Zungenbelag als auch im Zungenkörper. Der Zungenkörper ist blaß, der Belag weiß und feucht. Zu unterscheiden ist zwischen Leere/Kälte und Fülle/Kälte.

Leere/Kälte

Ein Leere/Kälte-Zustand entsteht durch Yang-Qi-Leere. Hier wird der Zungenkörper blaß und der Belag dünn, weiß und zu feucht sein. Der blasse Zungenkörper ist durch die Leere des Yang-Qi bedingt, Qi und Blut können nicht mehr zur Zunge transportiert

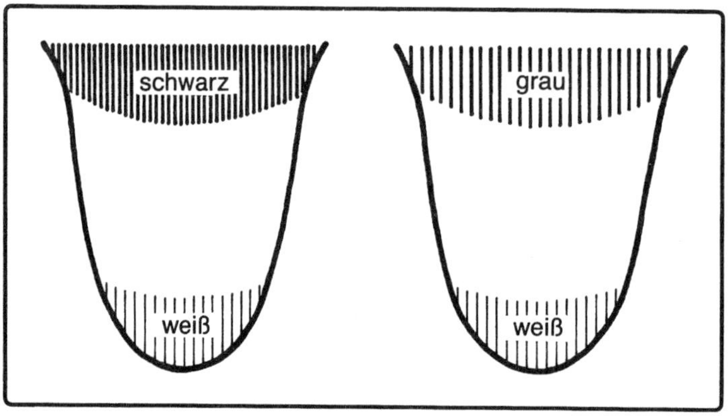

Abb. 10b

werden. Der Zungenbelag ist dünn, da es sich um einen Leere-Zustand handelt; es existiert kein aktueller pathogener Faktor, der sich im Zungenbelag äußern könnte. Die weiße Farbe des Belags ist kältebedingt, durch die Leere des Yang-Qi werden die Flüssigkeiten nicht mehr ausreichend umgewandelt und weitergeleitet, sie sammeln sich auf der Zunge an, der Belag erscheint somit zu feucht.

In den selteneren Fällen von sehr schwerer und langanhaltender Yang-Leere kann die Zunge auch trocken sein, und nicht zu feucht. Hier ist das Yang-Qi so schwach, daß die Flüssigkeiten überhaupt nicht mehr weitergeleitet werden.

Fülle/Kälte

Erkrankungen, die aus einem Übermaß an Kälte oder Yin entstehen, können sich sowohl außen als auch innen manifestieren. Die äußere Form, z. B. bei Wind-Kälte, wurde weiter oben bereits besprochen.

Innere Fülle/Kälte manifestiert sich an der Zunge in einem blassen Zungenkörper und dickem, weißem Belag, der zu feucht und eventuell glitschig ist. Die Blässe des Zungenkörpers ist durch Fülle/Kälte bedingt, die die Zirkulation des Yang-Qi blockiert, das seinerseits kein Blut mehr zur Zunge transportieren kann. Der Belag ist dick; die Dicke des Belages ist das Hauptcharakteristikum, das Fülle/Kälte von Leere/Kälte unterscheidet. Auch hier ist der Belag weiß und zu feucht oder glitschig. Blockiert Fülle/Kälte jedoch die Zirkulation des Yang-Qi, so ist dieses nicht mehr in der Lage, die Flüssigkeiten umzuwandeln und weiterzuleiten, diese sammeln sich somit auf der Zunge an.

Sowohl bei Fülle/Kälte als auch bei Leere/Kälte kann der Zungenkörper zusätzlich blau sein, was vor allem bei chronischer Kälteretention zu beobachten sein wird.

Schließlich kann auch ein bläulich-purpurner Belag ein Indiz für Kälte sein. Wir werden dies bei langanhaltender Kälteretention beobachten, wenn die Zirkulation blokkiert ist und es zu einer Blut-Stagnation kommt.

Hitze

Bei Hitze-Zuständen ist der Zungenkörper entweder rot oder dunkelrot. Bei Fülle/Hitze ist der Belag gelb, bei Leere/Hitze jedoch wird überhaupt kein Belag zu finden sein. In beiden Fällen ist die Zunge trocken. Allgemein gilt: Je mehr Hitze wirksam ist, um so dunkler ist der Zungenkörper und um so gelber ist der Belag.
Hitze kann sich auf vielerlei Weise manifestieren, je nachdem wo im Körper sie wirksam ist. *Herz*-Hitze wird an der roten Zungenspitze mit roten Punkten sichtbar. *Leber*-Hitze manifestiert sich in roten Zungenrändern und gelbem Belag auf beiden Seiten. *Magen*-Hitze zeigt sich in einem gelben dicken Belag, der oft rote Punkte um die Mitte der Zunge herum aufweist. *Lungen*-Hitze spiegelt sich häufig als dünner gelber Belag im vorderen Anteil der Zunge wider. In all diesen Fällen ist die Zunge trocken. Braune, graue oder schwarze Zungenbeläge sind ebenfalls Hinweise auf Hitze, die dann jedoch ernster zu beurteilen ist als bei gelbem Belag. Trockene und braune oder schwarze Beläge sind oft in Fällen extremer Hitze im *Magen* und im *Darm* zu beobachten, hierbei kommt es zu Verstopfung mit ausgetrocknetem Stuhl.

Leere

Ein Leere-Zustand ist durch die Erschöpfung der Energien des Körpers charakterisiert. Die Leere von Qi, Yang, Blut oder Yin haben jede für sich ihren spezifischen Ausdruck im Zungenbild.

Qi-Leere

Bei Qi-Leere-Zuständen erscheint der Zungenkörper etwas schlaff, ansonsten ist er unauffällig. Ist die Leere nicht allzu schwerwiegend, kann der Zungenkörper auch völlig normal sein. Das Erscheinungsbild der Zunge bei Qi-Leere variiert in Abhängigkeit vom am stärksten betroffenen *Organ*.

Lungen-Qi-Leere

Die *Lunge* kontrolliert das Qi und die Atmung. Zusammen mit der *Milz* ist sie das *Organ*, das am häufigsten von Qi-Leere betroffen ist. Die pathologischen Zeichen umfassen Kurzatmigkeit, schwache Stimme und spontane Schweißausbrüche. Der Zungenkörper erscheint etwas schlaff, eventuell ist er im vorderen Anteil zwischen Spitze und Zentrum leicht geschwollen. Nur wenn der Zungenkörper normal gefärbt oder leicht blaß ist und wenn keine zusätzlichen Abnormitäten zu beobachten sind, darf hier auf *Lungen*-Qi-Leere geschlossen werden. Manchmal weist das *Lungen*-Areal (zwischen der Spitze und dem Zentrum) einen dünnen weißen Belag auf, der auch etwas feucht sein kann. Dies ist ein Hinweis auf Kälte in der *Lunge*, bedingt durch einen vorangegangenen Wind-Kälte-Angriff, der nicht richtig behandelt wurde.

Milz-Qi-Leere

Die *Milz* kontrolliert die physiologischen Aktivitäten der Umwandlung und Weiterleitung von Flüssigkeiten und Nahrungsessenz. Sie ist ein *Organ*, das häufig von Qi-Leere betroffen ist, Anzeichen hierfür sind Lethargie, Appetitlosigkeit, geblähter Bauch. Die Zunge hat Zahneindrücke, sie ist leicht geschwollen und möglicherweise etwas blaß, selbst wenn ansonsten keine Hinweise auf Kälte bestehen. Ist der Zustand nicht zu schwerwiegend, so finden wir eventuell eine völlig unveränderte Zunge.

Magen-Qi-Leere

Der *Magen* wandelt die Nahrung um und trennt sie von den flüssigen Anteilen. Eine kleine Menge „trüber Feuchtigkeit", die bei diesen Vorgängen zurückbleibt, fließt aufwärts zur Zunge und bildet den Belag. Ein dünner weißer Belag ist normal und beweist die normale Funktion des *Magens*. Bei *Magen*-Qi-Leere ist der Verdauungsprozeß beeinträchtigt, so daß keine trübe Feuchtigkeit mehr zur Zunge gelangt. Zu sehen ist dies am Ausdünnen des Belags in der Zungenmitte oder am Fehlen der Wurzel des Belags.

Herz-Qi-Leere

Das *Herz* kontrolliert das Blut und die Blutgefäße. Die *Herz*-Qi-Leere manifestiert sich in Unregelmäßigkeiten der Zirkulation, Folge sind Herzjagen und Kurzatmigkeit bei Anstrengung. Der Zungenkörper ist blaß (auch wenn keine Hinweise auf Kälte bestehen), denn das erschöpfte *Herz*-Qi kann kein Blut zur Zunge transportieren. In schwereren Fällen der *Herz*-Qi-Leere ist die Zungenspitze leicht geschwollen, während der Zungenkörper blaß erscheint. Häufig ist dieser Zustand eine Folge eines psychischen Traumas, das zur Schädigung des *Herz*-Qi geführt hat.

Yang-Leere

Bei Yang-Leere ist der Zungenkörper blaß, da das erschöpfte Yang-Qi das Blut nicht mehr zur Zunge schafft. Sie ist außerdem sehr naß, da sich die Flüssigkeiten, die vom erschöpften Yang-Qi nicht mehr umgewandelt und im Körper verteilt werden können, auf der Zunge ansammeln. Der Belag wird aufgrund des Leere-Zustandes dünn, er wird weiß aufgrund der durch Yang-Qi-Leere bedingten Kälte.
Auch hier variiert das Erscheinungsbild der Zunge, je nachdem, welches *Organ* am meisten betroffen ist.

Milz-Yang-Leere

Die *Milz* ist häufig von Yang-Leere betroffen, die in der Regel durch den übermäßigen Verzehr kalter oder roher Nahrungsmittel verursacht ist. Die klinische Manifestation ähnelt der der *Milz*-Qi-Leere, die oben beschrieben wurde, zusätzlich sind Frieren und lose Stühle zu beobachten. Die Zunge ist sehr blaß, manchmal geschwollen, da die *Milz*-Yang-Leere zur Ansammlung von Feuchtigkeit führt. Sie ist außerdem zu naß, der Belag ist weiß. Nur bei vorhandener Feuchtigkeit ist der Belag zu dick.

Nieren-Yang-Leere

Nieren-Yang-Leere geht häufig mit *Milz*-Yang-Leere einher und weist immer auf eine schwerwiegendere Erkrankung hin. Wir finden die Zeichen der *Milz*-Yang-Leere, hinzu kommen jetzt aber folgende Symptome: Rückenschmerzen, Kältegefühl im Bereich der Lendenwirbelsäule, lose Stühle am frühen Morgen und große Schwäche. Die Zunge ist sehr blaß, geschwollen und zu naß; der Belag ist weiß. Das Erscheinungsbild der Zunge ist bei *Milz*-Yang-Leere und *Nieren*-Yang-Leere im Grunde dasselbe; sie sind schwer auseinanderzuhalten, außer daß bei *Nieren*-Yang-Leere die Zunge manchmal noch feuchter ist als bei *Milz*-Yang-Leere. Die Differentialdiagnose muß anhand anderer klinischer Zeichen gestellt werden.

Herz-Yang-Leere

Die klinischen Zeichen der *Herz*-Yang-Leere ähneln denen der *Herz*-Qi-Leere, zusätzlich finden wir jedoch Frieren, kalte Hände und eine nahezu weiß leuchtende Blässe des Gesichts. Die Zunge ist blaß, die Spitze eventuell noch blasser oder etwas feuchter als die übrige Zunge. In schweren und langwierigen Fällen von *Herz*-Yang-Leere kommt es zur Blut-Stagnation im Thorax, die sich in anginösen Schmerzen in der Brust und in Lippenzyanose äußert. In diesem Falle ist die Zunge bläulich-purpurn verfärbt (eine Zunge, die sich von blaß nach purpurn verfärbt hat). Die Blut-Stagnation im *Herzen* wird an den purpurnen Flecken an der Zungenspitze sichtbar, die Stase des Blutes im Thorax manifestiert sich in purpurnen Flecken um das Zungenzentrum herum (Abb. 11).

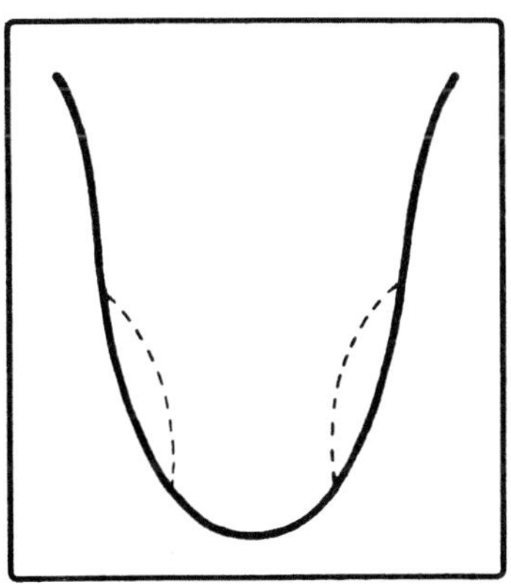

Abb. 11

Blut-Leere

Bei Blut-Leere wird die Zunge blaß und etwas trocken. Blut und Flüssigkeiten sind desselben Ursprungs. So führt eine Leere, die wegen Mangels an Blut die Zunge blaß werden ließ, auch zu einer gewissen Trockenheit, da weniger Flüssigkeiten zur Zunge gelangen.
Auch bei Blut-Leere wird das Erscheinungsbild der Zunge entsprechend dem am meisten betroffenen *Organ* variieren. *Milz*-Blut-Leere und *Leber*-Blut-Leere sind die häufigsten Krankheitsbilder.

Milz-Blut-Leere

Das Blut entspringt der *Milz*, es wird aus der Essenz gebildet, die die *Milz* aus der Nahrung extrahiert. Eine Schwäche der Umwandlungsfunktion der *Milz* resultiert häufig in einer allgemeinen Leere des Blutes. Die Zunge ist blaß und trocken. Wird die *Milz*-Blut-Leere von *Herz*-Blut-Leere begleitet, so ist die Zungenspitze noch blasser. Die klinischen Zeichen der *Milz*-Blut-Leere sind Benommenheit, Gesichtsblässe und Taubheitsgefühl. Kommt *Herz*-Blut-Leere dazu, leidet der Patient an Schlaflosigkeit und Herzjagen.

Leber-Blut-Leere

Jede Blut-Leere kann auf die *Leber* übergreifen, da die *Leber* das Blut speichert. Der Verdacht auf *Leber*-Blut-Leere liegt nahe, wenn die Ränder blasser sind als die übrige Zunge. In schweren und langwierigen Fällen, vor allem wenn sich die Situation zur Yin-Leere ausgeweitet hat, haben die Zungenränder sogar einen orangen Schimmer. Klinische Zeichen sind Benommenheit und Taubheitsgefühl, Gesichtsblässe, brüchige Nägel und bei Frauen spärliche Menstruation.

Yin-Leere

Bei Yin-Leere handelt es sich um eine Erschöpfung der vitalen Essenzen, der nährenden Substanzen für den gesamten Körper. Sie ist somit die schwerwiegendste Variante der Leere-Zustände. Meistens tritt sie im Spätstadium chronischer Zustände auf, die durch unregelmäßiges Essen, Überanstrengung und/oder übermäßige sexuelle Aktivität charakterisiert sind. Doch auch akute Fälle können in Yin-Leere münden, wenn äußere Hitze die Körperflüssigkeiten verbrannt hat. Ein Beispiel hierfür wäre die Poliomyelitis, wobei hohes Fieber von Lähmungen gefolgt wird aufgrund der Atrophie der Muskulatur und der Sehnen, die durch die hitze-bedingte Erschöpfung der Yin-Flüssigkeiten hervorgerufen wurde.
Die *Organe*, die in chronischen Fällen am meisten von Yin-Leere in Mitleidenschaft gezogen werden, sind *Magen, Lunge, Herz* und *Niere*. Da die Leere zu einer Erschöpfung der Flüssigkeiten, die den Körper kühlen, führt, gewinnt Feuer die Oberhand und gerät außer Kontrolle. Dieser Zustand der Yin-Leere, der durch den Exzeß des

Feuers kompliziert ist, wird als feuer- bzw. hitze-bedingte Leere bezeichnet, oder auch als Leere/Feuer bzw. Leere/Hitze. In diesen Fällen finden wir fast immer eine rote oder dunkelrote Zunge. Da der *Magen* der Ursprung der Flüssigkeiten des Körpers ist, ist die *Magen*-Yin-Leere oft das erste Stadium einer allgemeinen Yin-Leere. Die Zunge erscheint dann geschält, d. h., sie hat überhaupt keinen Belag mehr, oder sie hat einen Belag ohne Wurzel. Der durch Yin-Leere bedingte Mangel an Yin-Flüssigkeiten führt zur Austrocknung der Zunge.

Magen-Yin-Leere

Magen-Yin-Leere ist häufig das erste Stadium einer generellen Yin-Leere; noch besteht keine leere-bedingte Hitze, die Zunge ist nicht rot. Der Zungenbelag läßt eine Wurzel vermissen, da aufgrund der *Magen*-Yin-Leere kein Material für neuen Zungenbelag nachproduziert wird, während der alte Belag seine Wurzel verliert. Auf dieses Stadium folgt das völlige Fehlen des Zungenbelags im Zentrum der Zungenoberfläche.
Die klinischen Zeichen der *Magen*-Yin-Leere variieren zwar, häufig sind jedoch Trokkenheit von Mund und Hals; Schmerzen im Epigastrium; Durst, eventuell kombiniert mit dem Unvermögen zu trinken, oder dem Bedürfnis, nur warmes Wasser oder nur in ganz kleinen Schlucken zu trinken; Appetitverlust; trockener Stuhl.

Nieren-Yin-Leere

Nieren-Yin-Leere stellt im Verlauf einer chronischen Erkrankung häufig ein schon fortgeschrittenes Stadium nach *Magen*-Yin-Leere dar. *Nieren*-Yin-Leere wird häufig von auflodernдем Feuer gefolgt, da die Kontrolle des Feuers durch die Yin-Flüssigkeiten fehlt. Es handelt sich hier um ein Leere/Feuer, das auch „Rücksichtsloses Feuer" genannt wird, wenn es überhand nimmt. Wegen der durch Yin-Leere bedingten Hitze wird die Zunge rot oder dunkelrot, trocken und geschält sein (der Belag fehlt völlig). Häufig hat die Zunge auch einen tiefen Riß in der Mitte, der bis zur Zungenspitze reicht. Dieser Riß ist um so tiefer, je heftiger das Feuer ist und je mehr sich bereits die *Nieren*-Yin-Leere etabliert hat.
Die anderen klinischen Erscheinungen sind mannigfaltig; häufig sind jedoch Tinnitus, Schwindel, Taubheit, Rückenschmerzen, nachmittägliches und abendliches Fiebern, nächtliche Mundtrockenheit, Trockenheit im Hals, nächtliche Samenergüsse, Nachtschweiß, Schlaflosigkeit und Gedächtnisschwund.

Herz-Yin-Leere

Herz-Yin-Leere ist fast immer eine Folge von *Nieren*-Yin-Leere. Die Zunge ist rot, geschält und trocken. Die Zungenspitze wird jedoch stärker gerötet und trockener sein als die übrige Zunge, was ein Hinweis auf leere-bedingtes aufloderndes Feuer im *Herzen* ist. Die klinischen Zeichen ähneln denen bei *Nieren*-Yin-Leere, dazu kommen Schlaflosigkeit, geistige Ruhelosigkeit und Herzjagen.

Lungen-Yin-Leere

Lungen-Yin-Leere kann einerseits zu *Nieren*-Yin-Leere führen, kann aber auch ihre Folge sein. Typische klinische Zeichen sind Schwitzen im Bereich von Sternum, Handflächen und Fußsohlen („Hitze in den fünf Zentren" genannt); nachmittägliches und abendliches Fiebern; Trockenheit im Hals; schwacher Husten mit spärlichem, eventuell blutig tingiertem Sputum. Die Zunge ist rot, geschält und trocken, teilweise zeigt sie ein oder zwei Risse im *Lungen*-Areal.

Fülle

Ein Fülle-Zustand ist dadurch gekennzeichnet, daß die Energien des Körpers noch vital sind und auf den pathogenen Faktor reagieren, unabhängig davon, ob sich dieser in den inneren oder äußeren Schichten des Körpers befindet. Die Symptome und Zeichen eines Fülle-Zustandes sind deshalb durch den Kampf zwischen den Energien des Körpers und den pathogenen Energien gekennzeichnet. Die Symptome treten relativ plötzlich auf, sie umfassen unter anderem Ruhelosigkeit und abrupte Wechsel der Körpertemperatur.

Es ist schwierig, allgemeingültige Aussagen über das Aussehen der Zunge bei Fülle-Zuständen zu machen, da es davon abhängt, ob es sich um Hitze oder Kälte, um äußere oder innere Zustände, um Yin oder Yang handelt. Dennoch gibt es einige wenige Charakteristika der Zunge bei Fülle-Zuständen.

In erster Linie fällt auf, daß der Zungenkörper in der Regel nicht blaß ist; Blässe ist ein Indikator für Blut- oder Yang-Leere. Eine Ausnahme bildet die Kälte, die auch im Fülle-Zustand zu einer blassen Zunge führen wird. Ein Fülle-Zustand kann parallel zu einem Leere-Zustand existieren. So ist eine Yang-Qi-Leere (mit blasser Zunge) möglich, die mit einer Fülle an Feuchtigkeit einhergeht (mit geschwollener und nasser Zunge). Der Belag gibt über Fülle oder Leere die zuverlässigere Auskunft. Ein dicker Belag ist normalerweise ein Hinweis auf das Vorhandensein eines pathogenen Faktors, d. h. auf einen Fülle-Zustand. Ein dünner oder wurzelloser Belag, oder das völlige Fehlen des Belags, deuten auf die Schwäche und Erschöpfung der Energien des Körpers hin, d. h. auf einen Leere-Zustand. Auch die Konsistenz der Zunge kann zur Differenzierung von Fülle oder Leere herangezogen werden. Eine steife Zunge deutet auf Fülle, eine schlaffe Zunge auf Leere. Ein geschwollener Zungenkörper ist in der Regel Zeichen eines Fülle-Zustandes (Retention von Feuchtigkeit), ein dünner Zungenkörper dagegen ist eher bei Leere zu finden (Blut- oder Yin-Leere).

Äußere Fülle

Äußere Fülle beinhaltet den Angriff äußerer Kälte oder Hitze, wie bereits in diesem Kapitel besprochen wurde.

Innere Fülle

Diese Kategorie umfaßt folgende Zustände: innere Fülle/Kälte, innere Fülle/Hitze, Blut-Stagnation und Schleim.

Innere Fülle/Kälte

Innere Fülle/Kälte-Zustände setzen die Ansammlung von Kälte in den *Organen* voraus. Beispiele für diese Zustände sind die Ansammlung von Feuchtigkeit in der *Milz*, die Kälteretention im *Darm*, im *Uterus* oder im Thorax. In diesen Fällen ist die Zunge aufgrund der Kälte blaß. Der Belag ist weiß und im allgemeinen dick. Der Zungenkörper kann auch blau oder bläulich-purpurn sein, ein Hinweis auf eine schwere und langanhaltende Kälteretention im Körper mit nachfolgender Stagnation.

Innere Fülle/Hitze

Innere Fülle/Hitze-Zustände sind durch Feuer charakterisiert. Beispiele sind *Herz*-Feuer; loderndes *Leber*-Feuer; *Lungen*-Hitze; *Magen*-Feuer. Der Zungenkörper ist in jedem dieser Fälle rot oder dunkelrot, der Belag ist gelb und in der Regel dick. (Bei Fülle/Hitze ist ein Belag zu finden, bei Leere/Hitze dagegen nicht.)

Blut-Stagnation

Blut-Stagnation ist immer ein Fülle-Zustand, auch wenn Leere-Zustände die Ursache sind, wie bei Qi- oder Blut-Leere. Die klinischen Zeichen variieren mit der Lokalisation der Störung. Im allgemeinen wird eine Blut-Stagnation von langanhaltenden, streng lokalisierten Schmerzen mit stechendem, bohrendem oder zwickendem Charakter begleitet. Bei Blutungen tritt nur wenig dunkel-purpurnes Blut aus. Druck verschlechtert den Schmerz. Die Zunge, die ein verläßlicher Indikator für Blut-Stagnation ist, ist purpurn und zeigt dunkelrote oder purpurne Flecken. Die Lokalisation der purpurnen Flecken kann den Ort der Störung erkennen lassen. Flecken zwischen Zungenspitze und Zentrum (Abb. 12) sind ein Zeichen für Blut-Stagnation im Thorax, begleitet von pektanginösen Schmerzen. Flecken an den Zungenrändern stehen für die Blut-Stagnation in der *Leber.* Befinden sich die purpurnen Flecken im Zungenzentrum, ist eine Blut-Stagnation im *Magen* zu vermuten. Flecken am Zungengrund lassen eine Blut-Stagnation im *Darm* oder in der *Blase* erkennen. Die Blut-Stagnation manifestiert sich auch an der Zungenunterseite in Schwellung und dunklerer Färbung der beiden Venen beidseits des Zungenbändchens.

Schleim

Schleim ist stets ein Fülle-Zustand an sich, auch wenn er häufig durch Leere hervorgerufen wird. Bei Leere des *Nieren*-Yang, des *Milz*-Yang, und in gewissem Maße auch des *Lungen*-Qi, werden die Flüssigkeiten nicht mehr umgewandelt und weitergeleitet.

Nach längerer Zeit verdichten sich die Flüssigkeiten, sie bekommen zunehmend Yin-Charakter, und verwandeln sich schließlich in Schleim. Schleim manifestiert sich in verschiedensten klinischen Symptomen, abhängig von der Lokalisation der Störung und der Beschaffenheit des Schleims, der materieller oder immaterieller Natur sein kann. Im allgemeinen ist ein dicker, schlüpfriger und fettiger Zungenbelag ein eindeutiger Hinweis auf Schleim.

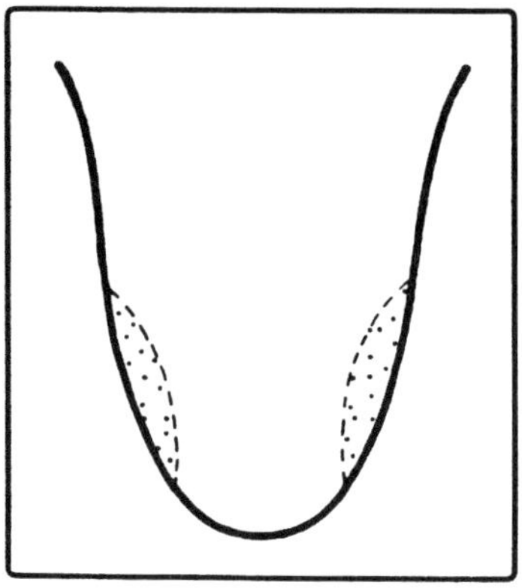

Abb. 12

Zusammenfassung

Die sorgfältige Untersuchung der Farbe und Form des Zungenkörpers, der Farbe, Dicke und Verteilung des Zungenbelags kann uns ein klares Bild über den Charakter einer Erkrankung unter den Gesichtspunkten der Acht Prinzipien verschaffen.

— Bei äußeren Erkrankungen richtet sich das Augenmerk vor allem auf den Belag. Seine Verteilung im vorderen Zungenabschnitt oder um das Zentrum herum bestätigen das Vorliegen eines äußeren Zustandes. Seine Dicke gibt Hinweise auf die Stärke des äußeren pathogenen Faktors (je dicker der Belag, desto stärker ist der pathogene Faktor).
— Bei inneren Erkrankungen richtet sich die Aufmerksamkeit auf den Zungenkörper. Seine Farbe und Form spiegeln deutlich jede innere Disharmonie wider.
— Kälte-Zustände manifestieren sich in der blassen Farbe der Zunge und im weißen Belag.
— Hitze-Zustände manifestieren sich in der roten Farbe der Zunge und im gelben Belag.
— Fülle-Zustände zeigen sich im Zungenkörper (geschwollen, steif) und in der Dicke des Belags (dick).
— Leere-Zustände zeigen sich in der Farbe des Zungenkörpers (blaß bei Yang- und Blut-Leere, rot bei Yin-Leere), in der Form des Zungenkörpers (schlaff, dünn) und im fehlenden Zungenbelag.

Tab. II: Die Acht Prinzipien.

Zustand	spezifischer Faktor	Zungenbild
Außen		Wind-Kälte: Belag dünn und weiß Wind-Hitze: Belag initial dünn und weiß, später gelb
Innen		Veränderung von Farbe und Form des Körpers
Halb-innen, Halb-außen		einseitiger Belag oder vorn weißer, hinten grauer oder schwarzer Belag
Kälte		weißer Belag *Leere:* blasser Zungenkörper
Hitze		roter Zungenkörper, gelber Belag *Leere:* kein Belag
Leere	Qi	*Lunge:* etwas schlaffer Körper, vorn etwas geschwollen *Milz:* Zahneindrücke *Magen:* fehlender Belag im Zentrum *Herz:* blasser Zungenkörper
	Yang	blasser Zungenkörper *Milz:* blasser Körper; weißer, nasser Belag *Niere:* blasser und geschwollener Körper, weißer Belag *Herz:* blasser Körper; wenn schwerwiegend: bläulich-purpurner Körper
	Blut	*Milz:* blasser Körper, etwas trocken *Herz:* blasser Körper; Spitze noch blasser *Leber:* blasser Körper; Ränder noch blasser
	Yin	*Magen:* kein Belag im Zentrum, trocken, breiter Riß im Zentrum *Niere:* roter Körper, kein Belag, trocken, Risse *Herz:* roter Körper, kein Belag, im vorderen Abschnitt, Spitze mehr gerötet *Lunge:* Körper rot, kein Belag, Risse im vorderen Abschnitt
Fülle	äußere	dicker Belag
	innere	Kälte: blasser Körper, dicker schlüpfriger, weißer Belag Hitze: roter Körper, dicker gelber Belag Blut-Stagnation: purpurner Körper Schleim: dicker schlüpfriger, grauer Belag

KAPITEL 5

Der „Geist" der Zunge und die Farbe des Zungenkörpers

Bei der Zungenuntersuchung sollten fünf Hauptaspekte in Betracht gezogen werden: der „Geist" der Zunge; die Farbe des Körpers; die Form des Körpers (einschließlich seiner Konsistenz und seiner Beweglichkeit); der Zungenbelag; die Feuchtigkeit der Zunge. In diesem und den darauffolgenden zwei Kapiteln soll jeder dieser Aspekte im einzelnen besprochen werden.

Der „Geist" der Zunge

Trotz seines Namens ist dieser Aspekt nicht von metaphysischer Bedeutung. In diesem Zusammenhang bezeichnet „Geist" ein schwer zu definierendes Erscheinungsbild, das Gesundheit und Vitalität ausstrahlt. Das chinesische Wort „shen" steht auch für „Aussehen" oder „Ausdruck". Auch bei der Augen-, Gesichts- und Pulsdiagnose wird beurteilt, ob „shen" vorhanden ist oder nicht.

Man sagt, eine Zunge habe „Geist", wenn sie blühend erscheint, das Gegenteil ist dann der Fall, wenn sie verwelkt aussieht. Blühend steht hier für Vitalität und ein glänzendes Aussehen. Bewahrt eine Zunge dieses Aussehen bei einer Erkrankung, so wird diese leicht zu heilen sein (siehe Tafeln 1 und 17). Eine Zunge ohne Vitalität und Glanz (d. h. ohne „Geist") weist darauf hin, daß die Erkrankung schwierig zu heilen sein wird (Tafeln 13, 23 und 27).

Die Qualität des „Geistes" wird in „A Guide to Tongue Differentiation" beschrieben:

> Eine blühende und feuchte Zunge zeigt einen guten Vorrat an Körperflüssigkeiten. Eine trockene und welke Zunge deutet auf Erschöpfung der Körperflüssigkeiten hin. Blühend meint, daß die Zunge „Geist hat", daß sie glänzt, von klarer Farbe ist und daß sie frisch und leicht rot erscheint. All diese Attribute sind Zeichen des Lebens; ihr Fehlen ist ein Zeichen des Todes. Eine glänzende, feuchte und schön blutfarbene Zunge zeigt Leben; eine dunkle, verwelkte Zunge ohne die Farbe des Blutes deutet auf den Tod hin (1).

So läßt sich eine Zunge des „Lebens" von einer Zunge des „Todes" unterscheiden. Die Zunge des Lebens ist am Zungengrund von kräftiger roter Farbe. Die Zunge des Todes ist am Zungengrund dunkel und welk. Der Zungengrund ist ein Spiegel der Gesundheit der *Nieren*, die die Essenz speichern. Gesunde Essenz (die sich im lebhaften Rot am Zungengrund manifestiert) ist Vorbedingung für ein gesundes Leben,

das Fehlen der Essenz (was sich in der dunklen Farbe und dem welken Aussehen des Zungengrundes äußert) bedingt Krankheit und Tod. Obwohl diese Differenzierung nicht allzu wörtlich genommen werden sollte (eine Zunge des Todes bedingt nicht notwendig den bevorstehenden Tod in jedem Falle), ist sie dennoch hilfreich, um leichtere von ernsteren Erkrankungen zu unterscheiden.
Die Beurteilung des „Geistes“ der Zunge hat auch prognostische Bedeutung. Bei vorhandenem „Geist“ ist die Prognose gut, auch wenn die Zunge ansonsten weitere pathologische Veränderungen aufweist. Tafel 28, die die Zunge einer 93jährigen Frau zeigt, ist ein gutes Beispiel für diesen Grundsatz: Obwohl die Zunge einen sehr dikken, trockenen und schwarzen Belag (ein Hinweis auf Feuer im *Darm*) aufweist, so hat doch der Zungenkörper nach wie vor „Geist“ (deutlicher sichtbar an den Zungenrändern).

Die Farbe des Zungenkörpers

Mit der Farbe des Zungenkörpers bezeichnet man die Farbe der Zunge an sich, ungeachtet des Belags. Die Farbe des Zungenkörpers ist der wichtigste Einzelaspekt der Zungendiagnose. Sie spiegelt in der Regel den tatsächlichen Zustand des Körpers wider, unbeeinflußt von sekundären und kurzzeitigen Einflüssen.
Wie bereits in Kapitel 2 beschrieben, ist der normale Zungenkörper blaß und rot; die normale Zunge ist feucht. Die rote Färbung wird durch die ausreichende Versorgung der Zunge mit *Herz*-Blut gewährleistet; bewegt sich das Yang-Qi ungehindert, wird das Blut reichlich zur Zunge fließen. Die ausreichende Versorgung mit Flüssigkeiten, die vom *Magen* zur Zunge aufsteigen (der *Magen* ist die Quelle aller Flüssigkeiten im Körper), läßt die Zunge etwas blaß erscheinen. Ein traditioneller medizinischer Text formuliert es folgendermaßen: „Die Zunge entspringt dem *Herzen*, deswegen ist sie rot; ihr Körper ist feucht; ihre Oberfläche ist dünn wie dünnes Haar und ohne Dornen; ihr Belag ist dünn und weiß“ (2).
Die klinische Bedeutung der Farbe des Zungenkörpers liegt darin, daß sie Ausdruck der Gesundheit der *Organe*, des Blutes und des Ernährungs-Qi ist. Unter der Perspektive der Identifizierung der Krankheitsmuster spiegelt sie den Einfluß von Hitze oder Kälte, Yin oder Yang und Qi- oder Blut-Stagnation wider.
Folgende Farben des Zungenkörpers sind zu unterscheiden: blaß, rot, dunkelrot, purpurn und blau. Unter „rot“ ist hier ein tieferes Rot zu verstehen als die normale blaßrote Farbe der Zunge.

Die blasse Zunge

Die blasse Farbe des Zungenkörpers umfaßt verschiedene Schattierungen von einer etwas intensiveren Blässe bis zum fast völligen Weiß in schweren Fällen. Je blasser die Farbe des Körpers ist, desto schwerer ist die Erkrankung einzuschätzen. Die Intensität der Blässe ist als prognostisches Kriterium zu werten.

In der klinischen Praxis finden wir in Zusammenhang mit der blassen Zungenfarbe vor allem zwei Situationen: einerseits die Leere des Blutes an sich, andererseits die Leere des Yang-Qi, wobei die Zunge nicht mehr ausreichend mit Blut versorgt wird. Ist Yang-Leere die Ursache, so finden wir zusätzlich die Zeichen der inneren Kälte. Bei Blut-Leere ist die Zunge eher trocken, bei Yang-Leere wird sie dagegen eher zu naß sein. Bei Frauen ist Blut-Leere eine häufige Ursache der blassen Zunge, während bei Männern die Yang-Leere stärker vertreten ist. Beim Mann wird eine blasse Zunge nur selten ihre Ursache in einer Blut-Leere haben, bei Frauen findet sich jedoch auch eine geringe, aber nicht unbedeutende Anzahl blasser Zungen infolge einer Yang-Leere (siehe Tafel 9).
Zusätzliche Zeichen der Blut-Leere sind Taubheitsgefühl; Benommenheit; Gedächtnisschwund; stumpfe, blasse Gesichtsfarbe; Schlaflosigkeit; spärliche Menstruationsblutung bei Frauen und ein rauher Puls. Die weiteren Zeichen der Yang-Leere sind Frieren; lose Stühle; eine glänzend-weiße Gesichtsfarbe und ein tiefer schwacher Puls.

Blaß und naß

„Naß" ist hier so zu verstehen, daß auf der Zungenoberfläche eindeutig Flüssigkeit zu sehen ist. In extremen Fällen ist die Zunge so naß, daß Speichel heruntertropft.
Eine blasse, nasse Zunge ist ein Zeichen von *Milz*-Yang-Leere, die Flüssigkeiten werden nicht mehr umgewandelt und weitergeleitet, was zur Flüssigkeitsansammlung auf der Zunge führt. Bei *Yang*-Qi-Leere gelangt das Blut nicht mehr bis zur Zunge, so daß sie blaß wird.
Die blasse, nasse Zunge kann auch ein Hinweis auf *Nieren*-Yang-Leere sein, in diesem Falle wäre die Zunge zusätzlich geschwollen. Eine chronische *Milz*-Yang-Leere mündet häufig in eine *Nieren*-Yang-Leere, was den Zustand natürlich verschlimmert (siehe Tafel 9).
Weitere klinische Zeichen der *Milz*-Yang-Leere neben der blassen, nassen Zunge sind Appetitlosigkeit; Spannungen im Abdomen; Schwäche; ein glänzend weißes Gesicht; lose Stühle; Kältegefühl in den Gliedmaßen; Frieren und ein tiefer schwacher Puls. Dieser Zustand ist nicht selten bei jungen Menschen zu beobachten, und hier vor allem bei Frauen. Ursache ist häufig der übermäßige Verzehr kalter und roher Nahrungsmittel und eisgekühlter Getränke.
Ein weiterer Typ der blassen Zunge geht mit einem klebrigen Belag einher. Ein blasser, stark geschwollener Zungenkörper, der komplett von einem klebrigen Belag bedeckt wird, weist auf eine schleimbedingte Blockade des Geistes hin, die sich in schweren Angstzuständen oder mäßigem manischem Verhalten äußert (Tafeln 45 und 46).

Blaß und trocken

Eine blasse, trockene Zunge ist normalerweise Anzeichen einer Blut-Leere. Das Blut und die Flüssigkeiten stehen in so enger Verbindung miteinander, daß ein Mangel des

einen oft auch den Mangel des anderen bedingt. Beide sind sie Teil des Yin des Körpers. Bei Blut-Leere wird die Zunge weder ausreichend mit Blut noch ausreichend mit Flüssigkeit versorgt, sie ist daher blaß und trocken.
Doch auch ein völlig anderes Muster kann Ursache der blassen, trockenen Zunge sein. Die Flüssigkeiten stammen aus dem *Magen*, aus der Umwandlung der Nahrungsmittel durch das Yang-Qi, das auch die Flüssigkeiten im ganzen Körper verteilt. Es handelt sich hier also um spezifische Funktionen des *Lungen*-Qi, des *Milz*-Yang und des *Nieren*-Yang. Bei gleichzeitiger *Lungen*-Qi-Leere und *Milz*-Yang-Leere produziert der *Magen* keine Flüssigkeiten mehr, die *Milz* kann sie nicht mehr umwandeln und verteilen, und die *Lunge* kann sie nicht mehr verdampfen. Die Zunge wird trocken, da die Flüssigkeiten sie nicht mehr erreichen. In diesem Fall ist die Trockenheit der Zunge nicht Folge einer Blut-Leere, sondern einer Yang-Leere.
Somit kann sich eine Yang-Qi-Leere durchaus in nasser oder in trockener Zunge äußern, obwohl ersteres häufiger ist. Hier müssen andere klinische Zeichen miteinbezogen werden. Im ersten Falle ist die Zunge naß, da das *Milz*-Yang die Flüssigkeiten nicht mehr umwandeln und verteilen kann, so daß sie sich auf der Zunge ansammeln. Im andern Falle ist die Zunge trocken, da im *Magen* überhaupt keine Flüssigkeiten mehr produziert werden, noch werden sie von der *Lunge* verdampft, somit wird die Zunge überhaupt nicht mit Flüssigkeit versorgt. Aus der Tatsache der blassen und trockenen Zunge allein kann man nicht darauf schließen, ob der Zustand durch Blut-Leere oder durch Yang-Leere bedingt ist. Die Yang-Leere mit trockener Zunge ist ein weit schwerwiegenderer Zustand als die mit nasser Zunge (Tafel 6).
Außer der blassen, trockenen Zunge sind folgende andere klinische Zeichen Manifestationen der Blut-Leere: blasses Gesicht; Taubheitsgefühle; Benommenheit; Gedächtnisschwund; Schlaflosigkeit; blasse Lippen; spärliche Menstruationsblutung bei Frauen und ein rauher Puls. Bei Frauen ist dieser Zustand besonders häufig. In schweren Fällen kann er zu Unfruchtbarkeit führen, da eine ausreichende Versorgung mit Blut notwendige Voraussetzung für Empfängnis und Schwangerschaft ist.
Die weiteren klinischen Zeichen der Yang-Leere wurden oben im Zusammenhang mit der *Milz*-Yang-Leere mit blasser und nasser Zunge aufgeführt. In diesem Fall jedoch, wo die Trockenheit der Zunge auch durch *Lungen*-Qi-Leere bedingt ist, finden wir zusätzlich Kurzatmigkeit und eine schwache Stimme. In schweren Fällen staut sich die Flüssigkeit im Abdomen; Mund und Zunge sind trocken, da sich die Flüssigkeiten im Unteren Erwärmer ansammeln und im Oberen Erwärmer fehlen.

Blaß und hell glänzend

Auf einer blassen, hell glänzenden Zunge ist der Belag völlig verschwunden, die Zungenoberfläche sieht aus wie das Fleisch eines frisch gerupften Huhnes (Tafel 56). Ursache ist eine schon länger bestehende Leere in *Magen* und *Milz* sowie eine Leere von Qi und Blut. Das Schälen des Belags beginnt normalerweise im Zungenzentrum (entsprechend der *Magen*-Leere) und breitet sich dann zunehmend aus, bis schließlich die ganze Oberfläche betroffen ist. Die langanhaltende Schwäche von *Milz* und

Magen wird eventuell in eine Qi- und Blut-Leere münden, da die *Milz* die Quelle des Blutes und der *Magen* die Quelle des erworbenen Qi (3) des Körpers ist.
Eine schwere progrediente Leere des Qi von *Magen* und *Milz* und des Blutes beraubt die Zunge ihrer Versorgung, der Belag verschwindet langsam, während kein neuer Belag nachgebildet wird. Ergebnis ist eine blasse (Qi- und Blut-Leere) und helle geschälte Zunge (langanhaltende Schwäche von *Magen* und *Milz*). Nochmals sei daran erinnert, daß eine geschälte rote Zunge die Leere des Yin-Aspekts des Körpers anzeigt. Andere klinische Zeichen sind in diesem Fall die der *Milz*- und *Magen*-Leere einschließlich Schwäche; Appetitlosigkeit und Schmerzen im Epigastrium. In schweren Fällen kommt es zu Abmagerung und Schwäche der Gliedmaßen. Eine langanhaltende *Milz*- und *Magen*-Leere führt zur Mangelernährung und Atrophie der Muskulatur mit Muskelschwäche. Dieses Muster wird teilweise bei neurologischen Störungen gefunden, z. B. bei Multipler Sklerose.

Die rote Zunge

Ein als rot beschriebener Zungenkörper ist immer Anzeichen eines pathologischen Zustandes. Wie bereits oben erwähnt, ist dieses Rot definitionsgemäß tiefer als das normale Blaßrot einer gesunden Zunge. Historisch gesehen entsprang das Studium der roten Zunge aus der Entwicklung der Identifizierung von Krankheitsmustern nach den vier Schichten: die Abwehrschicht, die Schicht des Qi, die Ernährungsschicht und die Schicht des Blutes. Dieses Differenzierungssystem wurde in der frühen Qing-Dynastie zunehmend verfeinert (siehe Anhang II). Die Differenzierung der vier Schichten schafft einen Rahmen für die Analyse der klinischen Zeichen, die Prognose und die Behandlung der Wärme-Fieber-Erkrankungen. Jede der vier Schichten steht für die unterschiedliche Tiefe, in welche die Hitze bereits in den Körper eingedrungen ist, wobei die Abwehrschicht die oberflächlichste Schicht darstellt, die Schicht des Blutes jedoch die tiefste Schicht, mit der Tiefe nimmt auch die Schwere der Erkrankung zu.
Bei allen Erkrankungen durch äußere Hitze wird der Zungenkörper rot sein; diese Farbe ist immer ein Indiz für Hitze, unabhängig davon, ob Leere oder Fülle die Ursache ist. Im System der vier Schichten liefert die Untersuchung der Farbe des Zungenkörpers zuverlässige Parameter zur Wertung der klinischen Erscheinungen. Veränderungen der Farbe sind ebenso wie das Erscheinen von Flecken nützliche Daten hinsichtlich Fortschreiten und Prognose der Erkrankung.
Die Verteilung der roten Färbung auf der Zungenoberfläche und ihre Veränderungen spiegeln das Fortschreiten der Erkrankung sehr genau wider. In der Abwehrschicht ist nur die Zungenspitze gerötet als Hinweis darauf, daß die pathogene Hitze sich bisher nur in den oberflächlichen Schichten des Körpers befindet. Im Stadium des Qi sind Zungenspitze und Zungenränder gerötet. In den Stadien der Ernährung und des Blutes färbt sich die Zunge dunkelrot und bekommt rote oder purpurne Flecken.
Bei chronischen inneren Krankheitsmustern legt eine vollkommen rote Zunge stets den Verdacht auf Hitze in der Ernährungsschicht oder in der Schicht des Blutes nahe. Diese Hitze muß nicht notwendig die Folge eines Angriffs äußerer Hitze sein.

Die weiteren klinischen Zeichen, die gemeinsam mit einer roten Zunge auftreten, variieren erheblich, abhängig von den jeweiligen Bedingungen und der Lokalisation der Hitze. Allgemeine Zeichen der Hitze sind Rötung von Gesicht und Augen, Fieber, Durst, trockene Lippen, Verstopfung, dunkler Urin und schneller Puls. Nachfolgend sollen die klinischen Bilder beschrieben werden, die zu verschiedenen Typen der roten Zunge gehören, wenn nur begrenzte Areale der Zunge gerötet sind.
Bei Hitzeretention im Innern, die an der roten Zunge sichtbar wird, kann es sich um Leere/Hitze oder um Fülle/Hitze handeln. Zu differenzieren ist dies anhand anderer Zeichen, z. B. dem Vorhandensein oder dem Fehlen des Zungenbelags. Ein Belag (unabhängig von seiner Färbung) impliziert Fülle/Hitze, der fehlende Belag legt Leere/Hitze nahe. Die nun folgende Diskussion der klinischen Bedeutung bezieht sich auf die rote Zunge mit Belag, es sei denn, es wird eine spezielle Ausnahme erwähnt.
Über ihre Rolle als Hitzeindikator hinaus hängt die klinische Bedeutung der roten Zunge von anderen Zeichen und von der Verteilung der Rotfärbung auf der Zungenoberfläche ab. Zur weiteren Interpretation muß die Zungentopographie herangezogen werden: Die Spitze entspricht dem *Herz*; die Ränder korrespondieren mit der *Leber* und der *Gallenblase*; das Zentrum vertritt *Milz* und *Magen*; das Areal zwischen Spitze und Zentrum entspricht der *Lunge*; der Zungengrund gehört zur *Niere*.

Rote Zungenspitze

Eine rote Zungenspitze ist in der Regel mit *Herz*-Feuer verknüpft; je dunkler die Spitze, desto schwerwiegender ist der Zustand. Ist die gesamte Zunge rot oder dunkelrot, die Spitze jedoch noch stärker gerötet, handelt es sich um Hitze in der Ernährungsschicht und in der Schicht des Blutes und um *Herz*-Feuer. Solch ein Zustand geht häufig mit langanhaltenden psychischen Problemen, wie Depressionen, unterdrücktem Ärger und Verstimmung, einher. Diese Emotionen bedingen auf lange Sicht hin eine Stagnation des Qi, das somit „unterdrückt“ ist. Die Unterdrückung des Qi verursacht Hitze, vergleichbar mit der Temperaturerhöhung durch Druckerhöhung bei Gasen (Qi ähnelt dem Gas in der Natur).
Hitze entsteht häufig im Thorax, dem Sitz des Qi und des *Herzens*. Folge ist *Herz*-Feuer mit den Symptomen der geistigen Unruhe, Reizbarkeit, Schlaflosigkeit, Druckgefühl in der Brust, Depression, und einer roten Zunge mit stärker geröteter Zungenspitze (siehe Tafeln 18 und 47).
In weniger schweren Fällen ist der Zungenkörper normal gefärbt, nur die Zungenspitze ist rot. Hier handelt es sich ebenfalls um *Herz*-Feuer, wenn auch um eine mildere Form, verursacht durch weniger drängende emotionale Probleme. Bei normalem Zungenkörper und nur leicht geröteter Zungenspitze ist häufig Schlaflosigkeit die Ursache, hier ist der Verdacht auf Hitze nicht zwingend. In einer chinesischen Studie konnte eine enge Korrelation zwischen Schlaflosigkeit und roter Zungenspitze bzw. roten Punkten an der Spitze nachgewiesen werden, bei 78,8% der Patienten, die an Schlaflosigkeit litten, konnten diese Befunde erhoben werden. Kommen zur Schlaflosigkeit noch zusätzlich den Schlaf beeinträchtigende Träume hinzu, steigt der Pro-

zentsatz auf 85,2%. Von Bedeutung ist auch die Feststellung, daß weniger als 10 rote Punkte an der Zungenspitze keine pathologische Bedeutung haben.
Eine rote Zungenspitze infolge von *Herz*-Feuer muß von derjenigen unterschieden werden, die durch *Lungen*-Feuer bedingt wird. Bei Rötung der äußersten Zungenspitze handelt es sich um *Herz*-Feuer; ist jedoch ein größeres Gebiet im Bereich der Zungenspitze gerötet und beobachten wir zusätzlich einen dünnen, gelben Belag, müssen wir einen Angriff äußerer Wind-Hitze vermuten, der auf die *Lunge* und die äußeren Schichten des Körpers übergegriffen hat (siehe Tafel 49).

Rote Zungenränder

Sind die Zungenränder stärker gerötet als der rote Zungenkörper und sind sie zudem etwas geschwollen, liegt der Verdacht auf hyperaktives *Leber*-Yang oder *Leber*-Feuer nahe. Auch hier sind, ähnlich wie bei *Herz*-Feuer, seit langem bestehende psychische Probleme, vor allem Ärger und Verstimmung, ursächlich beteiligt. Der Patient ist reizbar und neigt zu Zornesausbrüchen; er hat Kopfschmerzen; er leidet unter Schwindel; bitterem Mundgeschmack und Verstopfung; sein Puls ist gespannt; die Zungenränder sind gerötet (siehe Tafeln 2 und 7). Dieser Zungentyp darf nicht mit einem anderen verwechselt werden, bei dem die Ränder erheblich geschwollen sind, der Zungenkörper jedoch weitgehend normal ist (siehe Tafel 8). Dieses Bild weist auf chronische *Milz*-Qi- oder *Milz*-Yang-Leere hin. Wir haben hiermit ein Beispiel, wie dasselbe Zungenareal durchaus mit zwei verschiedenen *Organen* korrespondieren kann, die Differentialdiagnose hat hier anhand der unterschiedlichen Kombinationen der Zungenphänomene zu erfolgen.

Rotes Zentrum

Die Mitte bzw. das zentrale Areal der Zunge steht mit *Milz* und *Magen* in Verbindung. Bei rotem Zentrum auf einer ansonsten normal gefärbten Zunge ist Hitze im *Magen* anzunehmen (siehe Tafel 20). Die weiteren Symptome bestehen in diesem Fall in Brennen im Epigastrium; Durst; Verstopfung; trockenen Lippen; Zahnfleischschwellung und Schmerzen und einem schnellen Puls.
Ein rötlich-purpurnes Zungenzentrum weist auf Blut-Stagnation im *Magen* hin mit schweren stechenden Schmerzen im Epigastrium; Erbrechen dunklen Blutes; Zahnfleischbluten; und einem befestigten Puls (ein tiefer und versteckter Puls, der dennoch in der Tiefe gespannt und lang erscheint).
Ist das Zentrum gerötet und geschält, vermuten wir *Magen*-Yin-Leere mit folgenden Symptomen: trockener Mund; brennende Lippen; Durst nach warmen Getränken; das Bedürfnis, in kleinen Schlucken (5) zu trinken; trockener Stuhl; epigastrische Schmerzen und ein schneller, feiner Puls (siehe Tafel 20). Das Muster der *Magen*-Yin-Leere ist in der Praxis durchaus häufig zu finden. Ursachen sind chronische Überarbeitung mit unregelmäßigen Eßgewohnheiten, z. B. Essen spät nachts, unregelmäßige Mahlzeiten und hastiges Essen oder durch Sorgen beeinträchtigtes Essen. Der

Magen ist die Quelle der Flüssigkeiten des Körpers, *Magen*-Yin-Leere ist somit ein Zustand der Erschöpfung der Flüssigkeiten mit den zugehörigen Symptomen der Trockenheit. *Magen*-Yin-Leere ist häufig der Vorläufer von *Nieren*-Yin-Leere, in diesem Falle ist schließlich die gesamte Zunge rot und geschält, und nicht nur die Zungenmitte wie bei *Magen*-Yin-Leere.

Roter Zungengrund

Eine isolierte Rötung des Zungengrundes erscheint unwahrscheinlich, da der rote Zungengrund ausschließlich bei *Nieren*-Yin-Leere zu beobachten ist. Das *Nieren*-Yin ist jedoch das Fundament aller Yin-Energien des Körpers; bei Leere des *Nieren*-Yin besteht eine Leere des gesamten Yin im Körper, somit wird die gesamte Zunge rot und geschält sein. Es gibt jedoch auch seltene Fälle, bei denen ausschließlich der Zungengrund gerötet und geschält ist (Tafel 43).
Bei roter Zunge und tiefrotem und geschältem Zungengrund liegt eindeutig eine *Nieren*-Yin-Leere vor mit leere-bedingtem überschießendem Feuer in den *Nieren*. Die Zeichen sind Rötung des Gesichts; geistige Ruhelosigkeit; Nachtschweiß; nachmittägliches Fieber; Schlaflosigkeit; spärlicher dunkler Urin; nächtliche Trockenheit im Hals; trockener Stuhl; exzessives sexuelles Verlangen; nächtliche Ergüsse und ein schneller, feiner Puls.

Rot und naß

Die rote Zunge ist ein Hitze-Zeichen, sie ist damit in der Regel auch trocken, da Hitze die Flüssigkeiten des Körpers austrocknet. Dennoch sieht man nicht selten eine rote Zunge, die gleichzeitig feucht ist (siehe Tafel 2). Dieser Zungentyp wird dann zu beobachten sein, wenn neben Hitze in der Ernährungsschicht gleichzeitig eine Retention von Feuchtigkeit besteht. Zu finden ist dies bei aufsteigendem *Leber*-Yang oder *Leber*-Feuer (die Zunge wird rot) und gleichzeitiger *Milz*-Qi-Leere, die Anlaß zur Bildung der Feuchtigkeit gibt. In der Tat sind aufsteigendes *Leber*-Yang oder *Leber*-Feuer häufige Ursachen der *Milz*-Qi-Leere.
Eine rote, nasse Zunge ist jedoch auch bei *Yang*-Qi-Leere zu finden, wenn falsches Yang an die Oberfläche „schwimmt“. Bei diesem sehr seltenen Muster besteht eine extreme Leere des Yang-Qi; die Yin- und die Yang-Energien haben sich voneinander getrennt, so daß das wenige Yang, das im Körper verblieben ist, nach oben „geschwemmt“ wird, woraus die Rötung der Zunge folgt. Gleichzeitig ist jedoch das erschöpfte Yang-Qi nicht in der Lage, die Flüssigkeiten umzuwandeln und weiterzuleiten, so daß sie sich auf der Zunge ansammeln, die Zunge erscheint somit naß. Es handelt sich hier um einen Fall von echter Kälte (die sich in der nassen Zunge widerspiegelt) und falscher Hitze (die sich in der Rötung zeigt). Die Zunge ist hierbei auch zart, ziemlich weich und schlaff, ein weiterer Hinweis auf einen Leere-Zustand (hier: Yang-Leere).
Ist eine rote Zunge nur leicht feucht, so ist daraus lediglich zu folgern, daß die Hitze

sich noch nicht lange im Körper befindet, so daß die Flüssigkeiten noch nicht ausgetrocknet sind. Dieses Zungenbild ist prognostisch günstiger als das Bild der roten und trockenen Zunge.
Die klinischen Erscheinungen im Falle der roten und nassen Zunge sind grundsätzlich die des aufsteigenden *Leber*-Yang und die der *Milz*-Qi-Leere mit der Retention von Feuchtigkeit. Die Symptome sind Kopfschmerzen; Schwindel; Jähzorn; Gesichtsrötung; Spannung im Abdomen; schlechte Verdauung; Verschleimung der oberen und tiefen Atemwege und ein gleitender gespannter Puls.

Rot und trocken

Ist eine Zunge rot und trocken und hat sie einen Belag, so vermuten wir Fülle/Hitze im Innern. Hat dieselbe Zunge jedoch keinen Belag, ist Yin-Leere mit Erschöpfung der Flüssigkeiten anzunehmen.
Die Trockenheit hat in jedem dieser beiden Fälle eine andere Ursache. Bei innerer Fülle/Hitze ist die Trockenheit durch das Verbrennen der Körperflüssigkeiten bedingt. Die Zunge hat einen gelben Belag (siehe Tafel 18). Bei Yin-Leere ist als Ursache der Trockenheit die Erschöpfung der Flüssigkeiten anzusehen, die ja einen Teil des Yin im Körper darstellen. Hier hat die Zunge keinen Belag. Der letztgenannte Zungentyp ist ein Zeichen für schon länger bestehende *Nieren*-Yin-Leere; es kommt zur Erschöpfung der Flüssigkeiten, da die *Niere* keine Flüssigkeiten mehr nachproduzieren kann (siehe Tafel 26).
Die weiteren klinischen Zeichen von innerer Fülle/Hitze variieren in Abhängigkeit vom jeweiligen Zustand und von der Lokalisation der Hitze. Allgemeine Zeichen sind Rötung von Gesicht und Augen; häufig Fieber; Verstopfung; dunkler Urin; Durst und ein schneller, voller Puls. Die klinischen Erscheinungen der Yin-Leere wurden schon zuvor beschrieben.

Rot und glänzend

Eine rote Zunge, die hell wie ein Spiegel zu glänzen scheint, ist immer ein Hinweis auf Yin-Leere und einen Mangel an Flüssigkeiten. Dieser Zungentyp ist manchmal nach profusen Schweißausbrüchen im Verlauf einer akuten Erkrankung zu beobachten. Er kündigt eine Verschlechterung des Zustandes an als Folge der Erschöpfung der Yin-Flüssigkeiten. Bei chronischen Erkrankungen erscheint er im späten Stadium einer langen Erkrankung, wenn die Flüssigkeiten von *Magen* und *Niere* geschwächt sind (siehe Tafel 11).
Wenn zusätzlich zum rot-glänzenden Erscheinungsbild der Zunge noch der Zungengrund trocken ist, liegt eine *Nieren*-Yin-Leere nahe; ist nur das Zungenzentrum trokken, kann man eher von einer *Magen*-Yin-Leere ausgehen.
Dieser Zungentyp kann sich auch als Folge von exzessivem Gebrauch trocknender chinesischer Kräutermedizin entwickeln. In der westlichen Medizin tritt er manchmal

im Verlauf einer Therapie mit Antibiotika auf, die nach Ansicht der chinesischen Physiologie die Yin-Flüssigkeiten von *Magen* und *Darm* schädigen.
Ein chronischer Zustand, der mit dem beschriebenen Zungenbild einhergeht, wird die klinischen Erscheinungen der *Magen*- und/oder *Nieren*-Yin-Leere zeigen. Symptome der *Magen*-Yin-Leere sind Mundtrockenheit; Durst; Brennen der Lippen mit Durst nach warmen Flüssigkeiten bzw. dem Bedürfnis, in kleinen Schlucken zu trinken; trokkener Hals; Appetitlosigkeit; Verstopfung mit trockenem Stuhl und ein schneller, feiner Puls. *Magen*-Yin-Leere greift oft auf den *Dickdarm* über, was zu Verstopfung mit kleinen trockenen Stuhlportionen, die schwierig passieren, führt. Bei älteren oder bei dünnen ausgemergelten Menschen ist dieses Syndrom häufig zu finden. In der heutigen klinischen Praxis ist dieses Krankheitsmuster regelmäßig zu sehen, seine Ursachen sind unregelmäßige Eßgewohnheiten, der übermäßige Verzehr stark gewürzter Speisen (sie schädigen das *Magen*-Yin) und der exzessive Genuß von sauren Nahrungsmitteln (Orangen, Grapefruits, Joghurt und in Essig eingelegtes Gemüse).
Treten *Magen*-Yin-Leere und *Nieren*-Yin-Leere gemeinsam auf, kommen folgende klinische Zeichen dazu: Tinnitus; Taubheit; Schmerzen im Bereich der Lendenwirbelsäule; Gedächtnisschwund; Nachtschweiß; nächtliche Trockenheit in Mund und Rachen; Hitze in den fünf Zentren (Hitzegefühl im Bereich des Brustbeins, an den Handflächen und an den Fußsohlen); nächtliche Ergüsse; Verstopfung; dunkler Urin und ein oberflächlicher, leerer und schneller Puls.

Scharlachrot

Eine rote Zunge mit einer Tönung ins Scharlachrot, die zur Farbe Rosa tendiert, wird in der Regel auch glänzen. Wenn sie glänzt, ist Yin-Leere die Ursache. Dieser Zungentyp geht häufig mit *Lungen*-Yin-Leere oder *Herz*-Yin-Leere einher, in diesen Fällen ist das Scharlachrot teilweise nur im vorderen Abschnitt (*Lungen*-Yin-Leere) oder an der Spitze (*Herz*-Yin-Leere) sichtbar (siehe Tafel 26).
Vor allem bei alten oder mittelalten Menschen ist dieser Zungentyp zu finden. *Lungen*-Yin-Leere und *Herz*-Yin-Leere haben eine unterschiedliche Ätiologie. *Lungen*-Yin-Leere ist in der Regel eine Folge langanhaltender *Lungen*-Qi-Leere. *Lungen*-Yin-Leere, die durch die Trockenheit in der Lunge charakterisiert ist, wird häufig durch Überarbeitung hervorgerufen und durch sitzende Tätigkeit in einer ungünstigen Position, die eine Stauchung der *Lungen* mit sich bringt, aber auch durch den häufigen längerfristigen Aufenthalt in heißen und trockenen Räumen (typisch für viele moderne Büroräume). Üblich ist sie auch bei Menschen, deren Beruf ständiges Sprechen erfordert, z. B. bei Lehrern.
Herz-Yin-Leere wird in der Regel durch tiefgreifende psychische Probleme (z. B. Beziehungsprobleme; Angst und Sorge, vor allem aufgrund problematischer Partnerschaften) hervorgerufen, in die gleiche Richtung wirkt zusätzliche exzessive körperliche Anstrengung, die das *Nieren*-Yin schwächt. Die *Nieren*-Yin-Leere wird zu *Herz*-Yin-Leere-bedingter Hitze führen. In der Terminologie der Fünf-Elemente-Lehre charakterisiert man diese Situation folgendermaßen: „Das Wasser kann das Feuer

nicht im Zaum halten.“ In diesem Fall wird die äußerste Zungenspitze scharlachrot sein.

Lungen-Yin-Leere manifestiert sich klinisch in trockenem Husten oder Husten, der spärliches, blutig tingiertes Sputum produziert; Trockenheit von Mund und Rachen; Nachtschweiß; Hitze in den fünf Zentren und in einem feinen schnellen Puls.

Herz-Yin-Leere äußert sich in geistiger Ruhelosigkeit; Hitze in den fünf Zentren; Nachtschweiß; Schlaflosigkeit; trockenem Hals; Herzjagen; Gedächtnisschwund und in einem feinen schnellen Puls.

Rote Punkte oder Flecken

Punkte und Flecken werden aufgrund ihrer Größe unterschieden, erstere sind kleiner als letztere. Jeder für sich hat eine etwas andere klinische Bedeutung, beide sind jedoch ein Indikator für einen pathologischen Zustand der Papillen. Nach traditioneller Ansicht in China werden die Papillen durch das Auflodern des Feuers aus dem Tor des Lebens beeinflußt, indem es zur Zungenoberfläche aufsteigt und dort die Papillen rot färbt. Pathologisches, exzessives Feuer (also nicht das physiologische Feuer des Tores des Lebens) steigt zur Zunge auf und veranlaßt dort die Papillen, sich aus der Zungenoberfläche zu erheben. Diese Erhebungen wurden von den chinesischen Ärzten des Altertums Punkte (dian) oder Flecken (ban) genannt. Sowohl Punkte als auch Flecken sind normalerweise rot, manchmal jedoch auch blaßrot, weiß, purpurn oder sogar schwarz. In der Regel entspringen sie einer roten Zunge, doch auch auf einer blassen oder purpurnen Zunge sind sie zu finden.

Die klinische Bedeutung der Punkte und Flecken hängt von vielen Faktoren ab, wie etwa von ihrer Farbe, von der Farbe des Zungenkörpers, auf dem sie vorkommen und von ihrer Verteilung. Im allgemeinen sind rote Punkte Anzeichen von Blut-Hitze, wenn sie sich aus der Zungenoberfläche erheben und streng punktförmig sind. Rote Flekken spiegeln sowohl Hitze als auch Stagnation wider; je größer die Flecken sind, desto schwerwiegender ist die Stagnation. Zur weiteren Klärung der klinischen Bedeutung der roten Punkte und Flecken müssen verschiedene Zungentypen auseinandergehalten werden.

— Rot mit roten Punkten:

Eine rote Zunge mit roten Punkten läßt immer auf Blut-Hitze schließen. Die Verteilung der Punkte zeigt die Lokalisation der Erkrankung an.

An der Spitze — Rote Punkte an der Zungenspitze sind ein Zeichen von *Herz*-Feuer, das meistens aus emotionalen Problemen wie Angst oder langanhaltendem Kummer entsteht (Tafel 47). Patienten mit diesem Zungentyp werden höchstwahrscheinlich auch an Schlaflosigkeit und Schreckhaftigkeit leiden; ihr Puls ist schnell, voll und überflutend.

Die klinischen Erscheinungen sind nicht immer so stark ausgeprägt, die graduellen

Unterschiede in der Schwere der Erkrankung werden durch die Anzahl und die Intensität der Färbung der Punkte angezeigt. Je intensiver die Färbung und je zahlreicher die Punkte, desto schwerwiegender ist der Zustand zu beurteilen.

An den Rändern — Rote Punkte an den Zungenrändern lassen auf *Leber*-Feuer oder aufsteigendes *Leber*-Yang schließen. In diesem Falle sind die Punkte in Form einer schmalen Linie entlang den Zungenrändern angeordnet, manchmal nur einseitig. Sind sie nur auf der rechten Seite zu sehen, ist Hitze in der *Gallenblase* wahrscheinlich; sind sie nur links zu sehen, müssen wir *Leber*-Feuer annehmen (siehe Tafel 4 und Abb. 13a).
Auch hier sind häufig emotionale Probleme die Ursache, etwa langanhaltender Ärger oder Zorn, aber auch der exzessive Verzehr von gewürzten, fetten oder tiefgefrorenen Lebensmitteln oder von Alkohol. Klinische Zeichen sind Kopfschmerzen; Rötung von Gesicht und Augen; bitterer Mundgeschmack; Schwindel; Tinnitus; dunkler Urin; Verstopfung; Reizbarkeit mit der Neigung zu Jähzorn und Schreien; und ein gespannter, schneller und voller Puls. Betrifft die Hitze auch die *Gallenblase*, so leidet der Patient zusätzlich an Schmerzen im Hypochondrium, er seufzt viel, eventuell tritt Gelbsucht auf.

An den Zungenrändern (medial) — Rote Punkte, die weiter medial an den Zungenrändern gelegen sind, sind ein Hinweis auf Hitze in *Magen* und/oder *Milz* (Abb. 13b). Die roten Punkte in dieser Region müssen klar gegen diejenigen bei *Leber*-Feuer abgegrenzt werden (vergleiche Abb. 13a und b).
Zu den klinischen Erscheinungen der *Magen*-Hitze gehören Durst, Hitzeempfindung, übermäßiger Appetit, Zahnfleischbluten, epigastrische Schmerzen und ein gespannter Puls in der rechten mittleren Position.
Die klinischen Zeichen der *Milz*-Hitze sind Durst, Schmerzen im linksseitigen Hypochondrium, trockener Stuhl, trockene Lippen, Hitzeempfindung und Rötung der Stirn.

Am Zungengrund — Rote Punkte am Zungengrund können gemeinsam mit einem

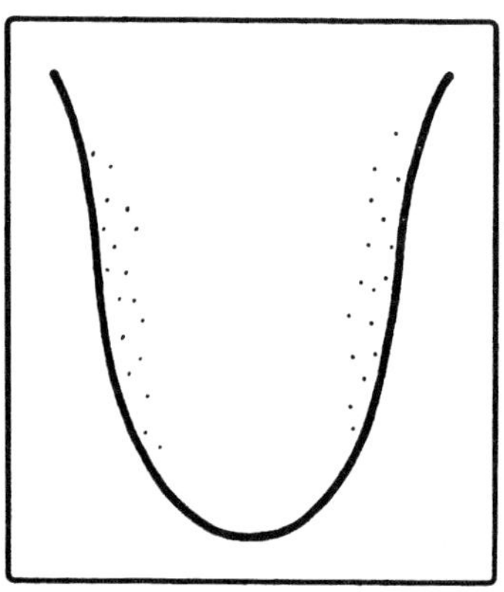

Abb. 13a

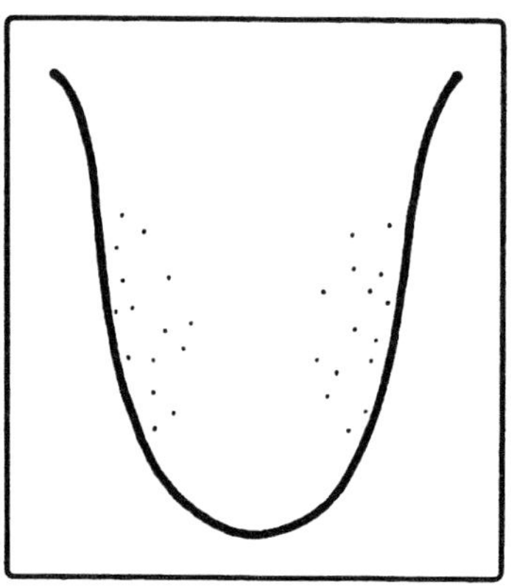

Abb. 13b

Zungenbelag oder ohne solchen vorkommen. Bei gelbem Belag ist Hitze entweder in der *Blase* oder im *Darm* anzunehmen. Ist kein Belag zu sehen, legen rote Punkte am Zungengrund den Verdacht auf „rücksichtsloses Feuer" in der *Niere* nahe, Ursache wäre hier eine *Nieren*-Yin-Leere.

Aus der Sichtweise der chinesischen Pathophysiologie sind rote Punkte am Zungengrund mit Belag Hinweise auf Hitze im Unteren Erwärmer. Die Differenzierung zwischen Hitze im *Darm* oder in der *Blase* muß anhand anderer Symptome und der Pulstastung vorgenommen werden. Bei Hitze in der *Blase* verspürt der Patient Brennen beim Wasserlassen; der Urin ist dunkel und spärlich; und der Puls ist schnell und gespannt in der proximalen bzw. hinteren Position der linken Hand. Vergleichbar ist dieser Zustand mit der Zystitis oder Urethritis der westlichen Medizin.

Bei Hitze im *Darm* ist wie oben die Zunge rot, der Belag gelb, und wir sehen rote Punkte am Zungengrund. Die diesem Krankheitsmuster zugehörigen Symptome umfassen jedoch noch Unterbauchschmerzen; Verstopfung, teilweise im Wechsel mit Durchfall; Blut im Stuhl; Brennen am After und einen schnellen, vollen und gespannten Puls in der proximalen Position auf beiden Seiten.

Schwieriger wird die Differentialdiagnose noch bei Frauen, da zum Unteren Erwärmer auch der *Uterus* gehört. Aus westlicher Sicht werden sich die Symptome der Hitze im Unteren Erwärmer bei einer Frau mit Störungen der Blase, des Darmes, des Uterus, der Tuben oder der Ovarien überschneiden. Eine rote Zunge mit roten Punkten am Zungengrund ist in der Tat oft bei Entzündungen eines der Beckenorgane zu sehen. Diese Erkrankungen sind so häufig, daß hierfür ein eigener Begriff geprägt wurde, die „Pelvic inflammatory disease (PID)" (auch im Deutschen gebräuchlich). Die Zungendiagnose allein kann den Ort der Entzündung nicht exakt benennen; werden jedoch die anderen diagnostischen Methoden der chinesischen Medizin einschließlich Pulsdiagnose miteinbezogen, könnte man durchaus Licht in die Dunkelheit von zuvor nicht diagnostizierbaren Fällen von PID bringen.

Darüber hinaus kann die Zungendiagnose dazu dienen, bakterielle von nichtbakteriellen Entzündungen zu unterscheiden. Viele Patienten leiden an Symptomen einer Infektionserkrankung, für die im Westen der Einfluß von Mikroorganismen verantwortlich gemacht wird, so daß folgerichtig Antibiotika eingesetzt werden, während der Zustand eigentlich durch ein Zusammenwirken von Schwäche und Stagnation des Qi mit nachfolgenden Bauchschmerzen hervorgerufen wurde. In den meisten Fällen einer echten bakteriellen Erkrankung ist die Zunge rot, der Belag dick und gelb und vielleicht etwas fettig, der Zungengrund zeigt rote Punkte. Liegt keine Infektion vor, ist die Zunge nicht gerötet, der Belag ist nicht dick (auch wenn er gelb sein mag), und der Zungengrund zeigt keine roten Punkte. Zusätzlich weisen Puls und andere Symptome den Weg zur Diagnose eines Leere-Musters.

— Rot mit roten Flecken:

Flecken, die größer sind als Punkte, können rot, dunkelrot, purpurn oder schwarz sein. Flecken sind ein Hinweis auf Hitze in Verbindung mit Blut-Stagnation. Dunkelrote oder schwarze Flecken lassen ein höheres Maß an Hitze vermuten als rote Flekken, purpurne Flecken dagegen stehen eher für einen höheren Grad der Blut-Stagnation als rote Flecken. Genauso wie bei den roten Punkten ermöglicht die Verteilung der Flecken eine Lokalisierung des Problems.

An der Spitze — Rote Flecken an der Zungenspitze sind ein Hinweis auf Hitze und Blut-Stagnation im *Herzen.* Ursache sind hier in der Regel langfristige emotionale Probleme wie Angst oder Kummer. Die Symptome umfassen stechende oder zwikkende Schmerzen in der Brust; purpurne Lippen; Herzjagen; Schwitzen; kalte Gliedmaßen (vor allem die Hände) und einen unregelmäßigen Puls.

An den Rändern — Rote Flecken an den Zungenrändern sind Anzeichen von Hitze und Blut-Stagnation in der *Leber.* Die *Leber* speichert Blut, bei Unterdrückung des *Leber*-Qi kommt es zur *Leber*-Qi-Stagnation, was nach längerem Verlauf auch zur Blut-Stagnation in der *Leber* führen wird. Ursache sind in der Regel emotionale Probleme wie unterdrückter Ärger und Frustration.
Klinische Manifestationen sind Schmerzen im Hypochondrium oder im Unterbauch, die streng lokalisiert sind und stechenden oder bohrenden Charakter haben. Bei Blutungen (Menstruationsblutung oder abnormale Blutungen aus der Gebärmutter oder dem Gastrointestinaltrakt) ist das Blut purpurn oder braun, teilweise klumpig. Die *Leber*-Blut-Stagnation beeinträchtigt in der Regel das reproduktive System bei der Frau und verursacht Dysmenorrhöen, dunkle klumpige Menstruation und starke Schmerzen. In schweren und langanhaltenden Fällen der *Leber*-Blut-Stagnation kommt es zur Bildung von Fibromen oder Karzinomen der Gebärmutter. In jedem Fall ist der Puls bei *Leber*-Blut-Stagnation gespannt und befestigt.

Am Zungengrund — Rote Flecken am Zungengrund sind ein Hinweis auf Blut-Stagnation im unteren Erwärmer, d. h. in *Blase, Darm* oder *Uterus* (siehe Tafel 12).
Ätiologie und klinische Zeichen gleichen denen bei roten Punkten am Zungengrund. Der einzige Unterschied besteht darin, daß bei roten Flecken zur Blut-Hitze noch Blut-Stagnation dazukommt. Dies bedingt, daß die Schmerzen stärker und genauer lokalisiert sind und stechenden und bohrenden Charakter haben.
Ist die *Blase* mitbeteiligt, klagt der Patient über starke Schmerzen beim Wasserlassen. Im Urin können Blutbeimengungen auftreten, der Puls in der proximalen Position des linken Handgelenks ist gespannt.
Bei Mitbeteiligung des *Darmes* klagt der Patient über stechende Schmerzen im Unterbauch, dunkles Blut im Stuhl, und über schmerzhafte Verstopfung. Der Puls des Patienten ist gespannt an der proximalen Position beider Handgelenke.
Ist der *Uterus* mitbetroffen, wird die Patientin über Regelblutungen mit starken, stechenden Schmerzen klagen. Der Schmerz ist vor der Periode am stärksten und bessert sich bei ihrem Beginn leicht. Das Menstruationsblut ist dunkel und klumpig, der Puls der Patientin ist gespannt.

— Rote Punkte bei äußeren Erkrankungen:

Rote Punkte erlangen eine besondere Bedeutung bei äußeren Erkrankungen, die durch den Angriff von Wind-Hitze oder Wind-Feuchtigkeit verursacht wurden. Verteilung, Farbintensität und Anzahl der roten Punkte auf der Zunge spiegeln die Intensität und die Lokalisation des äußeren pathogenen Faktors sehr genau wider.
Wie schon zuvor erläutert, korrespondieren die äußeren Areale der Zunge mit den äußeren Anteilen des Körpers, d. h. mit Haut, Muskeln und Meridianen. Die Oberfläche in der Zungenmitte entspricht den inneren Anteilen des Körpers, d. h. den *Organen.* In einer vertikalen Aufteilung entspricht das vordere Areal der Zunge den oberen Anteilen des Körpers (Oberer Erwärmer), das mittlere Areal den mittleren Anteilen (Mittlerer Erwärmer) und der Zungengrund den unteren Anteilen des Körpers (Unterer Erwärmer). Im Zusammenhang mit äußeren Erkrankungen ist das vordere Zungenareal nicht nur mit dem Oberen Erwärmer, sondern auch mit den äußeren Anteilen des Körpers in Verbindung zu setzen.
Als Beispiel soll ein dünner, weißer und nasser Zungenbelag im vorderen Zungenareal dienen: Er kann einerseits ein Hinweis auf Wind-Kälte sein, die den Oberen Erwärmer angreift, andererseits kann er einen äußeren pathogenen Faktor in den äußeren Schichten des Körpers widerspiegeln.
Rote Punkte sind bei äußeren Hitzemustern häufig, sie erscheinen dann auf einer roten, einer normalen oder sogar einer blassen Zunge, abhängig vom Zustand des Patienten vor dem Hitze-Angriff. Bestand bei dem Patienten vor dem Angriff der pathogenen Hitze eine Blut- oder Yang-Leere, finden sich rote Punkte auf einer blassen Zunge. Wird die Hitze jedoch nicht vertrieben, so daß sie im Körper verbleibt, dann wird sich auch der Zungenkörper selbst röten.

An der Zungenspitze — Rote Punkte an der Zungenspitze zeigen den Angriff von äußerer pathogener Hitze im ersten Stadium an, zunächst sind nur der Obere Erwärmer und die äußeren energetischen Schichten des Körpers betroffen (siehe Tafel 36). Im Falle von äußerer Wind-Hitze stimmt die Abwehrschicht des Vier-Schichten-Systems mit dem Stadium des Oberen Erwärmers gemäß der Differenzierung der Drei Erwärmer überein (siehe Anhang II und III). Aus westlicher Sicht wird dieser Zungentyp bei Pharyngitis, fiebrigen Infektionskrankheiten des oberen Respirationstraktes und bei Grippe zu beobachten sein. Diese Erkrankungen sind nach chinesischer Sicht unter dem Begriff der äußeren Wind-Hitze einzuordnen, die sich in den roten Punkten an der Zungenspitze manifestiert. Besonders häufig werden sie bei Kindern zu finden sein, deren Zungen sehr schnell rote Punkte entwickeln.
Im Hinblick auf die Prognose zeigen die roten Punkte an der Zungenspitze, daß sich die Hitze noch in den äußeren Schichten des Körpers befindet und damit auch leicht zu vertreiben ist. Erstrecken sich die roten Punkte bis zum Zentrum der Zunge, ist die äußere Hitze bereits in Richtung Körperinneres fortgeschritten; in diesem Stadium birgt sie eine größere Gefahr und wird schwieriger zu vertreiben sein.

An den Zungenrändern — Rote Punkte an den Rändern sind ebenfalls ein Zeichen äußerer Hitze in den äußeren energetischen Schichten des Körpers (siehe Tafel 36).

Im Falle von Wind-Hitze entspricht dies einem Angriff auf die Abwehrschicht gemäß der Einteilung nach den Vier Schichten. Sie unterscheiden sich insofern von den roten Punkten an der Zungenspitze, als letztere die Lokalisation der Wind-Hitze im Oberen Erwärmer anzeigen, wo sie die äußeren, von der *Lunge* kontrollierten energetischen Schichten angreift. Rote Punkte an den Rändern sind jedoch einfach ein Hinweis auf Wind-Hitze in den äußeren energetischen Schichten des Körpers, nicht notwendig jedoch im Oberen Erwärmer. Greifen die roten Punkte auf die Zungenmitte über, ist anzunehmen, daß der pathogene Faktor tiefer eingedrungen ist und sich nun zu einem inneren Muster gewandelt hat.

Rechts oder links der Mitte — Rote Punkte rechts oder links der Mitte (siehe Tafel 10) weisen auf äußere Wind-Hitze in der Zwischenschicht hin, auch „halb innen, halb außen“ genannt. Der Begriff „halb innen, halb außen“ bezeichnet die Lokalisation der Erkrankung in einem Zwischenstadium zwischen Innen und Außen. In der Differenzierung der Sechs Stadien (siehe Anhang I) wird es auch als Shao-Yang-Syndrom aufgeführt. Das Shao-Yang-Syndrom erfaßt typischerweise die Meridiane des Dreifachen Erwärmers und der Gallenblase, es geht mit bitterem Mundgeschmack, trockenem Hals, Wechsel zwischen Schüttelfrost und Fieber (ein Leitsymptom), mit Schmerzen im Hypochondrium und einem gespannten Puls einher. Die Zunge zeigt rote Punkte entweder auf der rechten oder auf der linken Seite (typischerweise eher rechts), und sie weist einen weißen, schlüpfrigen Belag ausschließlich auf der rechten Seite auf.
Häufig ist dieses Syndrom bei Kindern zu beobachten, die an rezidivierenden Infekten und Halsschmerzen leiden. Teilweise entwickelt es sich auch aus dem Tai-Yang-Syndrom eines Wind-Kälte-Angriffs. Charakteristischerweise erkrankt das Kind zuerst an einer schweren Erkältung mit Fieber und Husten (Tai-Yang-Syndrom), später leidet es dann an Ohrenschmerzen, Wechsel von Schüttelfrost und Fieber und Erbrechen (Shao-Yang-Syndrom).
Rote Punkte auf beiden Seiten der Zunge sind häufig bei Kindern mit Ausschlägen, wie Masern oder Windpocken, zu sehen.

Blaßrote oder weiße Punkte — Manchmal tauchen blaßrote oder weiße Punkte auf der Zunge auf. Blaßrote Punkte werden häufig um das Zentrum der Zunge herum zu sehen sein, in der Regel auf einer normalen oder blassen Zunge, sie weisen auf mäßige Hitze im *Magen* bei *Magen*- und *Milz*-Qi-Leere hin.
Weiße konkave Punkte dagegen sind kein Indiz für Hitze, sondern für Kälte. Auch sie sind um das Zungenzentrum herum angeordnet als Hinweis auf Kälte im *Magen* (siehe Tafel 14).

Rot mit Dornen

Papillen, die größer als normal sind und wie Stacheln oder wie Haare eines Bürstenhaarschnitts aufrecht stehen, werden als „Dornen“ bezeichnet. Am häufigsten sind sie auf der roten Zunge zu finden (siehe Tafel 27). In dem Werk „Discussion of Warm-febrile Diseases" ist nachzulesen: „Unabhängig von der Farbe des Zungenkörpers, sind Dornen ein Hinweis auf Hitze im Oberen Erwärmer" (6). Es heißt, daß ein Teil der Papillen aus dem Feuer des Tores des Lebens entstehen, wenn es aufsteigt, um sich mit der *Lunge* zu verbinden, so daß im Zungenzentrum weiche, weiße und haarfeine Papillen gebildet werden. Bei den hier erwähnten Dornen handelt es sich um eine pathologische Degeneration der normalen weichen, weißen und haarfeinen Papillen. Dornen sind die Folge pathologischer Hitze, vor allem in der *Lunge*, (die die Bildung der normalen Papillen kontrolliert). In der klinischen Praxis können Dornen auch auf Hitze im Mittleren Erwärmer, vor allem im *Magen*, hinweisen.

In diesem Falle sind die Dornen ein Indiz für Hitze in der Ernährungsschicht, sei es im Oberen Erwärmer (*Lunge*) oder im Mittleren Erwärmer (*Magen*). Ihre Lokalisation und die klinischen Symptome, die mit Dornen auf der Zunge einhergehen, variieren erheblich.

Hitze im Oberen Erwärmer entspricht Hitze in der *Lunge*. Die Dornen werden hier mehr im Gebiet zwischen Spitze und Zungenzentrum lokalisiert sein. Teilweise sind sie im gesamten Bereich des Zungenzentrums oder nur um das Zungenzentrum herum zu finden, da auch diese Areale mit der Brust korrespondieren. Weitere klinische Zeichen sind Fieber; beschleunigte Atmung; Husten mit gelbem Auswurf; Durst; Trockenheit im Rachen; und ein schneller voller Puls. Auch bei chronischen Erkrankungen sind manchmal Dornen zu finden, z. B. bei chronischer Bronchitis, die mit Husten und gelbem Sputum, mit Kurzatmigkeit und einem schnellen, gleitenden Puls einhergeht.

Hitze im Mittleren Erwärmer entspricht Hitze im *Magen* (siehe Tafel 27). Vor allem das Zungenzentrum ist mit Dornen übersät, in der Regel hat die Zungenmitte auch einen breiten Riß mit gelben Dornen darin. Darüber hinaus leidet der Patient an Schmerzen im Epigastrium; an Erbrechen; Hunger; geschwollenem und blutendem Zahnfleisch; Verstopfung und Durst; sein Puls ist schnell und voll. Aus der Sicht der westlichen Medizin wird ein Patient mit diesem Muster vermutlich in absehbarer Zeit ein Magengeschwür entwickeln, wenn er es nicht bereits hat.

Rot mit purpurnem Fleck im Zentrum

Eine rote Zunge mit einem purpurnen Fleck in der Mitte läßt Hitze und Blut-Stagnation im *Magen* vermuten. Verursacht wird dieser Zustand häufig durch schlechte Eßgewohnheiten, wie hastiges oder durch Sorgen beeinträchtigtes Essen, oder zu frühes Arbeiten nach dem Essen. Hier liegt häufig ein beträchtliches Ausmaß an Streß und Problemen zugrunde.

Als klinische Zeichen sehen wir Schmerzen und Spannungsgefühl im Epigastrium, wobei der Schmerz streng lokalisiert und von bohrendem Charakter ist; Erbrechen dunkelbraunen Blutes; Schmerzen, die sich bei Druck auf den Bauch bessern; saures Aufstoßen; Verstopfung; der Puls ist voll und straff.

Rot und geschält

Eine rote geschälte Zunge hat überhaupt keinen Belag. Sie ähnelt frisch gerupftem Hühnerfleisch. Bei Schwäche des *Magen*-Qi wird kein Belag mehr gebildet, mit der Zeit verschwindet er daher völlig (Tafeln 3, 13, 48 und 59). Erscheint schließlich die ganze Zunge geschält, müssen wir daraus schließen, daß die protrahierte Leere auch das *Nieren*-Yin ergriffen hat, Folge ist Yin-Leere-bedingte Hitze.
Die Beziehungen zwischen *Magen*-Yin und *Nieren*-Yin sind durch die gegenseitige Unterstützung gekennzeichnet. Der *Magen* ist die Quelle aller Flüssigkeiten des Körpers, die *Niere* kontrolliert die Umwandlung der Flüssigkeiten. Die Yin-Flüssigkeiten von *Magen* und *Niere* entstammen somit derselben Quelle, eine anhaltende Leere des *Magen*-Yin wird daher wohl auch eine Leere des *Nieren*-Yin bedingen. Die *Nieren*-Yin-Leere könnte also als ein späteres und schwereres Stadium der *Magen*-Yin-Leere angesehen werden. Auch diese Zustände sind die Folge ungünstiger Eßgewohnheiten (unregelmäßiges Essen; Essen spät nachts und übermäßiger Verzehr saurer Nahrungsmittel) und eines von Überarbeitung, Streß und Sorgen geprägten Lebens. Die *Magen*-Yin-Leere manifestiert sich im fehlenden Belag, die *Nieren*-Yin-Leere in der roten Farbe des Zungenkörpers. Die anderen klinischen Zeichen sind recht unterschiedlich in Abhängigkeit davon, welches Muster im Vordergrund steht.

Die dunkelrote Zunge

Die klinische Bedeutung der dunkelroten Zunge (auch als tiefrot bezeichnet) ist dieselbe wie die der roten Zunge; die dunklere Farbe signalisiert lediglich ein schwereres und fortgeschritteneres Stadium der Hitze. Je dunkler das Rot, desto intensivere Hitze ist anzunehmen. Deshalb trifft alles, was oben über die verschiedenen Typen der roten Zunge gesagt wurde, gleichermaßen auf die dunkelrote Zunge zu.
Eine chinesische Untersuchung von 300 Fällen mit dunkelroter Zunge fand bei über 40jährigen Patienten eine enge Korrelation mit Erkrankungen des Magen-Darm-Traktes. In experimentellen Untersuchungen konnte nachgewiesen werden, daß die Mikrozirkulation in dunkelroten Zungen besser ist als in purpurnen Zungen, jedoch schlechter im Vergleich mit roten Zungen (7). Dies entspricht durchaus der traditionellen chinesischen Sichtweise, daß hinsichtlich der Schwere der zugrundeliegenden Erkrankung die dunkelrote Zunge zwischen der roten und der purpurroten Zunge einzuordnen ist.

Dunkelrot mit trockener Mitte

Eine dunkelrote Zunge mit trockener Mitte und mit Belag ist bei Hitze/Exzeß in der Ernährungsschicht oder in der Schicht des Blutes zu finden. Bei *Magen*-Feuer ist die Ursache des Musters im *Magen* zu lokalisieren. Die Trockenheit erklärt sich aus dem Feuer, das die Körperflüssigkeiten verbrennt. Dieser Zustand kann im übermäßigen Genuß heißer, stark gewürzter, fetter oder tiefgekühlter Speisen seine Ursache haben. Auch reichlicher Genuß von Alkohol leistet hier einen Beitrag.

Eine dunkelrote Zunge mit trockenem Zentrum ohne Belag läßt hingegen auf Hitze schließen, die durch *Magen*- und *Nieren*-Yin-Leere bedingt ist. Die Trockenheit ist hier eine Folge der Erschöpfung der Flüssigkeiten.
Bemerkenswert ist, daß die Trockenheit zwei völlig unterschiedliche Ursachen hat. Bei Hitze/Exzeß ist die Trockenheit dadurch bedingt, daß die Hitze die Flüssigkeiten verbrennt. Bei Hitze/Leere hat die Trockenheit ihre Ursache in der Erschöpfung der Yin-Flüssigkeiten aufgrund der Leere des *Magen*- und *Nieren*-Yin. Als Ursache der dunkelroten, trockenen und geschälten Zunge ist fast immer Überarbeitung verantwortlich zu machen, d. h. stundenlanges Arbeiten ohne adäquate Pausen, verbunden mit unregelmäßigen Eßgewohnheiten.
Bei vorhandenem Belag finden wir darüber hinaus folgende klinische Zeichen: epigastrische Schmerzen; Zahnfleischbluten, Brennen im Epigastrium, Ruhelosigkeit, Durst, Verstopfung und ein überflutender und schneller Puls.
Wenn kein Belag vorhanden ist, bietet sich ein anderes klinisches Bild mit Durst, nächtlicher Mundtrockenheit, Lumbalgien, Tinnitus, Hitze in den fünf Zentren, Nachtschweiß, Fiebern am Nachmittag, Gesichtsrötung; der Puls ist schnell und dünn, manchmal auch oberflächlich und leer.

Die purpurne Zunge

Eine purpurne Zunge ist immer ein Indiz für Blut-Stagnation. Erst nach längerer Zeit wird eine Zunge purpurn, sie ist stets ein Hinweis auf einen lange anhaltenden pathologischen Prozeß. Wir kennen zwei Grundtypen der purpurnen Zunge: die bläulich-purpurne Zunge und die purpurrote Zunge. Erstere entwickelt sich aus einer blassen Zunge, die letztere aus einer roten oder dunkelroten Zunge (Abb. 14).

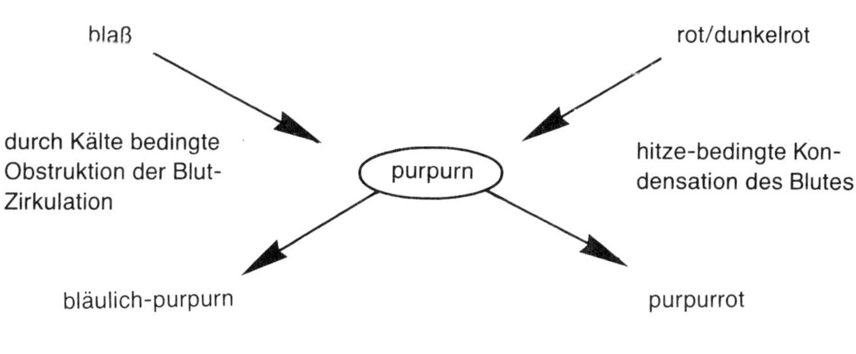

Abb. 14: Purpurner Zungenkörper.

Die bläulich-purpurne Zunge und die purpurrote Zunge haben die gleiche klinische Bedeutung wie die blasse und die rote Zunge, außer daß hier zusätzlich eine Blut-Stagnation vorliegt, deren Ursache jedoch bei beiden Zungentypen unterschiedlich ist. Bei bläulich-purpurner Zunge entsteht die Stagnation aufgrund einer Blockade durch innere Kälte. Bei purpurroter Zunge ist die Stagnation die Folge von Blut-Hitze, die das Blut gerinnen und stagnieren läßt. Neben diesen zwei Grundtypen sind verschiedene andere Variationen der purpurnen Zunge zu beachten.

Purpurrot

Die purpurrote Zunge ist in der Regel trocken. Sie ist ein Hinweis auf Hitze in der Ernährungsschicht und in der Schicht des Blutes mit Blut-Stagnation und Verbrauch der Flüssigkeiten (siehe Tafeln 21, 27, 48 und 59).

— Ist die ganze Zunge purpurn, müssen wir von extremer Hitze in den Organen ausgehen (8).
— Eine purpurne, trockene und rissige Zunge ist ein Zeichen extremer Hitze, die schwierig zu behandeln ist (9).

Langanhaltende Hitze-Retention im Körper verletzt das Qi und die Körperflüssigkeiten. Als Folge der Erschöpfung der Flüssigkeiten fehlen dem Blut Nahrung und Feuchtigkeit. Genausowenig kann das Qi seiner Funktion, das Blut zu bewegen, nachkommen. Die Folge ist Blut-Stagnation mit purpurner Zungenfärbung. Zusätzlich trocknet die Zunge bei Erschöpfung der Flüssigkeiten dermaßen aus, daß sie rissig wird.
Die klinischen Zeichen variieren erheblich entsprechend der zugrunde liegenden Pathologie. Generelle Zeichen der Blut-Stagnation sind streng lokalisierte Schmerzen mit stechendem oder bohrendem Charakter; Menstruationen mit dunklem und klumpigem Blut; Verschlechterung der Schmerzen bei Nacht; der Puls ist gespannt, befestigt oder rauh. Zusätzlich zu diesen Erscheinungen finden wir die Zeichen der Hitze entsprechend ihrer Lokalisation im Körper.

— Purpurrote Spitze:

Eine purpurrote Zungenspitze weist auf Blut-Stagnation und Hitze im *Herzen* hin. Hierbei handelt es sich um einen sehr ernsten, chronifizierten Zustand. Aus der Sicht der westlichen Medizin steht er mit koronarer Herzerkrankung und Angina pectoris in Zusammenhang. Die auffälligsten klinischen Zeichen von Hitze und Blut-Stagnation im *Herzen* sind folgende: zwickende oder stechende thorakale Schmerzen, die in den Rücken oder in den linken Arm entlang der Innenseite bis zum kleinen Finger ausstrahlen; Druckgefühl in der Brust; Herzjagen; purpurne Lippen; gerötetes Gesicht; der Patient möchte das Fenster öffnen, um frische Luft zu bekommen; der Puls ist unregelmäßig, befestigt oder rauh, manchmal auch überflutend in der distalen Position der linken Hand. An der Zungenspitze sind zusätzlich rote oder purpurne Flecken zu beobachten, die ebenfalls auf Blut-Stagnation im *Herzen* hinweisen.

— Purpurrote Ränder:

Bei roter Zunge mit purpurnen oder roten Flecken an den Rändern vermuten wir Hitze und Blut-Stagnation in der *Leber.* Ursache wird in der Regel eine langanhaltende Stagnation des *Leber*-Qi gewesen sein, ein ziemlich häufig zu beobachtendes Muster. *Leber*-Qi und *Leber*-Blut sind vor allem bei Frauen sehr anfällig für Stagnationen.
Die klinischen Symptome umfassen Schmerzen im Hypochondrium, stechende Kopfschmerzen, die temporal und im Auge lokalisiert sind, Schwindel, Tinnitus; bitterer Mundgeschmack, und quälende, bohrende Schmerzen, die streng im Unterbauch lokalisiert sind. Bei Frauen kommen weitere Erscheinungen dazu: Dysmenorrhö, prämenstruelles Spannungsgefühl und Schmerzen in den Brüsten, prämenstruelles Spannungssyndrom, unregelmäßige Menstruation mit dunklem und klumpigem Blut; der Puls ist gespannt.
Häufigste Ursache eines solchen Musters sind langanhaltender Ärger, Frustration und unterdrückte Gefühle, in Kombination mit dem exzessiven Genuß von gewürzten und/oder fetten Speisen und/oder Alkohol.

Dunkel-purpurrot

Im allgemeinen ist die klinische Bedeutung dieses Zungentyps vergleichbar mit der der purpurroten Zunge, außer daß die dunklere Farbe ein extremeres Ausmaß der Hitze und der Blut-Stagnation anzeigt. Zwei Variationen sollen hier besprochen werden: trocken und naß.

— Dunkel-purpurrot und trocken:

Eine dunkel-purpurrote und trockene Zunge ist ein Hinweis auf Blut-Hitze und Blut-Stagnation. Die klinischen Zeichen sind dieselben wie bei der oben beschriebenen purpurroten Zunge, sie sind jedoch abhängig davon, ob die Hitze bzw. die Stagnation im *Herzen* oder in der *Leber* lokalisiert ist.

— Dunkel-purpurrot und naß:

Eine dunkel-purpurrote und nasse Zunge weist auf Hitze in der Ernährungsschicht hin. Dieser Zungentyp unterscheidet sich von dem vorhergehenden durch die Tiefe der Hitze: Bei Hitze in der Ernährungsschicht handelt es sich um eine oberflächlichere Eindringtiefe als bei Hitze in der Schicht des Blutes. Blut und Flüssigkeiten sind desselben Ursprungs, Hitze in der Schicht des Blutes wird daher die Flüssigkeiten im Körper verbrennen, so daß die Zunge austrocknet. Befindet sich die Hitze jedoch erst in der Ernährungsschicht, dann sind die Körperflüssigkeiten noch nicht unbedingt angegriffen, die Zunge ist somit naß. Dennoch sehen wir eine Blut-Stagnation, da das schwache Nahrungs-Qi das Blut nicht mehr bewegen kann.
Bis auf den zuvor genannten Unterschied sind die klinischen Erscheinungen der nassen und der trockenen dunkel-purpurroten Zunge ähnlich, sie wurden bereits zuvor bei der Behandlung der purpurroten Zunge beschrieben.

Purpurrot und geschwollen

Eine purpurrote geschwollene Zunge (siehe Tafel 21) ist normalerweise ein Indiz für Hitze und Blut-Stagnation, vor allem in der *Leber* und im *Herz*. Die Ursache ist chronischer Alkoholmißbrauch. In der Regel ist die Zunge an den Rändern und an der Spitze stärker gerötet, die Schwellung wird durch die extreme Hitze im *Herzen* bedingt. Da die Zunge ein Sproß des *Herzens* ist, kann extreme *Herz*-Hitze auch eine Schwellung der Zunge verursachen (Zungenschwellungen können natürlich auch ganz andere Ursachen haben, siehe Kapitel 6).
Die klinischen Zeichen sind die der Hitze in *Leber* und *Herz* mit Blut-Stagnation, wie sie schon beschrieben wurden. Zusätzlich beobachten wir Anzeichen extremer Hitze (Alkohol ist sehr heiß), also ein stark gerötetes Gesicht (manchmal auch purpurrot, wenn zusätzlich zur Hitze noch Blut-Stagnation vorliegt); Durst; Verstopfung; dunklen Urin; und einen schnellen, überflutenden Puls.

Bläulich-purpurn

Eine bläulich-purpurne Zunge (siehe Tafeln 14 und 22) entwickelt sich aus einer blassen Zunge über einen längeren Zeitraum hinweg. Sie ist ein Hinweis auf innere Kälte mit Blut-Stagnation. Innere Kälte hat grundsätzlich die Fähigkeit zur Blockierung, sie verhindert somit einen gleichmäßigen Blutfluß. Die bläulich-purpurne Zunge wird, ebenso wie die blasse Zunge, bei Menschen zu finden sein, die sich ausschließlich von kalten und rohen Speisen ernähren und die vor dem Hintergrund einer Neigung zur Yang-Leere ständig Kälte und Feuchtigkeit ausgesetzt sind.
Die klinischen Begleiterscheinungen der bläulich-purpurnen Zunge stehen grundsätzlich mit der langanhaltenden Yang-Leere, mit innerer Kälte und mit Blut-Stagnation in Zusammenhang. Wir finden somit subjektives Kältegefühl, kalte Extremitäten, bläuliche Lippen, Bauchschmerzen, Durchfall, reichlich klaren Urin, Schwitzen, Impotenz bei Männern, Dysmenorrhö bei Frauen und einen tiefen, befestigten, langsamen oder rauhen Puls. Die weiteren klinischen Symptome sind mannigfaltig in Abhängigkeit von der Lokalisation der inneren Kälte.

– Bläulich-purpurne Zungenspitze:

Eine bläulich-purpurne Zungenspitze, ein Anzeichen für Kälte und Blut-Stagnation im *Herzen,* wird bei lange vorbestehender *Herz*-Yang-Leere zu finden sein. Die *Herz*-Yang-Leere führt zu innerer Kälte in der Brust und folglich zu Blut-Stagnation, da das *Herz*-Yang das Blut nicht mehr vorantreiben kann. An Symptomen sehen wir Frösteln, kalte Hände, bläuliche Lippen, stechende Schmerzen in der Brust, die in den Rücken oder über den medialen Anteil des linken Armes in den Kleinfinger ausstrahlen, spontane Schweißausbrüche und einen unregelmäßigen, tiefen Puls.

— Bläulich-purpurnes Zentrum:

Bei Kälte- und Blut-Stagnation in der *Milz* beobachten wir eine bläulich-purpurne Färbung des Zungenzentrums, da das Blut aufgrund der chronischen *Milz*-Yang-Leere nicht mehr weiterbewegt wird. Klinische Manifestationen sind Frösteln; bläuliche Lippen; kalte Extremitäten; Bauchschmerzen; wäßrige Stühle; Appetitverlust; der Puls ist langsam und tief.

— Bläulich-purpurne Ränder im Bereich des Zentrums:

Die bläulich-purpurne Färbung der Zungenränder zum Zungenzentrum hin lassen eine Blut-Stagnation in der Brust vermuten, die das *Herz* und/oder die *Lunge* betreffen kann (Abb. 15). Dieses Muster findet sich in der Regel vor dem Hintergrund einer *Herz*-Yang-Leere.
Klinisch finden sich Lippenzyanose, stechende Schmerzen in der Brust, Depressionen und Angst, Engegefühl in der Brust, Frösteln und ein rauher Puls.

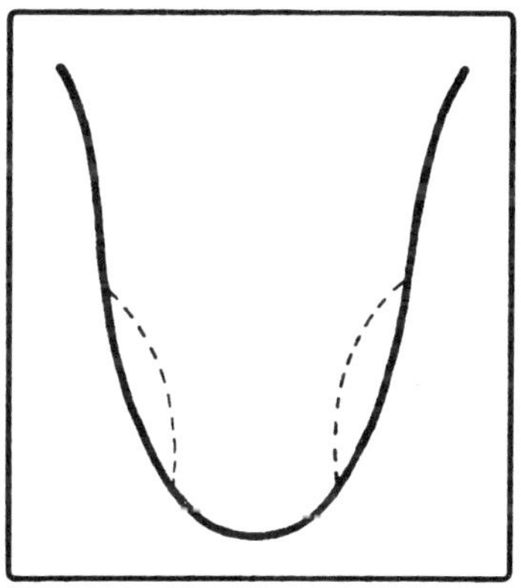

Abb. 15

— Bläulich-purpurner Zungengrund:

Ein bläulich-purpurner Zungengrund läßt Kälte und Blut-Stagnation in der *Niere* vermuten, Ursache ist eine lang vorbestehende *Nieren*-Yang-Leere (wobei es sich oft um die ungünstige Weiterentwicklung aus einer *Milz*-Yang-Leere handelt). Aus der *Nieren*-Yang-Leere erklärt sich die Entstehung innerer Kälte, die die Bewegung des Blutes blockiert und somit seine Stagnation bedingt.
Klinische Zeichen sind Frösteln, kalte Gliedmaßen, Ödeme, Impotenz, wäßrige Stühle, reichlich klarer Urin, Bauchschmerzen und Lumbalgien, der Puls ist tief, befestigt und langsam. Bei Frauen kommen weitere Zeichen dazu, wie Dysmenorrhö mit

heftigen stechenden Schmerzen (aufgrund der Kälte im Unteren Erwärmer und der Blut-Stagnation) und verlängerte Menstruation mit klumpigem Blut.

— Bläulich-purpurn und feucht:

Wenn eine bläulich-purpurne Zunge sehr feucht ist, so daß sie in schweren Fällen sogar tropft, vermuten wir innere Kälte aufgrund von Yang-Leere, die zu Blut-Stagnation geführt hat. Es handelt sich um einen spezifischen Hinweis auf Kälte in *Leber* und *Niere* mit Steifigkeit der Sehnen und Knochen, die von *Niere* und *Leber* kontrolliert werden.
Die klinischen Symptome spiegeln die Pathologie der Kälte in *Leber* und *Niere* wider, wobei die Sehnen, die Knochen und der Bewegungsapparat allgemein in Mitleidenschaft gezogen werden. Zu beobachten sind Frösteln, purpurne Verfärbung, Schmerzen und Kälte an den Extremitäten, Atrophie der Extremitätenmuskulatur, Bewegungseinschränkung bis zur Lähmung und ein tiefer, befestigter Puls. Das Muster entspricht einem spezifischen Typ der Atrophie (Wei-)Syndrome der chinesischen Medizin, das durch Muskelatrophie und Bewegungseinschränkungen oder Lähmungen charakterisiert ist.

Die blaue Zunge

Eine blaue Zunge ist ein Indiz für Kälte, die sich im Innern aufgrund einer Yang-Leere festgesetzt hat, und für Blut-Stagnation. Die Ursachen dieses Zustandes sind dieselben, wie sie bei der blassen Zunge zur Sprache kamen: der übermäßige Genuß kalter und roher Nahrungsmittel und der häufige Aufenthalt in kalter, feuchter Umgebung.
Die klinischen Zeichen sind Frösteln, kalte Extremitäten, wäßrige Stühle, reichlich klarer Urin und Lumbalgien. Zusätzlich ist bei Männern Impotenz zu beobachten, bei Frauen Dysmenorrhö mit verlängerter Periode und spärlichem, klumpigem Menstruationsblut.

Blau ohne Belag

Eine blaue Zunge ohne Belag stellt immer ein Zeichen großer Gefahr dar. Die blaue Farbe des Zungenkörpers zeigt, daß die Kälte im Innern „erstarrt" ist, Folge davon ist die schwere Blut-Stagnation, der fehlende Belag ist ein Anzeichen des totalen Kollapses von Qi und Blut. Wir sehen hier einen der wenigen Fälle, in denen der fehlende Belag eher durch eine extreme Yang-Leere als durch eine Yin-Leere bedingt ist.
Die klinischen Zeichen variieren erheblich, nur schwer lassen sich hier allgemeine Aussagen machen. Häufig sind Frösteln, Schmerzen und Kälte in den Extremitäten, Bauchschmerzen, Lumbalgie, öliger Schweiß, wäßrige Stühle, reichlich klarer Urin, Bewegungseinschränkung bis zur Lähmung, extreme Schwäche; der Puls ist tief, dünn oder zerstreuend. Bei Männern kommt Impotenz dazu, bei Frauen Dysmenorrhö mit verlängerter Periode und spärlichem, klumpigem Menstruationsblut.

Blaues Zentrum mit schlüpfrigem, fettigem Belag

Ist die blaue Färbung offensichtlich nur auf die Zungenmitte beschränkt, so ist die Anwesenheit von innerer Kälte vor allem in *Magen* und *Milz* zu vermuten, Ursache sind *Magen*- und *Milz*-Yang-Leere. Die *Milz*-Yang-Leere wird in diesem Fall auch der Bildung von Feuchtigkeit und Schleim Vorschub leisten, die sich in der Brust ansammeln.
Der Patient leidet unter Engegefühl in der Brust und Spannungsgefühl im Bauch, beim Husten produziert er reichlich dicken, weißen Auswurf, er hat keinen Appetit, ist extrem schwach und leidet unter Durchfällen, die Extremitäten sind kalt, ihm ist schwindelig, und er erbricht; sein Puls ist tief, dünn und langsam.

Die blaue Zunge in der Schwangerschaft

Sehen wir eine blaue Zunge bei einer schwangeren Frau, droht eventuell der Spontanabort. Dies wurde von *Chao Yuan-Fang* in „Discussion of the Symptoms and Origins of Diseases" (10) schon im siebten Jahrhundert beschrieben. *Chao* hatte festgestellt, daß eine blaue Zunge und ein gerötetes Gesicht bei einer Schwangeren den drohenden Tod des Kindes bedeutete, wobei die Mutter überlebte; war jedoch die Zunge rot und das Gesicht der Schwangeren blau, so war der Tod der Mutter zu befürchten, wobei das Kind überlebte.
Beobachtet man bei einer Schwangeren eine blaue Zunge, sollte sie mit Kräutermedizin und Akupunktur behandelt werden, um Qi und Blut zu tonisieren und zu erwärmen.

Weiße Bläschen

Kleine weiße Bläschen, die sich entweder im vorderen Drittel oder im Zungenzentrum befinden, sind ein Hinweis auf Feuchtigkeit. Sie ähneln den roten Punkten insoweit, als sie sich über die Zungenoberfläche erheben, doch ihre Farbe ist eindeutig weiß (Tafel 54).

Die Unterseite der Zunge

Die Untersuchung der Zungenunterseite, hier vor allem der zwei Venen auf beiden Seiten des Zungenfrenulums, sollte fester Bestandteil der routinemäßigen Zungendiagnostik sein. Die klinische Deutung der Zeichen dieses Zungenbereiches wird häufig die Informationen, die durch die Untersuchung der Zungenoberfläche gewonnen wurden, vervollständigen.

Untersuchungsmethode

Wie bei der Untersuchung der Zungenoberfläche darf auch hier die Zunge nicht mit zu großer Kraft herausgestreckt werden, weil dabei die beiden Unterzungenvenen sehr schnell anschwellen können.

Es ist nicht ganz leicht, die Zunge so herauszustrecken, daß die Unterseite sichtbar wird, manch ein Patient gerät dabei in Verlegenheit. Der beste Weg ist wohl, den Patienten zu bitten, die Zunge nach oben zu rollen, wobei die Zungenspitze leicht am harten Gaumen anliegen soll. Häufig ist eine Demonstration durch den Untersucher sinnvoll. Die Untersuchung konzentriert sich auf die Venen beidseits des Frenulums, wobei ihre Farbe und ihre Größe beachtet werden sollte (siehe Tafel 40).

Klinische Bedeutung

Sind die Venen geschwollen, aber nicht dunkel, schließen wir daraus auf Qi-Stagnation; sind sie jedoch dunkel, handelt es sich um Blut-Stagnation; je dunkler, desto schwerer ist die Stase. Obwohl sich dieser Prozeß natürlich in jedem Teil des Körpers abspielen könnte, spiegeln diese beiden Venen doch meistens Blut-Stagnationen im oberen Erwärmer wider. Ist nur eine Vene geschwollen, so entnehmen wir daraus, daß sich die *Blut*-Stagnation weitgehend auf eine Seite des Körpers beschränkt (siehe Tafel 39).

Von großer Bedeutung ist die Tatsache, daß die Venen mit ihrer dunklen Farbe bereits auf eine Blut-Stagnation hinweisen können, bevor der Zungenkörper dunkelrot oder purpurn verfärbt ist. Sind die Venen an der Zungenunterseite also bereits dunkel, ist der Rest der Zunge aber weder dunkel oder purpurn gefärbt, so kann man annehmen, daß die Blut-Stagnation erst kurze Zeit besteht, nicht allzu schwerwiegend ist und vorerst nur den oberen Erwärmer betrifft. Die Veränderungen der Unterzungenvenen können somit als Frühzeichen von Störungen des Qi oder des Blutes gewertet werden, bevor diese Veränderungen sich auf dem gesamten Zungenkörper ausgebreitet haben.

Auch die Dicke der Venen sollte beachtet werden: erweiterte Venen weisen in der Regel auf einen Fülle-Zustand hin, bei dünnen Venen muß man eher von einer Leere ausgehen.

Rötlich-purpurne und glänzende Venen sind ein Hinweis auf feuchte Hitze in der Schicht des Ernährungs-Qi. Gelbliche Venen findet man bei aufsteigender trüber Feuchtigkeit (Tafel 55). Weiße und schlüpfrige Venen lassen feuchte Kälte vermuten, häufig sind sie bei schmerzhaften Obstruktionen zu sehen.

Zusammenfassung

Abschließend bleibt festzuhalten, daß die Farbe des Zungenkörpers wohl den wichtigsten Einzelaspekt der Zungendiagnose darstellt: Sie verschafft uns ein schnelles und klares Bild eines pathologischen Musters. Wenn Zweifel an der Diagnose bestehen aufgrund von widersprüchlichen Befunden, wird die Farbe des Zungenkörpers fast immer einen Hinweis auf den tatsächlichen Zustand geben.

— Ist der Körper blaß, handelt es sich um Yang- oder Blut-Leere, je nachdem ob die Zunge feucht ist oder trocken.

— Ist der Körper rot, handelt es sich um Hitze. Bei vorhandenem Belag schließen wir auf Fülle/Hitze, bei fehlendem Belag auf Leere/Hitze. Rote Punkte oder Flecken sind Indizien für Blut-Stagnation.
— Ist der Körper purpurn, handelt es sich um Blut-Stagnation, die bei bläulich-purpurner Zunge kälte-bedingt, bei purpurroter Zunge jedoch hitze-bedingt ist.
— Ist der Körper blau, handelt es sich um eine Stase aufgrund innerer Kälte.

ANMERKUNGEN

(1) *Chao Bing-Zhang:* A Guide to Tongue Differentiation (Bian She Zhi Nan) (1920). Hinweis durch *Su Xin-Ming.*
(2) *Fu Song-Yuan:* A Collection of Tongues and Coatings. Zitiert in: Tongue Diagnosis in Chinese Medicine (Zhong Yi She Zhen). Universität Beijing für TCM, People's Medical Publishing House, Beijing (1976) 17.
(3) Der Begriff „Blut" bezieht sich in der chinesischen Medizin wie im Englischen (bzw. im Deutschen, Anm. d. Übersetzers) auf eine Flüssigkeit des Körpers, er hat jedoch darüber hinaus eine viel umfassendere Bedeutung. Nach Ansicht der chinesischen Medizin wird Blut aus der Essenz, die von der *Milz* aus der Nahrung extrahiert wird, gebildet. Dieser Prozeß, der in der Bildung des Blutes gipfelt, findet in der Brust unter Mithilfe von *Herz* und *Lunge* statt. Die Aufgaben des Blutes sind die Ernährung und die Befeuchtung. Die Bewegung des Blutes ist auf die treibende Kraft des Qi angewiesen, Qi seinerseits ist von der Ernährung durch das Blut abhängig. Folgende Maxime umschreibt diese Beziehung noch einmal: „Qi ist der Herrscher des Blutes, das Blut ist die Mutter des Qi." Qi-Stagnation wird also nach einer gewissen Zeit zur Blut-Stagnation führen. Außerdem steht das Blut mit den Flüssigkeiten des Körpers in einer Beziehung von gegenseitigem Austausch und Verwandlung. Beide entspringen der Nahrung und werden als Yin angesehen. Aufgrund dieser Wechselbeziehungen zwischen Blut und den Flüssigkeiten und weil beide aus derselben Quelle stammen, werden Blutenlassen und Schwitzenlassen als therapeutische Maßnahmen angesehen, die nicht miteinander kombiniert werden dürfen. So ist auch in dem Werk „Spiritual Axis" nachzulesen: „(Bei) Blutung nicht schwitzen lassen, (bei) Schweißausbrüchen nicht bluten lassen."
Der Zustand der Blut-Leere, wie er in der chinesischen Medizin beschrieben ist, hat in der westlichen Medizin kein Äquivalent in einem bestimmten Krankheitsbild. Anämische Zustände können zwar in den meisten Fällen als Blut-Leere nach chinesischer Terminologie beschrieben werden, aber der Umkehrschluß ist nicht möglich: Man kann ohne Anämie an Blut-Leere leiden. Blut-Leere ist häufig bei Frauen zu finden, und zwar aufgrund der ungenügenden Aufnahme „blutstärkender" Nahrungsmittel, Überanstrengung oder angeborener Schwäche. Gerade bei Frauen hat der Begriff Blut-Leere eine sehr weitreichende Bedeutung, die auch Bereiche umfaßt, welche die westliche Medizin unter hormonellen Störungen einordnen würde.
(4) *Qi Ying-Jie:* Observation of the Tongue in Insomnia. Journal of Traditional Chinese Medicine (Zhong yi za zhi) 28, Nr. 3 (1987) 68.
(5) *Su Xin-Ming:* Persönliche Mitteilungen.
(6) *Ye Tian-Shi:* Discussion of Warm-febrile Diseases. Zitiert in: Tongue Diagnosis in Chinese Medicine, Seite 25.
(7) *Jia Yu-Hua:* Clinical and Experimental Research into the Dark Tongue. Journal of Traditional Chinese Medicine (Zhong Yi za zhi) 33, Nr. 5 (1992) 46.
(8) *Liang Te-Yian:* Differentiation of Syndromes by Examination of the Tongue. Zitiert in: Tongue Diagnosis in Chinese Medicine, Seite 26.
(9) A Collection of Tongues and Coatings. Zitiert in: Tongue Diagnosis in Chinese Medicine, Seite 26.
(10) Siehe Kapitel 1, Anmerkung 29.

Tab. III: Die Farben des Zungenkörpers.

Farbe des Körpers	**klinische Bedeutung**
blaß	etwas trocken: Blut-Leere naß: Yang-Leere
blaß, hellglänzend	Qi- und Blut-Leere, vor allem in *Magen* und *Milz*
rot	mit Belag: Hitze in der Ernährungsschicht oder in der Schicht des Blutes ohne Belag: Yin-Leere mit Hitze
rot und naß	Hitze mit Feuchtigkeitsretention
rot und trocken	mit Belag: Fülle/Hitze verbrennt die Flüssigkeiten ohne Belag: Hitze bei Yin-Leere und Erschöpfung der Flüssigkeiten
rot und glänzend	*Magen*- und/oder *Nieren*-Yin-Leere
scharlachrot	*Lungen*-Yin- oder *Herz*-Yin-Leere
rot mit roten Punkten oder Flecken	Hitze mit Blutstagnation
rot mit Dornen	Hitze in der Ernährungsschicht oder im Oberen oder Mittleren Erwärmer
rot mit purpurnem Fleck im Zentrum	Blut-Stagnation und Hitze im *Magen*
rot und geschält	Hitze bei *Magen*- und *Nieren*-Yin-Leere
dunkelrot mit trockener Mitte	aufloderndes *Magen*-Feuer oder *Magen*-Yin-Leere mit Hitze
purpurrot	Hitze und Blut-Stagnation
purpurrot und geschwollen	extreme Hitze mit Blut-Stagnation und Schädigung des *Herzens* durch Alkohol
bläulich-purpurn	Blut-Stagnation durch innere Kälte
bläulich-purpurn und feucht	Blut-Stagnation durch innere Kälte mit Versteifung von Sehnen und Knochen
blau	schwere innere Kälte mit Blut-Stagnation
blau ohne Belag	schwere innere Kälte mit Stagnation und Erschöpfung der Flüssigkeiten
blaue Mitte	*Milz*-Yang-Leere mit Schleimretention in der Brust
blau bei Schwangeren	drohender Spontanabort
geschwollene Venen auf der Zungenunterseite	Leere und Stagnation des Qi, Blut-Stagnation (bei dunklen Venen)

KAPITEL 6

Die Form des Zungenkörpers

Nach der Untersuchung der Farbe des Zungenkörpers folgt nun als nächster wichtiger Schritt in der Zungendiagnostik die Untersuchung der Form des Zungenkörpers. Der Begriff „Form" bezeichnet hier nicht nur die physikalischen Konturen der Zunge, er umfaßt ebenso ihre Konsistenz, die Beschaffenheit des Gewebes und ihre Beweglichkeit.

Der normale Zungenkörper ist weder zu dünn noch geschwollen, er ist weich und nachgiebig, ohne dabei schlaff zu sein. Zur Zungenspitze hin verjüngt er sich zunehmend. Die Oberfläche sollte nicht durch Risse unterbrochen sein. Eine normale Zunge läßt sich leicht herausstrecken, wobei sie nicht unwillkürlich zittern oder vibrieren sollte; ein normaler Zungenkörper darf nicht steif oder unbeweglich sein.

Unter der Sichtweise der Differenzierung nach den Acht Prinzipien besteht die klinische Bedeutung des Zungenkörpers darin, daß er Hinweise gibt auf Fülle (Exzeß) oder Leere. Zusätzlich spiegelt er den Zustand der *Organe*, des Qi und des Blutes wider. Auch die Form des Zungenkörpers läßt auf den Einfluß bestimmter pathogener Faktoren schließen, z. B. Feuchtigkeit, Schleim oder Wind.

Nichtsdestotrotz wird die klinische Aussagekraft der Form des Zungenkörpers immer auch von seiner Farbe abhängen, die für sich gesehen den aufschlußreichsten Bestandteil und den Dreh- und Angelpunkt der Zungendiagnose darstellt. Um die Bedeutung einer bestimmten Form des Zungenkörpers interpretieren zu können, muß stets auch seine Färbung in die Überlegungen miteinbezogen werden. So kann ein dünner Zungenkörper ein Hinweis auf eine Blut-Leere sein, wenn er gleichzeitig blaß ist; im Gegensatz dazu wird es sich eher um eine Yin-Leere handeln, wenn er rot ist.

Wenn man jeweils auch die Färbung des Zungenkörpers miteinbeziehen muß, warum soll man sich dann überhaupt mit seiner Form befassen? Erstens gibt sie uns weitere Informationen, die jene aus der Beobachtung der Farbe ergänzen können. Zweitens weist eine Veränderung in der Form des Zungenkörpers auf eine schwerwiegendere Störung hin als ein in der Form unveränderter Zungenkörper. Eine rote und geschälte Zunge legt beispielsweise den Verdacht auf eine Yin-Leere nahe: Ist darüber hinaus der Zungenkörper dünn, so handelt es sich sicherlich um ein ernsteres Krankheitsbild mit schlechterer Prognose. Manchmal kann die Farbe des Zungenkörpers sogar normal sein, obwohl seine Form bereits erheblich verändert ist; in diesen Fällen wird die Form des Zungenkörpers zum wegweisenden diagnostischen Merkmal (Tafel 8).

Folgende Formen des Zungenkörpers sollen in diesem Kapitel besprochen werden: dünn, geschwollen, teilweise geschwollen, steif, weich, lang, kurz, rissig, locker, abweichend, starr, beweglich, zitternd, gerollt, Zahneindrücke, ulzeriert und von Geschwüren bedeckt.

Die dünne Zunge

Als dünn wird die Zunge bezeichnet, wenn sie dünner ist als normal und geschrumpft erscheint (siehe Tafeln 7 und 17). Die Konsistenz des Zungenkörpers beruht auf der ausreichenden Versorgung der Zunge mit Flüssigkeiten, die der Zunge ihre Gestalt verleihen. Eine dünne Zunge läßt daher stets eine Leere an Yin, Blut oder Flüssigkeiten vermuten. Manchmal ist die Zunge so dünn, daß sie wie geschrumpft aussieht, was auf der Oberfläche Längsfalten hinterläßt.
Die klinische Bedeutung der dünnen Zunge hängt weitgehend von der Farbe des Zungenkörpers ab. Ist die Zunge blaß und dünn, handelt es sich um Blut-Leere. Ist sie rot und dünn, liegt Yin-Leere nahe. Die üblichen klinischen Erscheinungen bei Blut- und Yin-Leere wurden in Kapitel 5 erläutert; spezifische Symptome sind vom jeweiligen Muster und dem mitbetroffenen *Organ* abhängig.

Die geschwollene Zunge

Die geschwollene Zunge erscheint gegenüber der normalen vergrößert und aufgedunsen, wobei sie in schweren Fällen nahezu den ganzen Mund ausfüllt. Die normale Dicke des Zungenkörpers signalisiert eine normale Versorgung mit Blut und Flüssigkeiten. Die Schwellung der Zunge zeigt, daß zu viele Flüssigkeiten zur Zunge gelangen. Zwei Ursachen sind möglich. Es handelt sich entweder um eine Yang-Qi-Leere, wobei die Flüssigkeiten nicht mehr umgewandelt und weitergeleitet werden, so daß sie sich in der Zunge ansammeln, oder um im Körper befindliche Hitze, die die Flüssigkeiten aufwärts zur Zunge treibt. Ersteres ist ein eher passiver Prozeß, wobei sich die Flüssigkeiten stauen, letzteres ist ein aktiverer Vorgang.
Die geschwollene Zunge ist weit häufiger als die dünne. Die Ursache liegt darin, daß *Milz*-Qi-Leere ein sehr häufig zu beobachtendes Muster darstellt, das in der Regel mit einem gewissen Maß an Feuchtigkeits- oder Schleimansammlung einhergeht, die eine Schwellung der Zunge nach sich zieht. Selbst wenn die *Milz*-Yang-Leere eine Blut-Leere nach sich zieht (denn *Milz* und *Magen* sind die Quelle des Blutes), wird die Zunge nicht dünn (wie man es infolge der Blut-Leere erwarten könnte), da Feuchtigkeit und Schleim sie anschwellen lassen (Abb. 16).
Fünf Typen der geschwollenen Zunge und ihre klinische Bedeutung sollten auseinandergehalten werden: blaß und naß, normale Farbe, frisches Rot, purpurn und dunkelbläulich-purpurn.

Blaß und naß

Ist die geschwollene Zunge zusätzlich blaß und naß, liegt eine Yang-Leere (vor allem *Milz*- und *Nieren*-Yang) vor, deren Folge die Retention von Feuchtigkeit sein wird (siehe Tafel 9). Vermutlich ist dies der häufigste Typ der geschwollenen Zunge. Bei *Milz*- und *Nieren*-Yang-Leere werden die Flüssigkeiten nicht mehr ausreichend

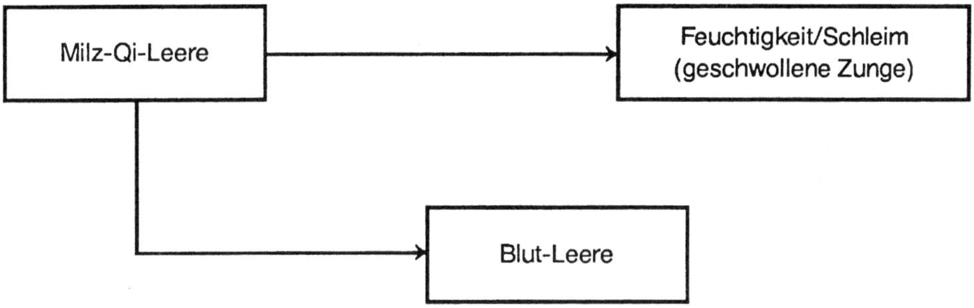

Abb. 16

umgewandelt und weitergeleitet, so daß sie sich im Körper ansammeln und die Schwellung der Zunge verursachen. Die klinischen Symptome der *Milz*- und *Nieren*-Yang-Leere wurden zuvor bereits beschrieben.
Einen besonderen (und ungünstigeren) Zungentyp stellt die blasse, nasse und geschwollene Zunge dar, die von einem klebrigen Belag völlig bedeckt ist. Es handelt sich hier um die Retention von Feuchtigkeit und/oder Schleim, meistens auf dem Boden einer *Milz*-Leere. In seltenen Fällen kann eine geschwollene und etwas schlaffe Zunge auch Hinweis auf eine Schleim-Blockade des Geistes sein (Tafeln 44 und 45).

Normale Farbe

Bei normaler Zungenfärbung ist die geschwollene Zunge ein Indiz für die Retention von Feuchtigkeit in *Magen* und *Milz*. Eine weitere Ursache ist die *Milz*-Qi-Leere, auch hier werden die Flüssigkeiten nicht richtig umgewandelt und weitergeleitet, wobei in diesem Fall noch Anzeichen von Hitze zu finden sind. Die klinischen Zeichen umfassen Völle- und Spannungsgefühl im Abdomen, Appetitverlust, Schweregefühl, Mundtrockenheit, Durst mit der Unfähigkeit, große Mengen zu trinken, Übelkeit und Erbrechen, Bauchschmerzen, lose und teilweise übelriechende Stühle, Brennen am Anus, spärlicher gelber Urin, Fieber, Kopfschmerzen, einen schnellen, dünnen und gleitenden Puls und einen gelben, schlüpfrigen Zungenbelag. (Hier ist der Zungenbelag aufgrund der Hitze gelb, die Feuchtigkeit macht ihn schlüpfrig.)

Frisches Rot

Bei frisch-roter Färbung des Zungenkörpers ist die geschwollene Zunge ein Hinweis auf Hitze in *Magen* und *Herz*. In diesem Fall läßt die *Magen*-Hitze, die auch auf das *Herz* übergegriffen hat, die Zunge anschwellen. (Die Zunge wird als Sproß des *Herzens* angesehen.) In schweren Fällen kommt es zum Koma durch den Hitze-Angriff auf das *Perikard*, wobei das lodernde *Herz*-Feuer aufsteigt und das Bewußtsein trübt.

Dieses Muster entspricht akuten fieberhaften Erkrankungen, wie z. B. Meningitiden. In den anderen Fällen der unkomplizierten *Magen-* und *Herz-*Hitze bestehen die klinischen Zeichen in Durst, dem Verlangen nach kalten Getränken, Erbrechen, Herzjagen, Schlaflosigkeit, Rötung des Gesichts, trockenem Hals und einem schnellen, überflutenden Puls.

Purpurn

Eine purpurne, geschwollene Zunge ist stets ein Hinweis auf Alkoholmißbrauch mit Ansammlung feuchter Hitze. Dieser Zustand wird auch als „alkoholisches Gift im Körper" bezeichnet (siehe Tafel 27).

Dunkel-bläulich-purpurn

Ist die geschwollene Zunge dunkel-bläulich-purpurn gefärbt, liegt vermutlich eine Vergiftung vor, die zur Blut-Stagnation geführt hat.

Die teilweise geschwollene Zunge

Man unterscheidet mehrere Typen der teilweise geschwollenen Zunge, die häufig in der klinischen Praxis zu sehen sind. Ihr Verständnis wird bei der Diagnose eine große Hilfe sein.
In erster Linie sind Fülle- und Leere-Muster auseinanderzuhalten. Obwohl beide zur Schwellung führen können, liegt jedem ein anderer Pathomechanismus zugrunde. Bei Leere ist die Schwellung durch die Qi-Leere verursacht, die ihrerseits zur Ansammlung von Flüssigkeiten führt. Bei Fülle wird die Schwellung durch Fülle und Stagnation des Qi, das sich an der Zunge ansammelt, hervorgerufen. Das Hauptkriterium zur Differenzierung von fülle- und leere-bedingter Schwellung ist die Farbe des Zungenkörpers. Ist der Körper blaß, handelt es sich um eine leere-bedingte Schwellung; ist er rot oder purpurn, so ist die Schwellung hitze-bedingt.
Verschiedenste Typen der teilweise geschwollenen Zunge sind bekannt.

Geschwollene Ränder

Eine Zunge, deren Ränder geschwollen sind, wobei die üppige, breite Schwellung sich mehr auf den mittleren Abschnitt der Zunge konzentriert, wird in der Regel normal gefärbt oder blaß sein (siehe Abb. 17 und Tafel 8).
Die Schwellung ist ein Hinweis auf *Milz*-Qi- oder *Milz*-Yang-Leere. Ist *Milz*-Yang-Leere die Ursache, so sind die Ränder zudem naß. Dieser Zungentyp ist in der Praxis häufig zu beobachten. Manchmal weisen die Ränder zusätzlich zur Schwellung Querrisse auf, die ebenfalls ein Hinweis auf eine lange vorbestehende *Milz*-Yang-Leere sind.

Die klinischen Manifestationen der *Milz*-Qi-Leere waren zuvor bereits erläutert worden.

Geschwollene Seiten

Die Zunge mit geschwollenen Seiten wird in der Regel rot oder purpurn sein. Dieser Typ der Schwellung ist durch einen dünnen Streifen, der sich entlang der gesamten Länge der Zunge auf beiden Seiten hinzieht, charakterisiert. Hierin unterscheidet er sich auch von der Zunge mit geschwollenen Rändern: Die Schwellung ist gleichmäßig entlang der gesamten Länge des Zungenkörpers verteilt, und sie reicht weniger weit in die Zungenmitte hinein (siehe Tafeln 2, 7, 12 und 23 und Abb. 18).

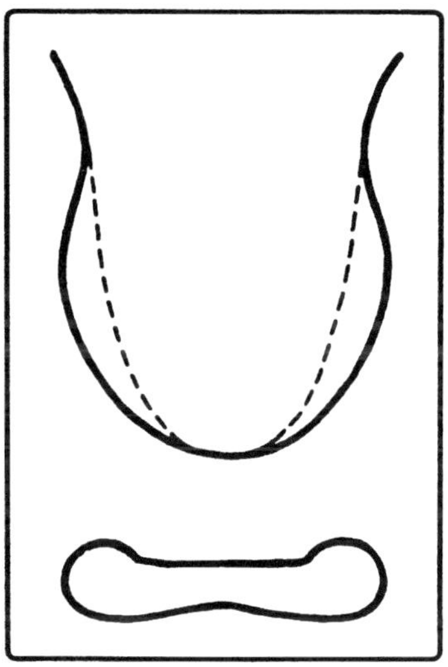

Abb. 17

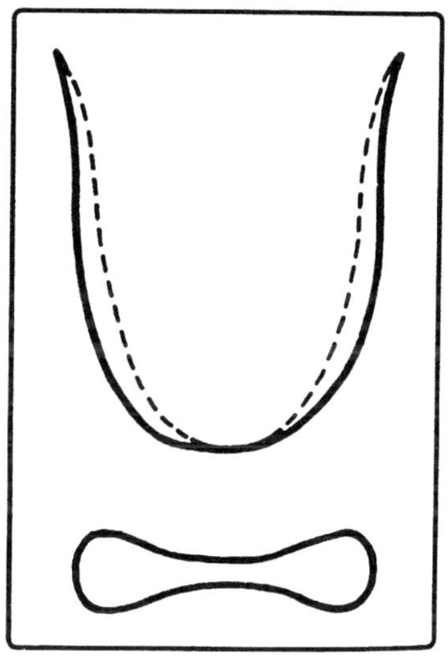

Abb. 18

Eine so geartete Schwellung weist auf aufsteigendes *Leber*-Yang oder *Leber*-Feuer hin. In diesem Fall wird der Zungenkörper eindeutig rot, dunkelrot oder purpurn (bei Blut-Stagnation) sein.
Weitere klinische Manifestationen sind Schwindel, Kopfschmerzen, Sehstörungen, Reizbarkeit, Mundtrockenheit, bitterer Mundgeschmack, Verstopfung, dunkler gelber Urin und ein gespannter Puls.

Geschwollene Spitze

Bei normalem Zungenkörper mit ausschließlicher Schwellung der Zungenspitze wird sicher ein Problem im Funktionskreis *Herz* vorliegen. Die exakte klinische Deutung muß anhand anderer Aspekte der Zunge erfolgen, vor allem der Farbe des Zungenkörpers. Ist der Zungenkörper rot oder dunkelrot, läßt die geschwollene Zungenspitze auf loderndes *Herz*-Feuer schließen. In diesem Fall wird die Zungenspitze intensiver gerötet sein als der Rest der Zunge. Ist der Zungenkörper jedoch normal und nur die Spitze geschwollen, handelt es sich sicherlich um *Herz*-Qi-Leere (siehe Tafeln 18 und 21).

Loderndes *Herz*-Feuer ist durch bitteren Mundgeschmack und Durst charakterisiert, dem Patienten wird es zu heiß, er leidet an Schlaflosigkeit und Reizbarkeit, das Gesicht ist gerötet, Mund und Lippen sind ulzeriert, der Puls ist überflutend und schnell.

Herz-Qi-Leere äußert sich in Herzjagen, Belastungsdyspnoe, blassem Gesicht und einem schwachen oder leeren Puls.

Schwellung zwischen Spitze und Zentrum

Bei der zwischen Spitze und Zentrum (entspricht dem *Lungen*-Areal) geschwollenen Zunge sind zwei Typen zu unterscheiden: Entweder findet sich eine Schwellung des *Lungen*-Areals auf einem normalen Zungenkörper, oder die Schwellung des *Lungen*-Areals ist in einen insgesamt geschwollenen Zungenkörper eingebettet (siehe Tafeln 7 und 12). Ein solches Erscheinungsbild des Zungenkörpers findet sich meistens bei blassen oder normal gefärbten Zungen.

Schwellungen dieser Art legen den Verdacht auf eine *Lungen*-Qi-Leere mit Feuchtigkeitsretention in der *Lunge* nahe. Häufig wird sie vor allem bei chronischer *Lungen*-Qi-Leere oder *Milz*-Qi-Leere zu finden sein, beide führen zur Ansammlung von Schleim in der *Lunge*.

Klinische Zeichen sind folgende: Engegefühl in der Brust (d. h. eine Art Erstickungsgefühl oder ein unangenehmes Gefühl in der Brust, das der Patient schwer beschreiben kann), eventuell Husten mit reichlich weißem Sputum, Appetitlosigkeit, Lethargie, der Puls ist leer oder etwas gleitend oder dünn und gleitend.

Schwellung entlang eines zentralen Risses

Diese Schwellung befindet sich auf beiden Seiten eines mittelständigen Risses, der sich bis zur Zungenspitze hinzieht (siehe Tafel 8 und Abb. 19).

Derartige Schwellungen sind auf normal gefärbten oder roten Zungen zu finden. Auf der roten Zunge sind sie ein Anzeichen von *Herz*-Feuer, auf der normalen Zunge weisen sie auf *Herz*-Qi-Leere hin. In beiden Fällen müssen wir eine Dilatation des Herzens annehmen, die mit beständiger Überarbeitung und überhöhten Ansprüchen an die eigene Leistungsfähigkeit in Zusammenhang stehen kann.

Die klinischen Manifestationen sind die von *Herz*-Feuer oder *Herz*-Qi-Leere. Zusätzlich leidet der Patient unter Kurzatmigkeit und Engegefühl in der Brust, der *Herz*-Puls ist überflutend.

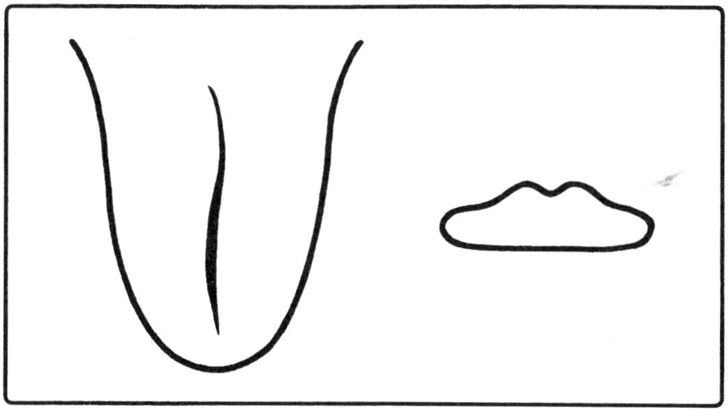

Abb. 19

Schwellung einer Zungenhälfte

Ist nur eine Hälfte des Zungenkörpers (in Längsrichtung gesehen) so geschwollen, daß die Mittellinie über die Zungenmitte hinausgeschoben wird (siehe Abb. 20 und Tafel 16), müssen wir eine Qi- und Blut-Leere in den Meridianen der Körperhälfte dieser Seite annehmen. Hier sind nicht die inneren *Organe* betroffen, sondern ausschließlich die Meridiane und die Muskeln. Ursachen der einseitigen Schwäche der Meridiane sind fortschreitende Mangelernährung der Meridiane durch *Magen-* und *Milz*-Leere oder die Schädigung der Meridiane nach einer längeren fieberhaften Erkrankung. Beide Fälle wären als leichte Verlaufsformen des Atrophiesyndroms anzusehen, wobei nur die Meridiane betroffen sind.
Die weiteren klinischen Zeichen sind Schwächegefühl in einer Körperhälfte, teilweise Schwäche eines Beines oder Verminderung der groben Kraft einer Hand, und „Ameisenlaufen“ oder Taubheitsgefühl einer Körperhälfte.

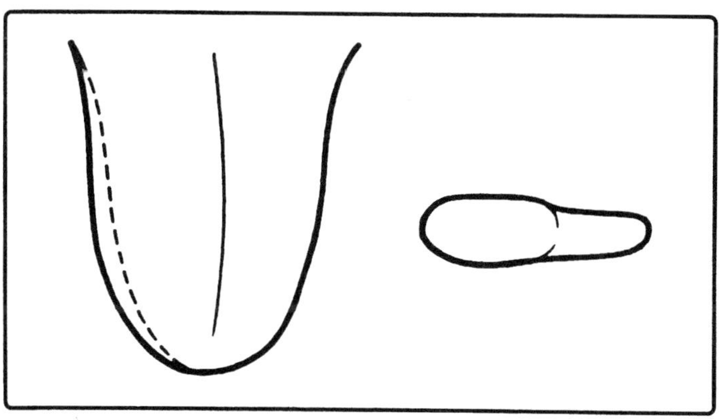

Abb. 20

Die Schwäche der Meridiane wäre über die Tonisierung der Yang-Ming-Meridiane und der *Milz* zu behandeln, hierdurch werden Qi und Blut der Meridiane tonisiert.

Eng begrenzte Schwellung einer Seite

Die Zunge, die einseitig eine Schwellung eines bestimmten Areals aufweist, darf nicht mit dem vorhergehenden Zungentyp verwechselt werden, bei dem die gesamte Zungenhälfte geschwollen ist (siehe Abb. 21).

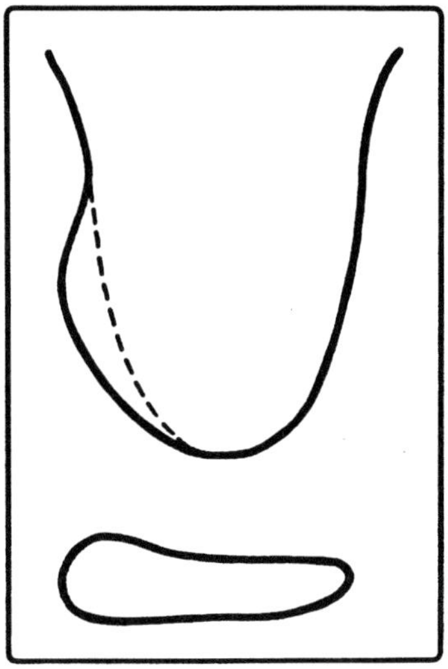

Abb. 21

Streng lokalisierte einseitige Schwellungen sind ein Zeichen von Qi-Leere oder Qi-Stagnation in dem Anteil des Körpers, der mit dem geschwollenen Zungenareal korrespondiert. Entscheidend ist die Farbe des Zungenkörpers. Ist sie normal, spiegelt die Schwellung eine Qi-Leere wider, ist sie rot, so weist die Schwellung auf eine Qi-Stagnation hin.
Die häufigste Lokalisation derartiger Schwellungen ist das vordere Drittel der einen Zungenhälfte, also in dem Areal, das mit dem Thorax korrespondiert. Die Schwellung ist meistens auf einer blassen oder normal gefärbten Zunge zu finden, sie legt den Schluß auf Qi-Leere im Thorax nahe, eventuell verknüpft mit Feuchtigkeitsretention.
Bei rotem Zungenkörper ist die lokalisierte Schwellung ein Anzeichen für Qi- oder Blut-Stagnation im mit dem Zungenareal korrespondierenden Teil des Körpers. Befindet sich die Schwellung im vorderen Drittel der Zunge, vermuten wir Qi-Stagnation im Thorax, die häufig eine Folge von emotionalen Problemen wie Kummer oder Depressionen ist.

Andere klinische Erscheinungen, die sowohl zur Qi-Leere als auch zur Qi-Stagnation im Thorax gehören, sind Kurzatmigkeit und Engegefühl in der Brust. Weitere Zeichen der Qi-Stagnation sind Herzjagen, Depressionen und ein gespannter Puls.

Schwellung einer Hälfte der Zungenoberfläche

Ist der Zungenkörper auf einer Längshälfte oberflächlich so geschwollen, daß sich eine Hälfte der Oberfläche über die andere erhebt (siehe Tafel 32 und Abb. 22), liegt eine *Lungen*-Qi-Leere der betroffenen Seite nahe. Ursache dieses Schwellungstyps kann eine *Lungen*-Leere sein, denn die *Lunge* ist ein bilateral angelegtes *Organ*, dessen eine Seite von einer Leere stärker betroffen sein kann als die andere.
Die klinischen Symptome der *Lungen*-Qi-Leere wurden zuvor bereits beschrieben.

Hammerförmige Zunge

Ein reichlich mißgestalteter Zungenkörper oder ein Zungenkörper, der zwar im Bereich des Zungengrundes normal groß ist, dessen vorderes Drittel jedoch wie ein Hammer aufgetrieben ist, muß immer den Verdacht auf einen ernsten Zustand erregen (siehe Abb. 23).

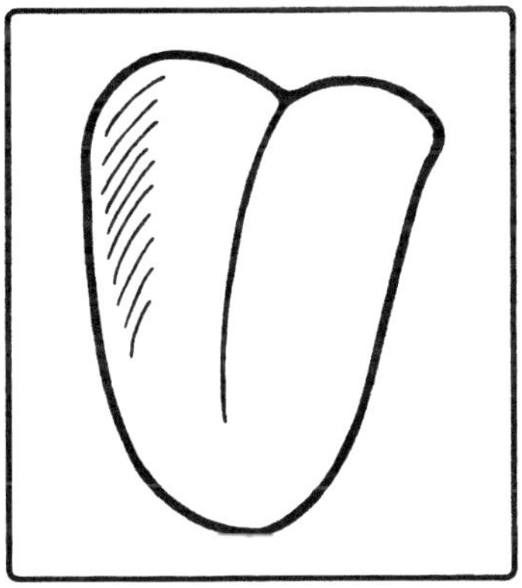

Abb. 22

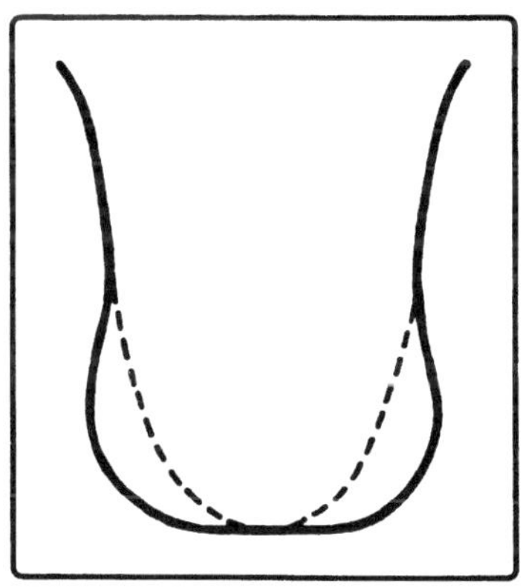

Abb. 23

Eine derartige Schwellung wird nur im Rahmen einer langjährigen pathologischen Störung zu beobachten sein. Meistens ist sie das Abbild einer schweren *Milz*- und *Magen*-Qi-Leere.
Ursächlich mitbeteiligt sind Überarbeitung, unregelmäßige Eßgewohnheiten, zu frühes Arbeiten nach dem Essen und exzessive sexuelle Aktivität über Jahre hinweg.
Die anderen klinischen Erscheinungen variieren erheblich. Auf jeden Fall ist ein derartiger Zungenkörper immer ein Hinweis auf eine schwere Schädigung der Nahrungs-

substanzen und der Energien des Körpers, und somit ist dieser Zustand auch schwer zu therapieren.

Schwellung des vorderen Zungendrittels

Diese Schwellung bezieht die gesamte vordere Zungenregion mit ein, so daß nahezu ein Drittel des Zungenkörpers, ausgehend von der Zungenspitze, betroffen ist (siehe Tafel 50). Hier liegt in der Regel eine chronische Schleimretention in der *Lunge* zugrunde, wie sie häufig beim Asthma vom Spättyp zu beobachten ist. Folgende Erscheinungen stehen im Vordergrund: Druck- und Schweregefühl in der Brust, Keuchen, leichte Kurzatmigkeit, produktiver Husten und ein gleitender Puls.

Die starre Zunge

Eine starre Zunge hat ihre Geschmeidigkeit und Biegsamkeit verloren. Sie erscheint hart und nicht mehr frei beweglich. Dieser Zungentyp kommt in verschiedensten Situationen vor. Im Verlauf einer akuten Erkrankung mit intensiver Hitze, hohem Fieber und Delirium ist die starre Zunge ein Hinweis darauf, daß die Hitze in das *Perikard* eingedrungen ist. Delirium, verwaschene Sprache oder Aphasie treten in Erscheinung, da das *Herz* der „Wohnsitz des Geistes" ist und die Zungenmuskulatur kontrolliert. In diesem Fall ist die Zunge rot oder dunkelrot.
Bei chronischen Erkrankungen mit trockener und roter oder dunkelroter Zunge zeigt uns die Starre des Zungenkörpers, daß intensive Hitze die Körperflüssigkeiten geschädigt hat, was zur Mangelernährung der Sehnen, Muskeln und Meridiane geführt hat (siehe Tafel 27). Auch Bewegungseinschränkungen und Muskelsteifigkeit sind in diesem Fall möglich. Wenn der Zungenkörper rot, die Zungenspitze dabei noch intensiver gerötet, und die Zunge trocken ist, müssen wir bei einem starren Zungenkörper auf loderndes *Herz*-Feuer schließen, das die Flüssigkeit der Zunge ausgetrocknet hat (siehe Tafel 11). In dem Werk „The Guide to Tongue Differentiation" wird folgende Beobachtung mitgeteilt: „Ist die Zunge rot und starr, liegt in den *Organen* extreme Fülle/Hitze vor."
Ist eine starre Zunge nicht rot, sondern blaß oder normal gefärbt, so ist der Einfluß inneren Windes anzunehmen. Häufig wird man dies bei Patienten beobachten können, die eine „Windschlag-Attacke" erlitten haben (eine Diagnose, die mit dem zerebralen vaskulären Insult der westlichen Medizin zu vergleichen ist) und nun eine Halbseitenlähmung mit oder ohne Gesichtsasymmetrie aufweisen. Aus der Sicht der chinesischen Medizin wird der Windschlag durch aufkommenden *Leber*-Wind in Verbindung mit anderen Faktoren ausgelöst. Die starre Zunge kann auch bereits vor der Windschlag-Attacke erscheinen, wobei sie dann als diagnostisches Frühzeichen zu bewerten ist, wenn gleichzeitig eine Taubheit der ersten drei Finger einer Hand zu beobachten ist (2). Extreme innere Hitze wühlt die *Leber* so auf, daß dabei innerer Wind aufkommt.

Die Bedeutung der starren Zunge war bereits in „Simple Questions“ erkannt worden: „Tritt Wind in den Körper ein ..., wird die Zunge starr“ (3). Ebenso konstatiert der „Classic of Central Treasure“: „Wenn *Herz* und *Milz* vom Wind angegriffen werden, wird die Zunge starr, so daß der Patient nicht sprechen kann“ (4). Wie aus dem Vorangehenden zu entnehmen, ist eine starre Zunge niemals nur Zeichen eines Problems in den Meridianen, sondern sie spiegelt stets eine Disharmonie der inneren *Organe* wider. Ursachen sind Hitze (mit roter oder dunkelroter Zunge) oder innerer Wind (mit blasser oder normal gefärbter Zunge). Dies wurde auch schon durch *Sun Si-Miao* in „Thousand Ducat Prescriptions“ festgestellt: „Ist die Zunge starr und kann der Patient nicht sprechen, befindet sich die Krankheit in den *Organen*“ (5).

Die anderen klinischen Erscheinungen sind von den spezifischen pathologischen Prozessen, die mitwirken, abhängig. Wenn Hitze ins *Perikard* eintritt, finden wir Delirium, verwaschene Sprache, Aphasie, hohes Fieber, Krampfanfälle und einen schnellen, überflutenden Puls. Es handelt sich hier um einen hochakuten Zustand.

Die Zeichen der Hitzeschädigung der Flüssigkeiten variieren erheblich, je nachdem, welches *Organ* am stärksten betroffen ist. Auf jeden Fall werden wir jedoch die Symptome der Mangelernährung in Sehnen, Muskeln und Meridianen finden, z. B. Muskelsteifigkeit, Krämpfe, Bewegungseinschränkungen und Gehschwierigkeiten.

Loderndes *Herz*-Feuer äußert sich unter anderem in Schlaflosigkeit, Durst, bitterem Mundgeschmack, Reizbarkeit, Herzjagen, Geschwüren im Mund, Gesichtsrötung und einem schnellen, wellenartigen Puls.

Die Folgen des Windschlages werden in Halbseitenlähmung, Gesichtsasymmetrie, verwaschener Sprache, Muskelsteifigkeit und Abweichung der Zunge sichtbar.

Die weiche Zunge

Eine weiche Zunge ist schlaff und relativ unbeweglich (siehe Tafel 7). In schweren Fällen sieht sie verschrumpelt aus und weist zahlreiche Linien auf der Oberfläche auf. Die weiche Zunge darf nicht mit der normalen Zunge verwechselt werden, die ebenfalls weich, aber nicht schlaff ist. Außerdem ist die normale Zunge biegsam und beweglicher als die weiche Zunge.

Die weiche Zunge ist immer eine Folge mangelhafter Ernährung aufgrund eines Mangels an Körperflüssigeiten. In „The Differentiation of Syndromes by Examination of the Tongue“ wird festgestellt, daß „die Zunge weich ist, wenn die Muskeln weich sind“ (6). Bei weicher und blasser Zunge vermuten wir *Herz* und *Milz*-Qi-Leere neben Blut-Leere. Die Zunge wird weich, da sie nicht ausreichend mit Flüssigkeiten und Blut versorgt wird. Hauptverursacher eines solchen Zustandes wird die Leere des Qi der *Milz* sein, diese ist nicht mehr in der Lage, Blut zu produzieren und die Flüssigkeiten zu bewegen. Die daraus entstehende Blut-Leere zieht das *Herz* (welches immer durch eine Blut-Leere geschwächt werden wird) in Mitleidenschaft und somit auch die Zunge. Gleichermaßen bedingen *Milz*- und *Herz*-Qi-Leere und Blut-Leere eine Mangelernährung der Muskeln und der Meridiane, die sich in Gliederschwäche und in

schweren Fällen in Muskelatrophie manifestiert. Die weiteren klinischen Erscheinungen sind Herzjagen, Schlaflosigkeit, Schwäche, Appetitlosigkeit, Durchfälle, übersteigertes Schlafbedürfnis und ein schwacher Puls.
Wenn die Zunge rot und weich ist, schließen wir daraus, daß Hitze die Körperflüssigkeiten geschädigt hat. Anhand des vorhandenen oder fehlenden Zungenbelags wäre hier zu entscheiden, ob es sich um fülle- oder leere-bedingte Hitze handelt. Auf jeden Fall wird die weiche Zunge, die auch gerötet ist, immer ein Anzeichen intensiver Hitze sein. Die hitze-bedingte Schädigung der Flüssigkeiten zieht die Mangelernährung der Sehnen und Meridiane nach sich, die der Yin-Flüssigkeiten und des Blutes beraubt sind. Auch hier kann Gliederschwäche die Folge sein oder in schweren Fällen auch Muskelatrophie und Einschränkung der Gehfähigkeit.
Hat die rote, weiche Zunge einen Belag, ist Fülle/Hitze anzunehmen, die in *Lunge, Herz, Leber* oder *Magen* lokalisiert sein kann. (Die klinischen Manifestationen der Hitze in diesen *Organen* wurden schon beschrieben.) Das häufigste Muster, das für eine rote und weiche Zunge Anlaß gibt, ist Hitze, die in die *Lunge* eindringt und die nicht richtig behandelt wurde, so daß sie tiefer nach innen fortschreitet. Die Hitze verbrennt die Körperflüssigkeiten und behindert die *Lunge* in ihrer Aufgabe der Verdampfung von Flüssigkeiten, so daß diese absinken. Klinisch zeigt sich dieser Zustand in trockenem Husten oder in Husten, der spärliches gelb-eitriges Sputum produziert, Nasenbluten, Halsschmerzen, Mundtrockenheit, Fieber, Unruhe, Nasenflügeln, und einem schnellen, vollen und überflutenden Puls.
Ist die Zunge tiefrot, weich und sehr trocken, liegt eine extreme Leere des *Nieren*-Yin vor, die zu einem schweren hitze-bedingten Verbrauch der Körperflüssigkeiten geführt hat. Die tiefrote Zungenfärbung ist Folge des *Leere*/Feuers, die Trockenheit und die weiche Beschaffenheit der Zunge sind Ergebnis des Mangels an Flüssigkeiten. Es handelt sich hier um einen sehr ernsten Zustand. Die weiteren Zeichen der *Nieren*-Yin-Leere wurden weiter oben bereits beschrieben.
Unabhängig von sonstigen Merkmalen gibt die weiche Zunge immer einen Hinweis auf eine Mangelernährung der Meridiane und auf einen Mangel an Flüssigkeiten. Aus der Sicht der Differenzierung nach den Acht Prinzipien handelt es sich bei einer weichen Zunge stets um einen Leere-Zustand, der jedoch auch mit Aspekten der Fülle, etwa Hitze, verknüpft sein kann.

Die lange Zunge

Eine lange Zunge ist eher schmal, jedoch unverändert in der vertikalen Dicke. Wird eine lange Zunge herausgestreckt, so ragt sie weiter als normal aus dem Mund heraus, so daß auch der Zungengrund deutlich sichtbar wird.
In der Regel steht eine lange Zunge mit Hitze in Verbindung und ist somit auch rot. Häufig geht sie mit *Herz*-Hitze einher, sie ist aus der Sicht der chinesischen Medizin (sicher nicht aus der Sicht der westlichen Medizin) ein Hinweis auf eine konstitutionsbedingte Anfälligkeit für Probleme im Funktionskreis *Herz*.

Ist die lange Zunge rot und weist sie eine geschwollene und stärker gerötete Spitze auf, haben wir ein Indiz für Schleim und Feuer im *Herzen*. Menschen mit diesem Syndrom haben manchmal die Eigenart, ähnlich wie eine Schlange, die Zungenspitze häufig herauszustrecken und wieder zurückzuziehen. Andere klinische Manifestationen sind Schlaflosigkeit, geistige Unruhe, zusammenhangloses Reden, unmotiviertes Lachen, Rötung des Gesichts, Mundtrockenheit, Durst, Geschwüre im Mund, dunkler gelber Urin, und ein schneller, voller und überflutender Puls.

Die kurze Zunge

Eine kurze Zunge läßt sich nicht ganz aus dem Mund herausstrecken und erscheint etwas zusammengezogen. Zwei Hauptursachen der kurzen Zunge sind bekannt, wobei die eine leere-, die andere fülle-bedingt ist. Die Zunge kann einerseits kurz sein, wenn innere Kälte die Sehnen und Muskeln so versteift, daß die für die Zungenbewegungen zuständigen Muskeln sie nicht mehr herausstrecken können; andererseits, wenn Fülle/Hitze die Körperflüssigkeiten geschädigt hat, so daß der Zunge die Geschmeidigkeit fehlt, um herausgestreckt werden zu können.
Es gibt vier Typen der kurzen Zunge: blaß und kurz, rot und kurz, trocken und kurz und geschwollen und kurz.

Blaß und kurz

Eine blasse, kurze Zunge ist ein Hinweis auf Leere von Qi und Yang, was zur Bildung innerer Kälte führt, diese versteift und kontrahiert die Muskeln und Sehnen. Die Yang-Leere macht die Zunge blaß und kurz, da die Kälte die Zungenmuskulatur versteift. Wir sehen diesen Zustand häufig bei *Milz*- oder *Nieren*-Yang-Leere, deren Symptome schon beschrieben worden sind.

Rot und kurz

Eine rote, kurze Zunge ist das Resultat extremer innerer Hitze, die die *Leber* aufwühlt und inneren Wind aufkommen läßt. Wind ruft Kontraktionen und Lähmungen hervor, somit ist die Zunge kurz und kontrahiert. Vor allem nach einer Windschlag-Attacke wird dieser Zungentyp zu beobachten sein. Auch vor einer Windschlag-Attacke ist manchmal eine solche Zunge zu beobachten, wobei sie dann ein wertvolles diagnostisches Frühzeichen darstellt. Neben der Kürze ist diese Zunge auch durch die Seitenabweichung charakterisiert, ein weiteres Indiz innerer Hitze. (Weitere Informationen zum Windschlag sind bei der Besprechung der abweichenden Zunge nachzulesen.)

Tiefrot, trocken und kurz

Eine tiefrote, trockene und kurze Zunge weist darauf hin, daß extreme Hitze die Körperflüssigkeiten geschädigt hat, die nun die Zunge nicht mehr ausreichend ernähren, so daß sie nicht mehr richtig herausgestreckt werden kann. Eine Ursache kann *Leber*-Hitze sein, deren klinische Zeichen schon beschrieben wurden. Eine tiefrote, trockene und kurze Zunge ohne Belag kann nicht mehr herausgestreckt werden, da eine völlige Erschöpfung der Yin-Flüssigkeiten dies verhindert (siehe Tafel 3).

Geschwollen und kurz

Eine geschwollene, kurze Zunge legt den Verdacht nahe, daß sich feuchter Schleim in Sehnen und Muskeln festgesetzt hat, so daß die Zunge nicht weiter herausgestreckt werden kann. Häufige Ursache ist hier die Leere des *Yang* der *Milz* oder der *Lunge*, so daß die Flüssigkeiten nicht mehr umgewandelt werden, sich ansammeln und feuchten Schleim bilden.

Die rissige Zunge

Eine rissige Zunge wird in der Praxis häufig zu sehen sein. Die Risse auf der Zungenoberfläche ähneln denen, die sich nach einer langen Trockenheitsperiode im Boden bilden. Sie können in Anzahl und Größe stark variieren, von kaum sichtbaren Linien bis zu sehr tiefen Rissen. Eine schlaffe Zunge ist manchmal so weich, daß sie an der Oberfläche wie verschrumpelt aussieht, diese Linien dürfen nicht fälschlicherweise als Risse gedeutet werden.
Die klinische Bedeutung der Risse hängt von der Farbe des Zungenkörpers ab, von der Lokalisation, der Form und der Tiefe der Risse. Die bei weitem häufigste Ursache der Risse ist Austrocknung durch Erschöpfung der Körperflüssigkeiten oder des Yin. Dieser Zustand wurde auch in „A Collection of Tongues and Coatings" beschrieben: „Bei einem Fülle-Muster des *Herzens* ... wird die Hitze die Zunge rissig machen" (7).
Ein geläufiger Typ der rissigen Zunge weist einen tiefen mittelständigen Riß auf, der bis zur Zungenspitze reicht und die Überaktivität des *Herz*-Feuers widerspiegelt.
Die meisten Typen der rissigen Zunge werden in der folgenden Passage aus „A Guide to Tongue Differentiation" aufgeführt:

> „Eine rissige Zunge zeigt die Erschöpfung des Blutes an. Die Erkrankung ist um so leichter, je weniger zahlreich und je oberflächlicher die Risse sind. Je zahlreicher und je tiefer die Risse sind, desto schwerer ist auch die Krankheit. Horizontale Risse sind ein Zeichen von Yin-Leere; eisschollenähnliche Anordnung der Risse ist ein Zeichen von altersbedingter Yin-Leere. Finden sich die Risse auf einer blassen Zunge, vermuten wir *Milz*-Leere mit der Retention von Feuchtigkeit ... Ist die gesamte Zunge tiefrot, jedoch ohne Belag und zeigt sie kurze horizontale Risse, nehmen wir Yin-Leere mit Erschöpfung der Flüssigkeiten an ... Kurze unregelmäßige Risse sind ein Zeichen von Trockenheit im *Magen* mit Verbrauch der Flüssigkeiten und von Fülle/Hitze im Innern" (8).

Lange horizontale Risse

Lange horizontale Risse sind im allgemeinen Zeichen der Yin-Leere, sie sind in der Regel (aber nicht ausschließlich) auf roten Zungen ohne Belag zu finden (siehe Abb. 24). Auch auf normalen Zungen kommen sie vor, hier handelt es sich um einen weniger ernsten Zustand als bei rotem Zungenkörper ohne Belag. Bei roter Zunge betrifft die Yin-Leere die *Niere*, bei normaler Zungenfarbe dagegen *Magen* und/oder *Lunge*.

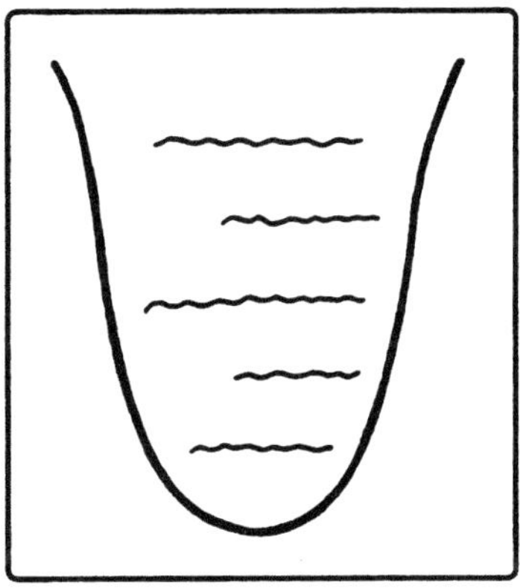

Abb. 24

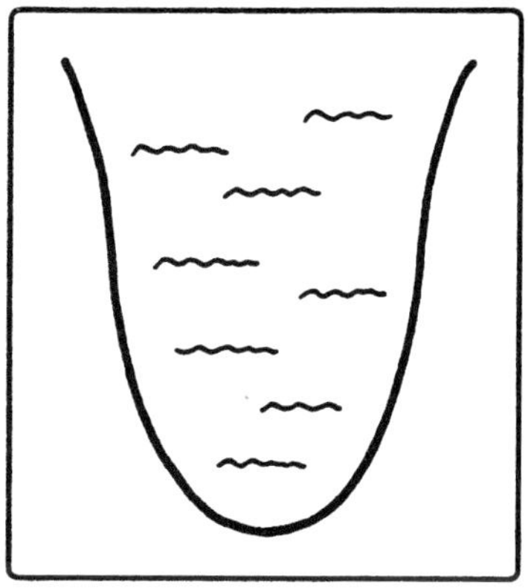

Abb. 25

Kurze horizontale Risse

Die klinische Bedeutung kurzer horizontaler Risse ist mit der von langen horizontalen Rissen vergleichbar (siehe Abb. 25). Auch sie weisen auf Yin-Leere hin, wobei sie häufiger auf einer roten Zunge ohne Belag zu finden sind. Kurze horizontale Risse sind gleichermaßen ein Anzeichen von Hitze, die durch Yin-Leere bedingt wird.

Eisschollenähnliche Risse

Bei älteren Menschen sind häufig eisschollenähnliche Risse (siehe Tafel 13 und Abb. 26) zu sehen, sie sind durch die altersbedingte Yin-Leere zu erklären. Im Alter entwickelt sich sehr häufig eine Yin-Leere, da sich die Energie der *Nieren* im Laufe der Jahre verbraucht. In diesem Fall ist die Zunge rot oder normal gefärbt. Bei normaler Färbung haben die Risse nur geringe

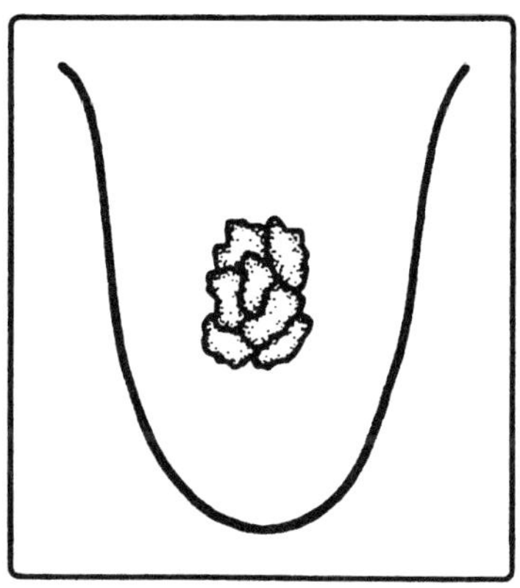

Abb. 26

klinische Bedeutung; ist die Zunge jedoch rot ohne Belag, lassen die Risse ein fortgeschrittenes Stadium von hitze-bedingter Yin-Leere vermuten. Menschen, die dieses Muster aufweisen, leiden vermutlich auch unter Nachtschweiß und Gelenkschmerzen aufgrund der Erschöpfung der Yin-Flüssigkeiten, die die Sehnen und Meridiane nicht mehr ernähren. Bei Frauen mit Problemen in der Menopause werden wir den beschriebenen Zungentyp häufiger sehen.

Unregelmäßige Risse

Kurze, unregelmäßige Risse (siehe Tafel 25 und Abb. 27) sind Zeichen einer *Magen*-Yin-Leere. Da der *Magen* die Quelle der Körperflüssigkeiten ist, wird seine Fehlfunktion notwendig zu einem Mangel an Flüssigkeiten führen. Die kurzen unregelmäßigen Risse sind bereits im Frühstadium einer Yin-Leere zu sehen, wenn die Zunge selbst noch normal gefärbt ist.

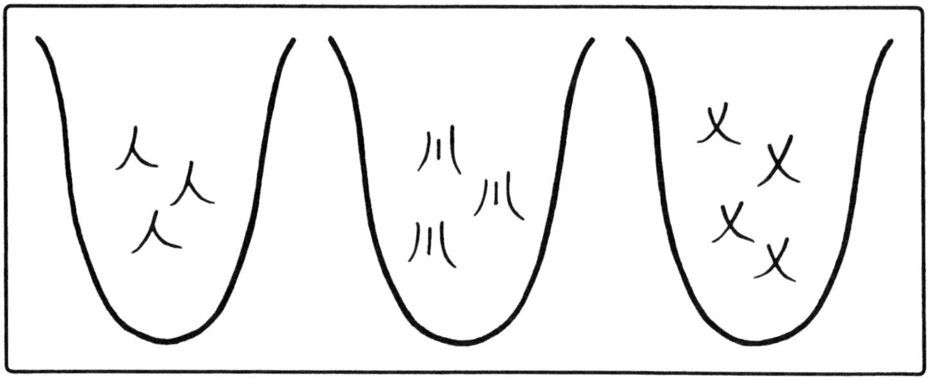

Abb. 27

Querrisse an den Rändern

Querrisse (siehe Tafeln 34, 37 und Abb. 28) werden auf einer normal gefärbten Zunge zu finden sein. Grundsätzlich sind sie Anzeichen einer lange bestehenden *Milz*-Qi- bzw. *Milz*-Yin-Leere. Die Risse befinden sich an den Rändern, meistens aber nur im Bereich des mittleren Drittels der Zunge. Erscheinen die Ränder rissig, naß und etwas schaumig, müssen wir auf eine lange vorbestehende *Milz*-Yang-Leere schließen. In diesem Fall kann das *Milz*-Yang die Flüssigkeiten nicht mehr umwandeln und weiterleiten, so daß sie sich an der Zunge ansammeln.

Vertikaler Riß in der Zungenmitte

Ein breiter, flacher Riß in der Mittellinie des mittleren Zungendrittels (siehe Tafel 25 und Abb. 29) ist bei normaler Färbung der Zunge mit Belag ein Indiz für *Magen*-Qi-Leere, ohne Belag ist er ein Zeichen für *Magen*-Yin-Leere. Im letzteren Fall läßt er den Schluß zu, daß die Yin-Leere bisher nur den *Magen* betrifft, die *Nieren* jedoch noch nicht erreicht hat.
Wenn ein so gestalteter Riß innen einen klebrigen, gelben, trockenen und körnigen Belag aufweist, ist Schleim-Feuer im *Magen* anzunehmen. Der Patient wird über zu großen Appetit mit Völlegefühl nach dem Essen klagen und über Mundtrockenheit, Durst mit dem Bedürfnis, in kleinen Schlucken zu trinken, Zahnfleischbluten, Erbrechen, und, in schweren Fällen, Bluterbrechen.

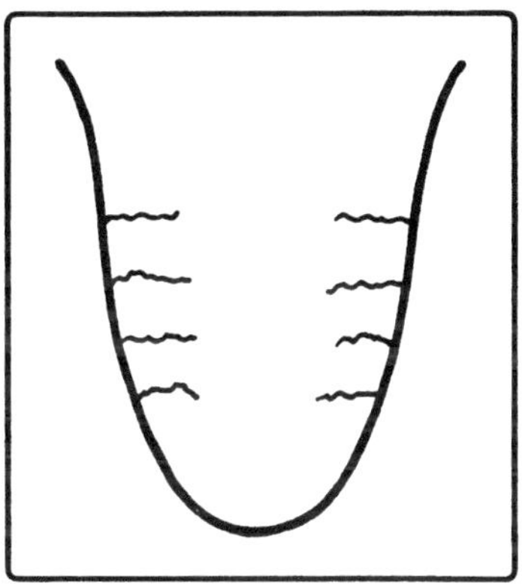

Abb. 28

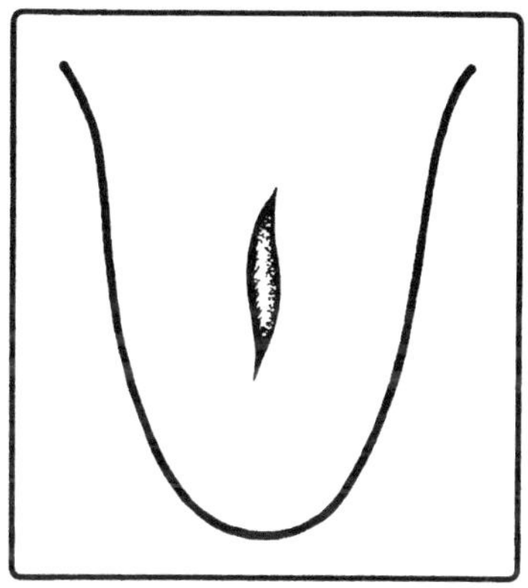

Abb. 29

Langer vertikaler Riß in der Mitte

Ein langer, tiefer vertikaler Riß in der Mitte, der sich bis zur Spitze oder bis kurz vor die Spitze hinzieht (siehe Abb. 30 und Tafeln 7, 11, 17 und 26) steht immer mit dem *Herz* in Zusammenhang. Seine Bedeutung hängt von der Farbe des Zungenkörpers und von seiner Tiefe ab. Allgemein gilt, daß der Zustand um so ernster ist, je tiefer der Riß ist. Drei Typen sind zu unterscheiden: normale Zunge, rote Zunge mit stärker geröteter Spitze und rote Zunge ohne Belag.

Normale Farbe

Auf einer normalen Zunge läßt ein langer mittelständiger Riß eine leichte konstitutionelle Schwäche des *Herzens* vermuten, wobei diese nicht notwendig von pathologischer Bedeutung ist (siehe Tafel 17). Auch hier müssen natürlich weitere Merkmale miteinbezogen werden. Die Diagnose der eben genannten leichten Schwäche ist zu stellen, wenn die Farbe des Zungenkörpers normal ist, wenn der *Herz*-Puls nur etwas schwach ist, die anderen Pulse jedoch normal sind, und wenn keine Beschwerden, die zum Funktionskreis *Herz* gehören, dazukommen.

Rot mit stärker geröteter Spitze

Bei roter Zunge mit intensiv gefärbter Spitze legt der mittelständige Riß den Schluß auf *Herz*-Feuer nahe (siehe Tafel 7). Hier kommt zur konstitutionellen Schwäche des *Herzen* noch *Herz*-Feuer dazu. *Herz*-Feuer ist in der Regel die Folge emotionaler Probleme. Die Zungenspitze mag zudem etwas geschwollen sein und rote Punkte aufweisen.

Rot ohne Belag

Bei einem roten Zungenkörper ohne Belag ist der mittelständige vertikale Riß Ausdruck von leere-bedingter Hitze, die das *Herz* angegriffen hat (siehe Tafeln 11 und 26). Aus einer generellen Situation der *Nieren*-Yin-Leere ist es hier zur Hitzeentwicklung bei *Herz*-Leere gekommen (das Wasser kann das Feuer nicht mehr im Zaum halten). Auch langanhaltende psychische Probleme und chronische Überarbeitung können Ursache eines solchen Zustandes sein.

Querrisse hinter der Spitze

Ein oder zwei Querrisse, die im Winkel von fünfundvierzig Grad zur Mittellinie stehen und die kurz hinter der Spitze im *Lungen*-Areal zu finden sind (Abb. 31 und Tafel 59), gehen häufig mit Lungenerkrankungen einher, z. B. kindlichen Pneumonien, Keuchhusten oder Lungentuberkulose. Auch eine Neigung zur *Lungen*-Yin-Leere wird sich ebenfalls in solchen Rissen äußern.

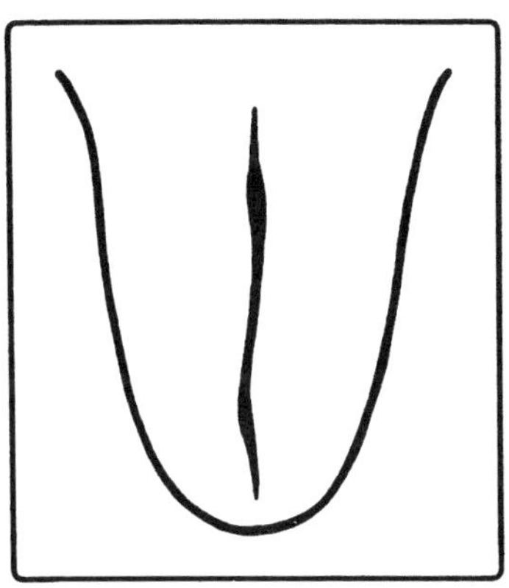

Abb. 30

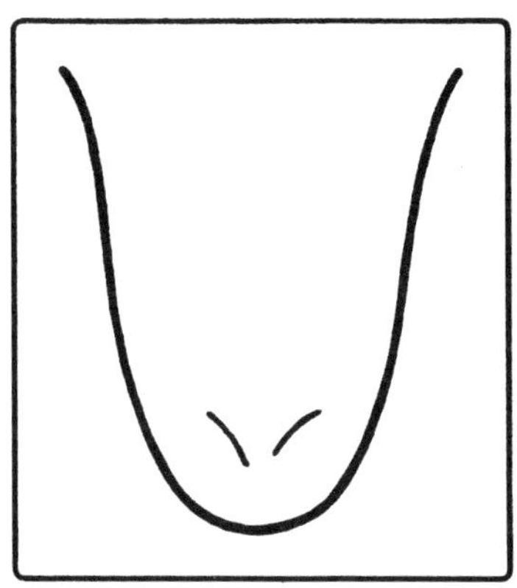

Abb. 31

Tiefer zentraler Riß und andere kleine Risse

Manchmal zweigen von einem sehr tiefen mittelständigen Riß andere kleine Risse ab, teilweise sind sie auch über die Zunge verstreut. Ist die Zunge gleichzeitig tiefrot und ohne Belag (siehe Tafel 24 und Abb. 32), kann man von *Nieren*-Yin-Leere-bedingter Hitze und von großer Trockenheit ausgehen. Häufig wird diese Zunge bei Nierensteinen zu sehen sein, aber nicht alle Patienten mit Nierensteinen werden eine solche Zunge aufweisen. Dieses Bild kann Ausdruck von langfristigen und tiefgreifenden emotionalen Problemen sein, aber auch von Überarbeitung, Streß und ungünstigen Eßgewohnheiten.

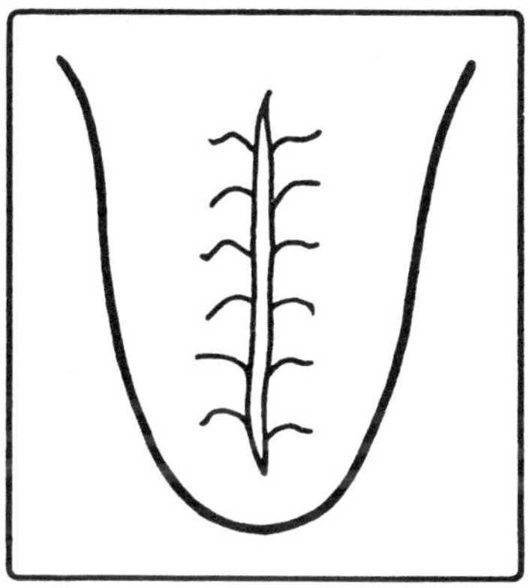

Abb. 32

Die lockere Zunge

Eine lockere Zunge hängt regelrecht aus dem Mund heraus, sobald sie herausgestreckt wird, zudem läßt sie sich schwierig wieder zurückziehen. Manchmal tropft Speichel herab. Die klinische Bedeutung dieses Zungenbildes hängt von weiteren Aspekten ab: von der Konsistenz und von der Farbe des Zungenkörpers.

Ist die Zunge locker, unbeweglich und trocken, muß man die Retention innerer Fülle/Hitze annehmen, meistens im Bereich der *Milz* und der *Leber*. Diese Zunge wird bei durch *Leber*-Wind bedingtem Windschlag und bei *Herz*-Feuer zu beobachten sein. Die Unbeweglichkeit ist Folge des Windes, die Trockenheit Folge der Hitze.

Wenn die Zunge locker, tiefrot und lang ist und wenn der Patient bewußtlos wird, deliriert oder in unmotiviertes Lachen ausbricht, dann ist eine Retention von Schleim-Feuer im *Herzen* wahrscheinlich. Wir sehen hier ein Beispiel für Schleim-Feuer, das das *Herz* trübt, dieser Zustand wird auch als „Umnebelung des Bewußtseins" bezeichnet.

Bei lockerer und tauber Zunge liegt eine Qi-Leere vor, meistens eine *Herz*-Qi-Leere.

Wenn bei einem Kind die Zunge völlig lose aus dem Mund hängt und nicht mehr zurückgezogen werden kann, besteht dringender Verdacht auf einen schweren Zusammenbruch des *Herz*-Qi.

Die abweichende Zunge

Eine beim Herausstrecken nach einer Seite abweichende Zunge ist meistens (aber nicht immer) bei Asymmetrien des Gesichtes zu beobachten (Tafel 51). Allgemein ist die abweichende Zunge ein Indiz für Wind, sei es nun äußerer oder innerer Wind.
Beim äußeren Windangriff auf die Meridiane des Gesichts können Gesichtslähmungen auftreten mit Seitenverziehung des Mundes, Unfähigkeit, die Augenbrauen anzuheben und teilweise auch Seitenabweichung der Zunge beim Herausstrecken.
Innerer Wind unterscheidet sich in seinem Ursprung und seinen Eigenschaften hiervon vollkommen. Normalerweise entsteht er bei *Nieren*-Yin-Leere und hyperaktivem *Leber*-Yang, er kann jedoch auch die Folge einer *Leber*-Blut-Leere sein. Die klinischen Erscheinungen des inneren Windes sind folgende: Tremor, Tics und Spasmen, Schwindel, Benommenheit, und Abweichung der Zunge. Windschlag steht immer mit innerem Wind in Zusammenhang, auch wenn noch andere pathologische Faktoren mitbeteiligt sind. Greift der innere Wind nur die Meridiane an, so tritt keine Bewußtlosigkeit ein, sondern nur vorübergehende Bewegungseinschränkungen der Gliedmaßen und Benommenheit. Hat der innere Wind jedoch auf die *Organe* übergegriffen, kommt es häufig zu sofortiger Bewußtlosigkeit und anderen Störungen, wie Halbseitenlähmung und Gesichtsasymmetrie. Die Zunge kann in beiden Fällen zur Seite abweichen.
Das Werk „A Guide to Tongue Differentiation" faßt die Wind-Syndrome mit Zungenabweichung folgendermaßen zusammen:

> „Weicht eine purpurrote Zunge ab, ist dies ein Hinweis auf *Leber*-Wind. Weicht eine blasse Zunge ab, können wir Windschlag annehmen. Beobachten wir eine Zungenabweichung und Gesichtslähmungen, ist dies ein Zeichen dafür, daß (äußerer) Wind in die Meridiane eingedrungen ist" (9).

Auch Leere-Zustände, die somit den oben beschriebenen Fülle-Zuständen (oder Situationen von durch Exzeß komplizierter Leere) gegenüberstehen, können eine Abweichung der Zunge nach sich ziehen. Wenn etwa bei schwerer *Herz*-Qi- und *Herz*-Blut-Leere die Zunge nicht ausreichend mit Qi und Blut versorgt wird, werden die Muskeln der Zunge träge, so daß die Zunge beim Herausstrecken abweicht.
Rong Chun-Nian (1800-1881) hat die Zunge als die „Sehne des Gehirns" bezeichnet und verschiedene pathologische Färbungen der Zunge mit Veränderungen des Gehirns in Verbindung gebracht (z. B. „Hitze im Gehirn" [10]). *Rongs* Bezeichnung der Zunge als „Sehne des Gehirns" findet in der westlichen Anatomie insofern eine Bestätigung, als der motorische Nerv der Zunge ja aus dem 12. Hirnnerven stammt. Im Verlauf zwischen motorischem Kortex und Hirnstamm kann der Nerv durch unter-

schiedliche Läsionen beeinflußt werden, die sich in einer Seitenabweichung der Zunge niederschlagen können.

Die steife Zunge

Eine steife Zunge steht in direktem Zusammenhang mit einer Störung des Ernährungs-Qi und des Blutes, die nicht zur Zunge gelangen, um sie zu versorgen. Ist die Zunge im Wechsel steif und dann wieder locker, kann man von einer *Herz*-Blut-Leere ausgehen, wobei das Blut des *Herzens* die Zunge nicht erreicht, um sie zu ernähren. Leidet ein Patient an Taubheitsgefühl der Zunge, Benommenheit und Sehstörungen, ist mit innerer Bewegung des *Leber*-Windes zu rechnen.
Ein besonderer Fall stellt sich bei einer steifen Zunge mit schlüpfrigem Belag, Taubheit der Mundwinkel und reichlichem Sputum dar. Hier ist Wind-Schleim ursächlich mitbeteiligt.

Die sich bewegende Zunge

Diese Zunge bewegt sich beim Herausstrecken langsam von einer Seite zur andern, manchmal bewegt sie sich auch unaufhörlich, so daß beim Versuch des Herausstrekkens immer nur ein kleiner Teil des Zungenkörpers sichtbar wird. Innerer Wind aus der *Leber* ist die Ursache dieser Störung. Die Ursachen des Windes sind hierbei mannigfaltig. Häufig wird die sich bewegende Zunge bei Patienten, die einen Schlaganfall erlitten haben, zu sehen sein. Wenn der *Leber*-Wind mit *Herz*-Feuer einhergeht, ist die sich bewegende Zunge auch tiefrot und trocken. Die Mitbeteiligung von *Milz*-Hitze wird durch die sich bewegende, gerötete und an den Rändern geschwollene und trokkene Zunge angezeigt. Wenngleich selten, können doch *Herz*-Feuer und *Milz*-Hitze gemeinsam vorkommen.

Die zitternde Zunge

Die sich bewegende Zunge ist streng von der zitternden Zunge abzugrenzen. Die langsamen Bewegungen der ersteren haben eine große Amplitude. Die zitternde Zunge dagegen ist durch schnelle Bewegungen kleiner Amplitude beim Herausstrekken charakterisiert.
Die klinische Bedeutung der zitternden Zunge hängt von der Farbe des Zungenkörpers ab. Meistens ist eine zitternde Zunge blaß oder blaßrot. Es handelt sich somit um Qi- und Blut-Leere, oft kombiniert mit *Milz*-Yang-Leere.
Aus einer roten und trockenen, zitternden Zunge ziehen wir den Schluß, daß extreme

innere Hitze inneren Wind aufkommen ließ. Eine tiefrote und lose herabhängende, zitternde Zunge zeigt, daß eine *Leber*-Hitze-Vergiftung inneren Wind hervorgerufen hat. Hat ein Patient mit Aphasie oder Dysphasie eine zitternde Zunge, besteht der Verdacht auf Zusammenbruch des Qi von *Herz* und *Milz*. Eine blasse und weiche, zitternde Zunge wird dann sichtbar, wenn das Yang aufgrund von profusem und langanhaltendem Schwitzen kollabiert ist. In dieser Situation werden die Sehnen und Meridiane weder vom Yang-Qi ernährt, noch werden sie von den Körperflüssigkeiten befeuchtet.

Die gerollte Zunge

Bei der gerollten Zunge ist die Spitze entweder nach oben oder nach unten eingerollt (siehe Abb. 33). In beiden Fällen muß man von einem Hitze-Zustand im *Herzen* ausgehen. Wenn die Zunge nach unten gerollt ist, liegt Leere/Hitze vor, wenn sie nach oben gerollt ist, handelt es sich um Fülle/Hitze.

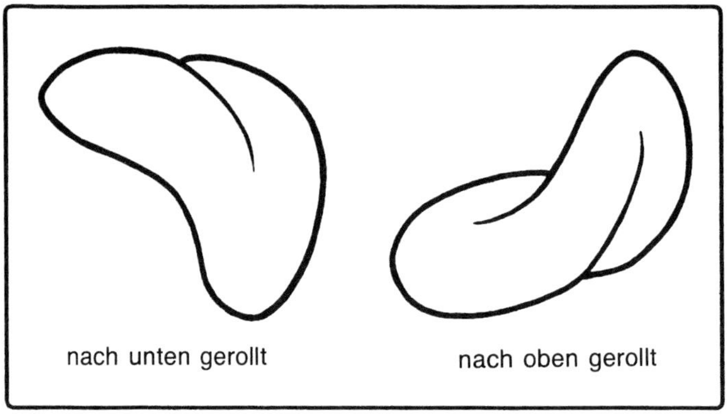

Abb. 33

Die Zunge mit Zahneindrücken

Auf dieser Zunge (die auch als „gezackte Zunge" bezeichnet wird) sind eindeutige Zahneindrücke an den Zungenrändern zu erkennen (siehe Abb. 34). Ursache ist in der Regel *Milz*-Qi-Leere. Der Zungenkörper ist dabei meistens blaß oder normal.
In einer chinesischen Untersuchung wurde festgestellt, daß von 425 Patienten, deren Zungen Zahneindrücke zeigten, 345 an einer Qi- oder Yang-Leere litten (11).

Die ulzerierte Zunge

Geschwollene und schmerzende rote Geschwüre mit rotem Rand, die sich auf der Zungenoberfläche finden, sind normalerweise die Folge von auflodherndem *Herz*-Feuer. Sind die Geschwüre weiß umrandet, liegt *Herz*-Hitze vor, der eine *Nieren*-Yin-Leere zugrunde liegt.
Geschwüre unter dem Zungenkörper werden durch extreme Hitze in *Milz* und *Nieren* hervorgerufen, die die Körperflüssigkeiten verbraucht.

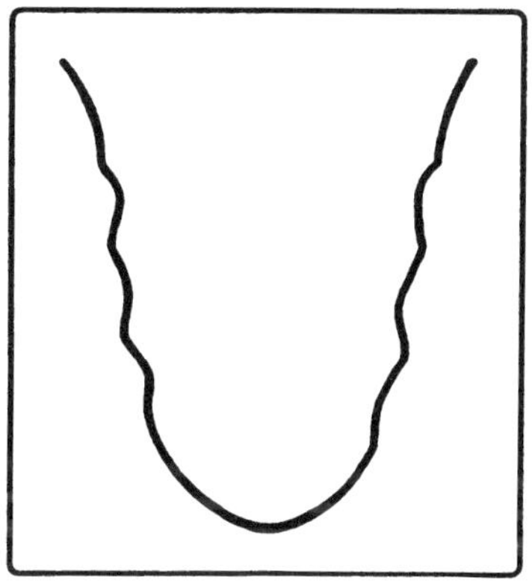

Abb. 34

Die von Geschwüren bedeckte Zunge

Bei der von Geschwüren bedeckten Zunge sind reiskornartige Geschwüre über die Ober- und Unterseite verteilt. Teils schmerzen diese Geschwüre, teils sind sie schmerzlos. In der Regel sind sie ein Hinweis auf Hitze im Oberen Erwärmer, meistens stehen sie mit „heißem Gift" im *Herz*-Meridian in Zusammenhang.
Wenn die Geschwüre konvex und schmerzhaft sind, wird heißes Gift, das im *Herzen* auflodert, die Ursache sein. Sind die Geschwüre jedoch konkav und schmerzlos, dann kann man von einer Yin-Leere im unteren Erwärmer ausgehen, wobei die leere-bedingte Hitze nach oben getrieben wird.

Zusammenfassung

Die Untersuchung der Form des Zungenkörpers folgt der Untersuchung der Farbe des Zungenkörpers. Die Aussagefähigkeit der Form des Körpers bezieht sich auf zwei wichtige Aspekte:

1. Sie liefert uns Hinweise auf die Schwere einer Erkrankung. Im Beispiel einer blassen Zunge schließen wir auf Blut-Leere, ist die Zunge jedoch blaß und dünn, können wir davon ausgehen, daß es sich um eine schwerwiegende Blut-Leere handelt.
2. Sie läßt die Dauer einer Erkrankung erkennen. Weist uns beispielsweise eine rote Zunge ohne Belag auf Yin-Leere hin, so können wir außerdem davon ausgehen, daß die Yin-Leere schon lange besteht, wenn die Zunge auch dünn ist.

Beide soeben genannten Charakteristika sind von großer Bedeutung, wenn wir über die Prognose und die voraussichtliche Behandlungsdauer Aussagen machen wollen. Bis auf wenige Ausnahmen ist die klinische Bedeutung der Form des Zungenkörpers stets der der Zungenkörperfarbe unterzuordnen. So ist es beispielsweise nicht möglich, die klinische Bedeutung einer dünnen Zunge zu beurteilen, ohne dabei die Farbe der Zunge zu berücksichtigen.
Unter dem Aspekt der Acht Prinzipien verschafft uns die Form des Zungenkörpers einen klaren Überblick über Fülle oder Leere. Beispiele für Leere-Formen sind „dünn", „weich", „rissig" und die Zunge mit Zahneindrücken. Beispiele für Fülle-Formen sind „geschwollen", „steif", „lang" und „beweglich". Andere Typen des Zungenkörpers (kurz, locker, abweichend, steif, zitternd, gerollt, ulzeriert und mit Geschwüren bedeckt) können auf Leere oder Fülle hinweisen, abhängig von der Farbe des Zungenkörpers.

ANMERKUNGEN

(1) *Cao Bing-Zhang:* A Guide to Tongue Differentiation. Zitiert in: Tongue Diagnosis in Chinese Medicine (Zhong Yi She Zhen). Universität Beijing für TCM, People's Medical Publishing House, Beijing (1976) 32.
(2) *Su Xin-Ming:* Persönliche Mitteilungen.
(3) Yellow Emperor's Inner Classic, Simple Questions (Huang Di Nei Jing Su Wen), People's Medical Publishing House, Beijing (1963) Kap. 64, S. 512.
(4) Wird *Hua Tuo* zugeschrieben: Classic of the Central Treasure (Zhong Cang Jing) (Han-Dynastie). Zitiert in: Tongue Diagnosis in Chinese Medicine, S. 33.
(5) *Sun Si-Miao:* Thousand Ducat Prescriptions, Kap. 22. Zitiert in: Tongue Diagnosis in Chinese Medicine, S. 33.
(6) *Liang Te-Yian:* Differentiation of Syndromes by Examination of the Tongue. In: Tongue Diagnosis in Chinese Medicine, S. 26.
(7) *Fu Song-Yuan:* A Collection of Tongues and Coatings. Zitiert in: Tongue Diagnosis in Chinese Medicine, S. 26.
(8) *Cao Bing-Zhang:* A Guide to Tongue Differentiation. Zitiert in: Tongue Diagnosis in Chinese Medicine, S. 33-34.
(9) A Guide to Tongue Differentiation, S. 33-35. Zit. in: Tongue Diagnosis in Chinese Medicine, S. 34-35.
(10) *Hu Ming-can:* Rong Chun-Nian's Tongue Diagnosis. Journal of Traditional Chinese Medicine (Zhong yi za zhi) 30, Nr. 12 (1989) 13.
(11) *Qian Xin-Ru:* Analysis of Clinical Observation of Patients with Tooth-marked Tongue. Journal of Traditional Chinese Medicine 32, Nr. 1 (1991) 33.

Tab. IV: Die Formen des Zungenkörpers.

Form des Zungenkörpers	**klinische Bedeutung**
dünn	Blut-Leere (blaß) Yin-Leere (rot)
geschwollen	*Milz*- und/oder *Nieren*-Yang-Leere mit Feuchtigkeit feuchte Hitze in *Magen* und *Milz* Hitze in *Herz* und *Magen* (roter Zungenkörper) „alkoholisches Gift" (roter Körper) Vergiftung
geschwollene Ränder	*Milz*-Qi-Leere
geschwollene Seiten	aufsteigendes *Leber*-Yang oder *Leber*-Feuer
geschwollene Spitze	loderndes *Herz*-Feuer (roter Körper) *Herz*-Qi-Leere (normale Farbe)
Schwellung zwischen Spitze und Zentrum	*Lungen*-Qi-Leere mit Schleimretention
Schwellung entlang eines zentralen Risses	loderndes *Herz*-Feuer (roter Körper) *Herz*-Qi-Leere (normale Farbe)
Schwellung einer Zungenhälfte	Schwäche der Meridiane
begrenzte Schwellung einer Seite	Leere oder Stagnation des thorakalen Qi
Schwellung einer Hälfte der Zungenoberfläche	*Lungen*-Qi-Leere
hammerförmig	*Magen*-, *Milz*- und *Nieren*-Leere
starr	äußere Hitze dringt ins *Perikard* ein (roter oder dunkler Zungenkörper) Hitze verletzt die Flüssigkeiten (roter Körper) loderndes *Herz*-Feuer innerer Wind (normale Farbe)
weich	Erschöpfung von Qi und Blut (blasser Körper) extreme Hitze verletzt die Flüssigkeiten (roter Körper) *Nieren*-Yin-Leere mit Hitze (tiefroter Körper)
lang	loderndes *Herz*-Feuer Schleim-Feuer im *Herz*

(Fortsetzung Tab. IV)

Form des Zungenkörpers	klinische Bedeutung
kurz	*Milz*-Yang-Leere, innere Kälte (blasser Körper) Hitze erzeugt *Leber*-Wind (roter Körper) fülle/hitze-bedingte Erschöpfung der Körperflüssigkeiten (roter Körper mit Belag) Leere/Hitze (roter Körper ohne Belag) *Milz*-Yang-Leere mit Feuchtigkeit und Schleim (blasser Körper mit schlüpfrigem Belag)
rissig	horizontale Risse: Yin-Leere eisschollenartige Risse: altersbedingte Yin-Leere unregelmäßige Risse: *Magen*-Yin-Leere Querrisse an den Rändern: *Milz*-Qi-Leere vertikale Risse im Zentrum: *Herz*-Yin-Leere Querrisse hinter der Spitze: *Lungen*-Yin-Leere tiefer zentraler Riß mit weiteren kleinen Rissen: *Nieren*-Yin-Leere mit Hitze
locker	innere Fülle/Hitze (roter Körper) Schleim-Feuer trübt das *Herz* (roter Körper mit schlüpfrigem Belag) *Herz*-Qi-Leere
abweichend	äußerer Wind dringt in die Meridiane ein (normale Farbe des Körpers) innerer *Leber*-Wind (roter oder normaler Körper) *Herz*-Qi-Leere (blasser Körper)
steif	*Herz*-Blut-Leere (blasser Körper) *Leber*-Wind (normaler oder roter Körper) Wind-Schleim (schlüpfriger Belag)
sich bewegende Zunge	*Herz*-Feuer und innerer Wind (roter Körper) *Milz*-Hitze mit Erschöpfung der Flüssigkeiten (roter und trockener Körper)
zitternd	*Milz*-Qi-Leere (blasser Körper) extreme Hitze erzeugt inneren Wind (roter Körper) Kollaps des *Herz*- und *Milz*-Qi (blasser Körper) Kollaps des Yang (blasser und dünner Körper)
gerollt	Fülle/Hitze (Spitze nach oben gerollt) Leere/Hitze (Spitze nach unten gerollt)
Zahneindrücke	*Milz*-Qi-Leere
ulzeriert	loderndes *Herz*-Feuer (roter Körper) *Herz*-Hitze, durch *Nieren*-Yin-Leere bedingt (roter und geschälter Körper) *Milz*- und *Nieren*-Hitze (roter Körper)
mit Geschwüren bedeckt	heißes Gift im *Herz*-Meridian (roter Körper) Leere/Hitze (roter und geschälter Körper)

KAPITEL 7

Der Zungenbelag

Der Zungenbelag (auch „Moos" genannt) besteht aus den Spitzen der Papillen, die als epitheliale Projektionen dem Zungenrücken entspringen. Fünf Papillentypen sind bekannt, den eigentlichen Zungenbelag bilden jedoch meistens die filiformen Papillen.
Nach Ansicht der chinesischen Medizin ist der Zungenbelag ein physiologisches Nebenprodukt der Verdauungsfunktion des *Magens*.
Die Untersuchung des Zungenbelags stellt in der chinesischen Medizin einen äußerst wichtigen Aspekt der Zungendiagnose dar. Sie ist schon soweit Bestandteil der Untersuchungsroutine geworden, daß der Arzt manchmal, wenn er den Patienten bittet, die Zunge zu zeigen, sogar sagt: „Jetzt wollen wir einen Blick auf Ihren Zungenbelag werfen" (kan-kan she-tai).

Die Physiologie des Zungenbelags

Die Verdauung stützt sich auf die Umwandlung und Weiterleitung der Nahrung durch die *Milz* und auf die Reifung und Fermentierung der Nahrung im *Magen*. Die chinesische Medizin vergleicht den Verdauungsvorgang mit dem Sprudeln, Gären und Kochen in einem Kessel („Verrotten und Reifen"). Dieser Vorgang steht mit Feuchtigkeit und dem, was die Chinesen des Altertums als „Trübung" bezeichneten, in Zusammenhang. Beim Verdauungsprozeß steigt ein kleiner Anteil davon auf und gelangt zur Zunge, wo er den Belag bildet.
Der Zungenbelag ist also das Produkt eines physiologischen Prozesses, sein Vorhandensein zeigt uns die Funktionsfähigkeit der *Milz*, und vor allem des *Magens* an. Eine normale Zunge muß einen Belag haben. Nach den chinesischen Schriften manifestiert sich das *Magen-Qi* im Zungenbelag, ein gesunder Mensch sollte einen dünnen Zungenbelag haben, der wie Gras aus dem Boden wächst.
Der normale Zungenbelag ist dünn, weiß und etwas feucht. Da nur eine geringe Menge „trüber" Substanz als Nebenprodukt aus dem *Magen* zur Zunge gelangt, muß der Belag dünn sein. Ein unangemessen dicker Belag ist ein Anzeichen von übermäßiger Trübung im *Magen* oder von einer Störung des Verdauungsprozesses. Ist der Belag zu dünn oder fehlt er völlig, müssen wir annehmen, daß die Verdauungsfunktion des *Magens* schwer beeinträchtigt ist.
Der Belag wird als zu dick bezeichnet, wenn er die Zungenoberfläche vollständig zudeckt, so daß der Zungenkörper darunter nicht mehr sichtbar ist. Schon in „Inter-

pretation of the Discussion of Cold-induced Disorders“ (1) ist nachzulesen, daß ein Zungenbelag normaler Dicke dünn genug sein sollte, so daß der Zungenkörper noch sichtbar bleibt, so wie der Boden zwischen frisch gesproßtem Gras sichtbar ist. Gemäß dieser Analogie entspricht ein zu dünner Belag einem fast kahlen Rasenstück.
Der *Magen* ist der Ursprung der Flüssigkeiten. Der leicht feuchte Belag spiegelt die Gesundheit der Flüssigkeiten des *Magens* wider. Der *Magen* „fürchtet“ Trockenheit, wird er zu trocken, so ist die Flüssigkeitsversorgung des gesamten Körpers gefährdet. Das andere Extrem stellt die Ansammlung von Flüssigkeiten dar, wenn der *Magen* die Nahrung nicht richtig verdaut, Folge ist ein zu nasser und schlüpfriger Zungenbelag.
Auch die Verteilung des Zungenbelags muß vom Untersucher beachtet werden. Normalerweise nimmt die Dicke des Belages in bestimmten Zungenarealen gesetzmäßig zu. Am dünnsten sollte der Belag an der Zungenspitze und an den Zungenrändern sein, etwas dicker im Zentrum, noch etwas dicker am Zungengrund. Da der Belag den Zustand des *Magens* widerspiegelt, ist es nur natürlich, daß ein etwas dickerer Belag im Zentrum, dem Areal, das mit dem *Magen* korrespondiert, zu finden ist. Der Zungengrund steht mit den *Därmen* in Verbindung, die am Verdauungsprozeß des *Magens* mitwirken. Da die *Därme* unreine Substanzen weiterverarbeiten, wird diese natürliche Trübung sich als dickerer Belag am Zungengrund niederschlagen.

Die klinische Bedeutung des Zungenbelags

Schon früh, spätestens jedoch seit der Veröffentlichung von „Discussion of Cold-induced Disorders“ in der Han-Dynastie, hat die medizinische Literatur in China festgestellt, daß zwischen Veränderungen des Zungenbelages und pathologischen Vorgängen im menschlichen Körper Zusammenhänge bestehen. So wird in einer medizinischen Abhandlung ausgeführt: „Der Zungenbelag entsteht aus der Verdampfung des *Magen*-Qi. Da die fünf Yin-*Organe* ihr Qi vom *Magen* empfangen, kann man aus dem Belag Zustände von Fülle oder Leere und Zustände von Hitze oder Kälte (in allen *Organen*) herauslesen“ (2).
Da der Zungenbelag als Nebenprodukt des Verdauungsprozesses entsteht, lassen seine Dicke, seine Beschaffenheit und seine Farbe schnelle und eindeutige Rückschlüsse zu auf den funktionellen Zustand von *Magen* und *Milz*. Doch auch der Zustand anderer *Organe*, wie *Niere, Därme, Leber, Gallenblase, Blase* und *Lunge*, wird sich im Belag widerspiegeln. Die genauen Beziehungen zwischen bestimmten Zungenbelägen und den zugeordneten pathologischen Zuständen dieser *Organe* sollen weiter unten in diesem Kapitel besprochen werden.
Wenn auch erst in zweiter Linie nach *Milz* und *Magen*, so spielt doch die *Niere* ebenfalls eine große Rolle bei der Bildung des Zungenbelags. Eine der wichtigsten Funktionen der *Niere* ist es, die Flüssigkeiten zu „verdampfen“ und sie aufsteigen zu lassen. Anteile dieses Verdampfungsprozesses erscheinen auf der Zunge, wo sie, gemeinsam mit den Produkten von *Milz* und *Magen*, ihren Beitrag zur Bildung des

Belags leisten. Aus dem völligen Fehlen des Belags schließen wir deshalb nicht nur auf *Magen*-, sondern auch auf *Nieren*-Leere.
Unabhängig davon, daß der Belag den Zustand verschiedener *Organe* widerspiegeln kann, liegt seine größte Bedeutung darin, daß er die Stärke und die Tiefe des Eindringens verschiedener pathogener Faktoren erkennen läßt (Wind-Kälte, Wind-Hitze, Feuchtigkeit etc.). Vielleicht liegt hierin sogar die größte Aussagekraft des Zungenbelags, bei akuten äußeren Erkrankungen ist seine genaue Untersuchung daher unabdingbar.
Auch über zahlreiche innere Krankheitsmuster gibt uns der Zungenbelag zahlreiche Informationen, z. B. über Nahrungsretention, Feuchtigkeit, Schleim, Hitze und Kälte. Schließlich läßt sich aus dem Zungenbelag immer der Zustand der Körperflüssigkeiten ersehen.
Unter der Perspektive der Acht Prinzipien versetzt die Untersuchung des Zungenbelags den Arzt in die Lage, zwischen Leere und Fülle, Hitze und Kälte, Innen und Außen und zwischen Yin und Yang zu differenzieren.

Der Zungenbelag bei akuten, äußeren Erkrankungen

Vor allem bei akuten, äußeren Erkrankungen spielt die Untersuchung des Zungenbelages eine besonders große Rolle, denn Dicke und die Verteilung des Belags geben uns rasche und genaue Hinweise auf Stärke und Tiefe eines pathogenen Faktors, was vor allem für prognostische Aussagen von Bedeutung ist.
Der Zungenbelag ist um so dicker, je stärker der pathogene Faktor ist. Diese Regel ist jedoch nur im Zusammenhang mit äußeren Erkrankungen anzuwenden; nicht jeder dicke Belag läßt auf das Vorhandensein eines äußeren pathogenen Faktors schließen. Die Regel besagt lediglich, daß bei tatsächlicher Anwesenheit eines solchen Faktors die Dicke des Belages seiner Stärke proportional ist.
Ein praktisches Beispiel soll diese Regel verdeutlichen. Bei äußerem Wind-Kälte-Angriff auf die äußeren Schichten des Körpers wird der Belag dünn, weiß und etwas feucht sein.
Der Belag ist dünn, da der pathogene Faktor (Wind-Kälte) gerade erst in den Körper eingedrungen ist. Er ist weiß, da es sich um Wind-Kälte und nicht um Wind-Hitze handelt. Er ist etwas feucht, da die *Lunge* in ihrer Fähigkeit zur Verdampfung von Flüssigkeiten beeinträchtigt wird, so daß sich diese auf der Zunge ansammeln. Wird dieser Zustand nicht ausreichend therapiert, so daß die Wind-Kälte nicht vertrieben wird, dann kann sie tiefer in den Körper eindringen. Dieser Vorgang spiegelt sich in einem dickeren Belag wider. Wenn sich Wind-Kälte in Hitze umwandelt (was durchaus häufig vorkommt), wechselt die Farbe des Zungenbelags von weiß nach gelb.
Bei äußeren Erkrankungen steht die Verteilung des Zungenbelages genauso wie seine Dicke in engem Zusammenhang mit den pathologischen Veränderungen und der Eindringtiefe des pathogenen Faktors. Zur Illustration wollen wir auf das obengenannte praktische Beispiel zurückgreifen. Zu Beginn des Wind-Kälte-Angriffs auf die

äußeren Schichten des Körpers wird sich der Zungenbelag auf das vordere Drittel der Zunge, möglicherweise auch auf die Ränder, beschränken. Beide Areale sind den äußeren Schichten zugeordnet. Dringt der pathogene Einfluß tiefer ein, wird der Zungenbelag vom vorderen Drittel oder von den Zungenrändern in Richtung Zungenmitte fortschreiten, gleichzeitig wird er dicker. Die Änderung der Lokalisation und die Zunahme der Dicke sind beides Hinweise darauf, daß der pathogene Faktor tiefer nach innen eingedrungen ist und daß er an Stärke zugenommen hat. Der weiße Belag kann dabei auch gelb werden, woraus zu schließen ist, daß sich Wind-Kälte in den äußeren Schichten in Wind-Hitze im Innern verwandelt hat.
Die Beziehungen zwischen dem Zungenbelag und den äußeren pathogenen Faktoren sollen in diesem Kapitel noch genauer besprochen werden. Beginnen möchte ich mit einer kurzen Beschreibung der Zungenbeläge, die man beim Angriff der häufigsten äußeren pathogenen Faktoren zu erwarten hat.

Wind-Kälte

Der Belag wird im Initialstadium dünn sein und weiß als Ausdruck der Kälte. Er kann auch etwas naß oder leicht schlüpfrig sein, was die Störung der Verdampfungsfunktion der *Lunge* durch Wind-Kälte-Obstruktion in den äußeren Schichten (Haut und Muskeln) widerspiegelt. Der Belag wird sich auf das vordere Drittel oder auf die Zungenränder konzentrieren, da sich die Wind-Kälte noch in den äußeren Anteilen des Körpers befindet.
Weitere klinische Symptome sind Kopfschmerzen, Nackensteife, Schmerzen im gesamten Körper, eventuell Schwitzen, aber kein Durst, Frösteln und leichtes Fieber, Abneigung gegen Kälte, und ein straffer, oberflächlicher Puls.

Wind-Hitze

Der Zungenbelag wird im Initialstadium dünn sein und gelb, worin sich die Hitze widerspiegelt. Da die Hitze die Flüssigkeiten austrocknet, wird er auch etwas zu trocken sein. Wie im Falle der Wind-Kälte kann auch hier der Zungenbelag auf das vordere Drittel oder auf die Zungenränder beschränkt sein. Vor allem bei Kindern werden eventuell auch rote Punkte in denselben Arealen zu beobachten sein, was ein Ausdruck der Virulenz des pathogenen Faktors ist. (Die Bedeutung der roten Punkte bei äußeren Erkrankungen wurde bereits in Kapitel 5 erläutert.)
Weitere klinische Zeichen sind Kopfschmerzen, Halsschmerzen, vergrößerte Mandeln, Schmerzen im gesamten Körper, Durst, leichtes Schwitzen, leichtes Frösteln und beginnendes Fieber und ein oberflächlicher schneller Puls.

Hitze

In der chinesischen Medizin auch als „Sommer-Hitze“ bezeichnet, kann sie jedoch zu allen Jahreszeiten vorkommen. Der Belag ist im Initialstadium dünn und gelb, was das

Vorhandensein der Hitze widerspiegelt. Aufgrund der Austrocknung der Flüssigkeiten erscheint er trocken.
Weitere klinische Zeichen sind Abneigung gegen Hitze, profuses Schwitzen, Kopfschmerzen, trockene Lippen, Durst und ein überflutender, schneller Puls.

Kälte

Äußere Kälte kann direkt den *Magen*, die *Gebärmutter* oder den *Darm* angreifen, ohne daß zuvor pathologische Veränderungen in den äußeren Schichten des Körpers festzustellen sind. Der Zungenbelag wird in allen solchen Fällen dick sein, worin sich die Stärke des pathogenen Faktors, der schon nach innen vorgedrungen ist, widerspiegelt. Aufgrund der Kälte wird der Belag weiß sein, und da die Kälte die normale Bewegung der Flüssigkeit blockieren kann, erscheint er zu naß. Es soll noch einmal betont werden, daß hier die Kälte zwar äußeren Ursprungs ist, daß sie aber dennoch direkt ins Innere des Körpers vordringt; sie manifestiert sich somit als innere Kälte. Diese Störung ist scharf abzugrenzen gegen das Eindringen von Wind-Kälte, die zuerst die äußeren Schichten des Körpers durchschreiten muß, bevor sie ins Innere vordringen kann.
Die klinischen Symptome variieren entsprechend der Lokalisation der Kälte. Leitsymptom sind stets die Schmerzen, seien es nun epigastrische (mit Übelkeit und Erbrechen) oder abdominelle Schmerzen (mit Durchfall), je nachdem, ob die Kälte eher den *Magen*, den *Darm* oder die *Gebärmutter* betrifft. In allen drei Fällen wird der Puls langsam und straff sein. Bei Frauen treten möglicherweise Bauchschmerzen und Durchfälle bei der Menstruation auf, begleitet von Dysmenorrhö und klumpigem Menstruationsblut.

Feuchtigkeit

Äußere Feuchtigkeit kann sowohl den *Magen*, den *Darm* als auch die Muskeln und die Meridiane erfassen. Bedingt durch die Feuchtigkeit ist der Belag dick, fettig und schlüpfrig, was ein Hinweis auf die Blockade von Transformation und Weiterleitung der Flüssigkeiten ist.
Verschiedenste andere Symptome sind in Abhängigkeit von der Lokalisation der Feuchtigkeit zu beobachten, in jedem Falle finden sich jedoch Schweregefühl, Spannungsgefühl im Abdomen, ein dumpfes Gefühl in der Brust, Durchfälle und ein schlüpfriger, voller Puls.

Der Zungenbelag und die Acht Prinzipien

Bezüglich der Differenzierung nach den Acht Prinzipien gibt uns der Zungenbelag genaue Auskunft über die Natur einer Erkrankung. Dies gilt natürlich vor allem für die akuten, äußeren Erkrankungen.

Außen

Die äußeren Anteile des Körpers (Haut, Muskeln und Meridiane) spiegeln sich im vorderen Drittel der Zunge oder an den Zungenrändern wider. Bei äußeren Erkrankungen wird sich der Belag auf diese Bereiche konzentrieren.

Innen

Innere Krankheitsmuster spiegeln sich im Zentrum der Zunge wider. Wenn ein äußerer pathogener Faktor eindringt, mag der Zungenbelag im Initialstadium noch auf die Zungenränder beschränkt sein (siehe Abb. 35).

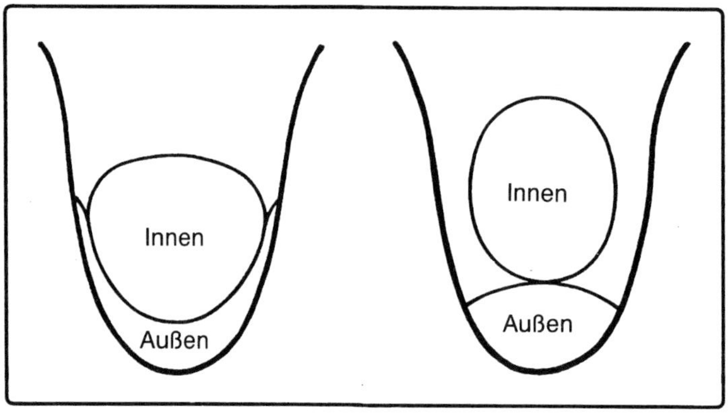

Abb. 35

Wird der pathogene Einfluß nicht vertrieben, dringt er tiefer zu den *Organen* vor, wobei der Zungenbelag in der Zungenmitte dicker wird. (Er kann, muß aber nicht gelb werden.) Diese Entwicklung ist nur im Verlaufe des Eindringens eines äußeren pathogenen Faktors auf dem Weg ins Innere zu beobachten. Der Zungenbelag kann natürlich auch Ausdruck chronischer innerer Störungen sein, in diesem Falle wäre ein dicker Belag im Zungenzentrum ein Hinweis auf eine Nahrungs- oder Feuchtigkeitsretention im *Magen*.

Leere

Leere-Zustände äußern sich an der Zunge darin, daß der Zungenbelag fehlt oder nur ungenügend ausgebildet ist. Ein schwach ausgebildeter Belag oder ein Belag ohne Wurzel ist immer Ausdruck einer *Magen*-Qi-Leere. Fehlt auf einem roten Zungenkörper der Belag vollkommen, können wir von *Nieren*- und *Magen*-Yin-Leere ausgehen. Finden wir dagegen auf einem blassen Zungenkörper keinen Belag, ist Blut-Leere anzunehmen. Bei Fehlen des Belages auf einer normalen Zunge ist die Diagnose *Magen*-Yin-Leere zu stellen.

Fülle

Dicke Zungenbeläge sind stets Ausdruck eines Fülle-Musters. (Ein Fülle-Muster kann jedoch durchaus auch mit einem Leere-Muster gekoppelt sein.) Der dicke Zungenbelag zeigt, daß eine Auseinandersetzung stattfindet zwischen einem pathogenen Faktor und den Energien des Körpers, die noch kräftig genug sind, um dem Angriff zu widerstehen. Fehlen oder Vorhandensein eines Zungenbelags ist bei der Differenzierung zwischen Fülle oder Leere häufig entscheidend. Ist etwa der Zungenkörper rot oder dunkelrot, muß man bei Vorhandensein eines Belages (sei er dick oder dünn) die Diagnose Fülle/Hitze stellen, bei Fehlen eines Belages lautet die Diagnose Leere/ Hitze.

Hitze

Bei Hitze-Syndromen ist der Zungenbelag gelb.

Kälte

Bei Kälte-Syndromen ist der Zungenbelag weiß.

Yang

Der Zungenbelag spielt bei der Diagnose der Yang-Leere keine große Rolle. Der Zungenkörper ist blaß; hat die Yang-Leere zur Ansammlung von Feuchtigkeit geführt, finden wir einen dicken, weißen und schlüpfrigen Belag.

Yin

Yin-Leere manifestiert sich im Fehlen des Zungenbelags. Hier steht eine normale Farbe des Zungenkörpers für *Magen*-Yin-Leere, eine rote oder dunkelrote Farbe dagegen für *Nieren*-Yin-Leere.

Die Beschaffenheit des Zungenbelags

Unter Berücksichtigung dieser allgemeinen Prinzipien sollen nun die verschiedenen Typen von Zungenbelägen detailliert betrachtet werden, wobei zuerst zwischen der Beschaffenheit des Zungenbelags und seiner Farbe unterschieden werden muß. Mit der Beschaffenheit des Zungenbelags meint man seine Struktur, Verteilung, Dicke,

Feuchtigkeit und Fettigkeit. Die folgenden Aspekte der Beschaffenheit des Zungenbelags sollen zur Sprache kommen:

— Belag mit oder ohne Wurzel
— Fehlen oder Vorhandensein eines Belags
— Dicke
— Verteilung
— Feuchtigkeit
— schimmelige oder fettige Beläge

Der Belag mit oder ohne Wurzel

Der normale Zungenbelag hat eine Wurzel, d. h., er ist mit der Zungenoberfläche fest verbunden. Er wächst aus der Zungenoberfläche, so wie Gras aus dem Bodern wächst. Der Belag haftet fest auf dem Zungenkörper. Zudem ist er dünn, gleichmäßig verteilt und nicht abkratzbar oder abwischbar. Die Frage, ob der Belag eine Wurzel hat oder keine, ist von immenser praktischer Relevanz. Nicht zu verwechseln ist dieser Aspekt mit der Frage, ob der Belag dick oder dünn ist. Ein Belag mit Wurzel kann durchaus dick oder dünn sein, ebenso wie ein Belag ohne Wurzel.
Ein Belag ohne Wurzel sieht ungleichmäßig aus. Es hat den Anschein, als ob er eher der Zungenoberfläche aufliege, als daß er daraus entsprossen wäre. Man kann ihn leicht wegwischen oder abkratzen. (Tafeln 5, 13, 20, 31, 57 und 59). In schweren Fällen sieht der Belag wie Pulver, Schnee oder Salz aus (Tafeln 19 und 23).
Der Belag verliert seine Wurzel, wenn die Funktion von *Magen, Milz* und *Niere* gestört ist; d. h., wenn der *Magen* die Nahrung nicht mehr umwandelt und „reifen" läßt, wenn die *Milz* die Nahrungsessenzen nicht mehr trennt und wenn die *Niere* die Flüssigkeiten nicht mehr „verdampfen" und aufsteigen läßt. Sind alle diese Funktionen gestört, wird die Zunge nicht mehr mit ausreichend trüber Substanz versorgt, so daß kein Belag mehr nachgebildet wird. Der schon zuvor gebildete Belag verbleibt zwar noch auf der Zunge, er wird jedoch nicht mehr erneuert. Der alte Belag verliert seine Wurzel und liegt der Oberfläche nur lose auf. Möglicherweise verschwindet er völlig, so daß die Zunge schließlich geschält erscheint. Ein Belag ohne Wurzel birgt stets die Möglichkeit in sich, daß er schließlich völlig verschwindet, was eine Verschlechterung des Zustandes signalisiert.
Die klinische Bedeutung eines Belages mit Wurzel hängt von seiner Dicke ab. Ein dünner Belag mit Wurzel spiegelt die Gesundheit von *Magen* und *Milz* wider und ist somit normal. Ein dicker Belag mit Wurzel läßt auf einen pathogenen Faktor schließen. Je dicker der Belag, desto stärker ist der Faktor. Ein dicker Belag mit Wurzel bedeutet aber auch, daß die Energien des Körpers noch intakt sind und daß sie den pathogenen Faktor bekämpfen. Es handelt sich hier also um ein Fülle-Syndrom.
Die klinische Bedeutung des Belages ohne Wurzel ist unabhängig von seiner Dicke. Ob dick oder dünn, wird ein solcher Belag stets auf eine Schwäche von *Magen, Milz* und *Nieren* und damit auch auf eine Schwäche der Energien des Körpers hinweisen. Hier handelt es sich um ein Leere-Syndrom.

Ein besonderer Typ des Zungenbelags ohne Wurzel ist kurz nach dem Erwachen zu finden; er verschwindet sofort nach dem Frühstück. Ursache ist eine leichte Schwäche des *Magen*-Qi. Ein Belag ohne Wurzel kann auch die Folge einer zu hoch dosierten Kräutermedizin sein, die angewendet wurde, um das *Nieren*-Yang oder das *Nieren*-Yin zu tonisieren (also entweder eine Überdosis kühlender Medikamente, die das *Nieren*-Yang schädigen, oder eine Überdosis wärmender Medikamente, die das *Nieren*-Yin schädigen). Auch Antibiotika können die Ursache dafür sein, daß der Belag seine Wurzel verliert.

Es hat sich als aufschlußreich erwiesen, im Verlauf einer Erkrankung die relative pathologische Bedeutung des Zungenbelags mit oder ohne Wurzel zu beurteilen. In den Anfangsstadien einer Erkrankung ist ein dicker Belag mit Wurzel ernster einzuschätzen als ein dünner Belag ohne Wurzel. Diese Stadien werden durch die Präsenz des pathogenen Faktors charakterisiert, der von den Energien des Körpers bekämpft wird. Ein dicker Belag mit Wurzel läßt den Schluß zu, daß der pathogene Faktor sehr stark ist. Ich möchte aber darauf hinweisen, daß diese Herangehensweise nur in den Anfangs- und mittleren Stadien einer äußeren Erkrankung gültig ist, wenn das Behandlungsziel die Vertreibung des pathogenen Faktors ist.

In einem späteren Krankheitsstadium ist ein dicker Belag ohne Wurzel ernster zu beurteilen als ein Belag mit Wurzel. Die späten Stadien einer Erkrankung sind durch die Schwächung der Energien des Körpers charakterisiert; der Schwerpunkt der Behandlung wird daher mehr in der Kräftigung dieser Energien als in der Reduzierung des pathogenen Faktors liegen. Ein Belag ohne Wurzel, der eine schwerwiegende Schwächung der Energien widerspiegelt, ist daher als ernsteres Zeichen zu werten als ein Belag mit Wurzel.

Zusammenfassend gilt, daß ein Belag ohne Wurzel immer Zeichen eines Leere-Musters und einer Schwächung der Energien des Körpers ist. Hier stehen die Leere des *Magen*-Qi, des *Magen*-Yin oder auch des *Nieren*-Yin im Vordergrund.

Ein dicker Belag mit Wurzel ist dagegen immer ein Zeichen eines Fülle-Musters, wobei zwar ein pathogener Faktor eine Rolle spielt, die Energien des Körpers jedoch noch weitgehend intakt sind.

Ein Sonderfall der Zunge ohne Belag ist die „Landkartenzunge“ (Tafeln 44, 57 und 59). Aus der Sicht der westlichen Medizin ist die Landkartenzunge durch einen Verlust an filiformen Papillen und durch eine Hyperämie charakterisiert. Nach der chinesischen Medizin handelt es sich um eine Zunge, die in deutlich abgrenzbaren Arealen geschält ist. Dem Belag in den nicht geschälten Bereichen fehlt die Wurzel. Dieser Zungentyp kann zwar manchmal konstitutionell bedingt sein und hat dann nach Meinung einiger Autoren keine klinische Bedeutung, meiner Ansicht nach weist er in jedem Falle auf eine *Magen*-Yin-Leere hin, sei sie nun konstitutionell bedingt oder nicht. In der modernen westlichen Medizin wird dieser Zungentyp häufig mit Autoimmunerkrankungen in Verbindung gebracht (z. B. rheumatoide Arthritis oder generalisierter Lupus erythematodes); darüber hinaus wird auch ein Zusammenhang gesehen mit einer Asthmaanamnese, mit Asthma in der Familie, mit atopischen Ekzemen und mit allergischen Rhinitiden bei erhöhten IgE-Spiegeln (3).

Das Vorhandensein oder Fehlen des Belags

Um eine genaue Diagnose und Prognose zu stellen, ist die Beobachtung der Veränderungen des Zungenbelags im Verlauf einer Erkrankung von größter Bedeutung. Besonders wichtig ist es, diejenigen Fälle zu registrieren, in denen der Belag völlig verschwindet, und diejenigen, in denen der Belag relativ plötzlich wieder erscheint und sich rasch weiter aufbaut.

Verschwindet im Verlauf einer Erkrankung der Zungenbelag plötzlich, müssen wir annehmen, daß sich das *Magen*-Qi zunehmend erschöpft und daß eine Wendung zum Schlechteren eingetreten ist. Dies gilt sowohl für das plötzliche als auch für das etwas langsamere Verschwinden des Belags, doch das schnelle Verschwinden ist sicherlich ernster zu beurteilen. In diesem Fall müssen rasche und entschlossene Maßnahmen ergriffen werden, um das *Magen*- und *Nieren*-Yin wirkungsvoll zu behandeln und zu tonisieren. So kann das plötzliche, teilweise Verschwinden des Belages bei einem Krebskranken auf die Metastasierung in ein anderes Organ hinweisen. Das Zungenareal, in dem der Belag verschwindet, kann mit dem betroffenen Organ nach der Zungentopographie in Verbindung stehen; verschwindet zum Beispiel der Belag am Zungenrand, so wird die Leber betroffen sein.

Taucht andererseits im Verlauf einer Erkrankung mit fehlendem Belag plötzlich ein neuer Belag auf, müssen wir annehmen, daß sich trübe Feuchtigkeit im *Magen* festgesetzt hat; oder daß die pathogene (innere) Hitze zunimmt. Die Tafeln 52 und 53 wurden im Abstand von drei Tagen aufgenommen, sie zeigen deutlich das plötzliche Auftreten eines dicken gelben Belags im Lungenareal einer zuvor geschälten Zunge.

Ich möchte betonen, daß dies nur beim plötzlichen Auftauchen des Belags gilt, d. h. im Verlauf weniger Tage. Hat eine Zunge ihren Belag verloren, und taucht dann allmählich wieder ein Belag auf, dürfen wir die Wiedererstarkung des *Magen*-Qi annehmen. Es handelt sich also um ein sehr günstiges prognostisches Zeichen (Tafeln 57 und 58).

Bei chronischen Krankheitsmustern im Sinne einer Yin-Leere verschwindet der Belag ganz allmählich: Das Fehlen des Belags ist stets ein Hinweis auf eine Yin-Leere. Da der Belag vor allem den Zustand des *Magens* widerspiegelt, ist daraus zu folgern, daß die Yin-Leere stets von einer *Magen*-Yin-Leere ausgeht. In anderen Worten: Der *Magen* ist bei einer Yin-Leere stets mitbeteiligt. Abb. 36 zeigt die möglichen Stadien auf dem Wege von einer normalen Zunge bis zu einer vollkommen geschälten und roten Zunge. Natürlich beschreibt diese Entwicklung nur die in der Praxis am häufigsten zu sehenden Stadien, in diesem Entwicklungsprozeß sind auch verschiedenste Abweichungen möglich. In der Regel kann man folgende sechs Stadien (plus eine Variation) beobachten:

— Die normale Zunge hat einen dünnen, weißen Belag mit Wurzel (Abb. 36a).
— Der Belag verliert als Indiz einer *Magen*-Qi-Leere im Zungenzentrum seine Wurzel (Abb. 36b).
— Der Belag verliert auf der gesamten Zunge seine Wurzel im Rahmen einer zunehmenden *Magen*-Qi-Leere (Abb. 36c).

— Das Zungenzentrum verliert seinen Belag vollkommen (d. h., es ist geschält), während die übrige Zunge einen wurzellosen Belag hat als Ausdruck der *Magen*-Yin-Leere (Abb. 36d).
— Eine mögliche Variation des zuvor beschriebenen Bildes besteht in der Rötung des Zungenzentrums als Ausdruck der *Magen*-Yin-Leere mit Leere/Hitze (Abb. 36e und Tafeln 12 und 20).
— Die ganze Zunge ist geschält, sie hat ihren gesamten Belag verloren (mit oder ohne einen *Magen*-Riß) als Hinweis auf eine sehr schwere *Magen*-Yin-Leere (Abb. 36f und 36g und Tafel 25).
— Die ganze Zunge ist geschält und rot (mit oder ohne *Magen*-Riß) als Hinweis auf eine *Magen*- und *Nieren*-Yin-Leere mit Hitze-Entwicklung (Abb. 36h und 36i und Tafeln 13, 24 und 59).

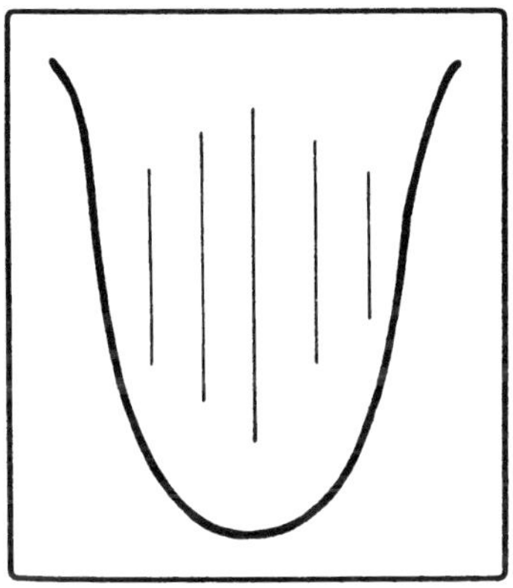

Abb. 36a

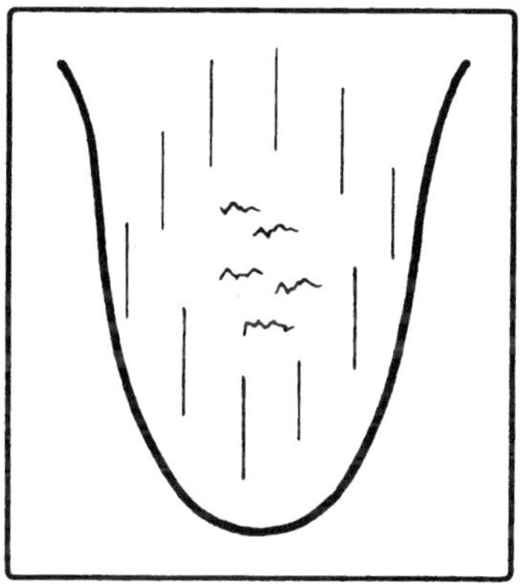

Abb. 36b

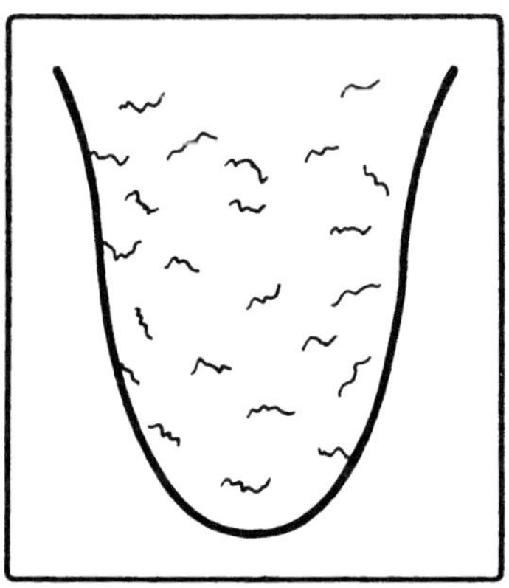

Abb. 36c

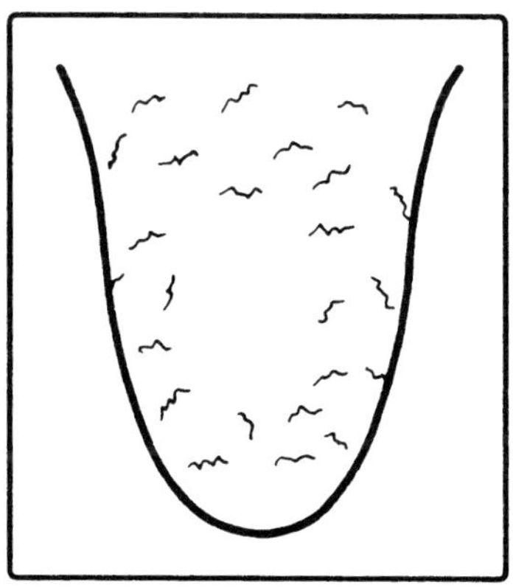

Abb. 36d

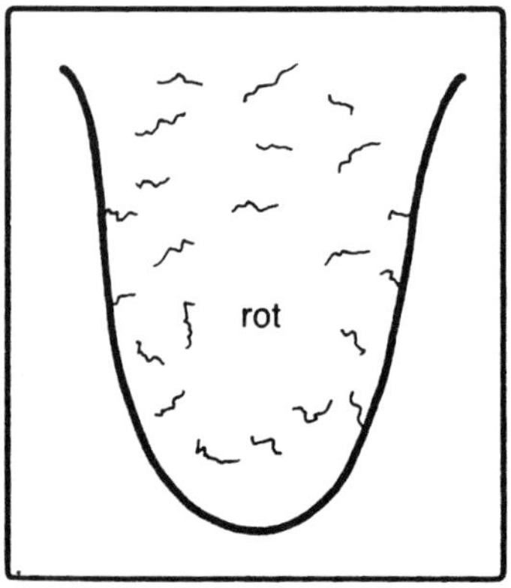

Abb. 36e

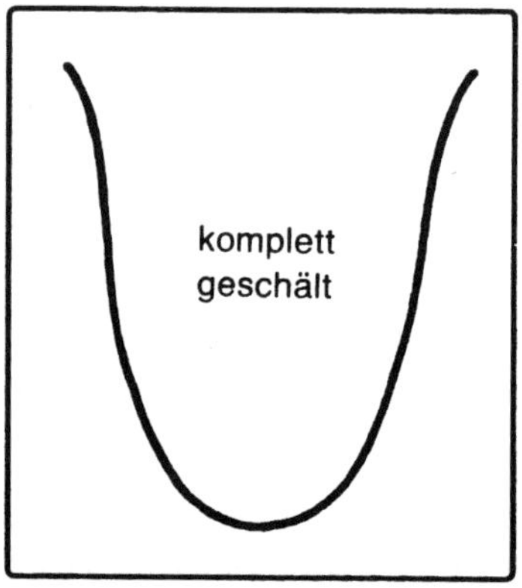

Abb. 36f

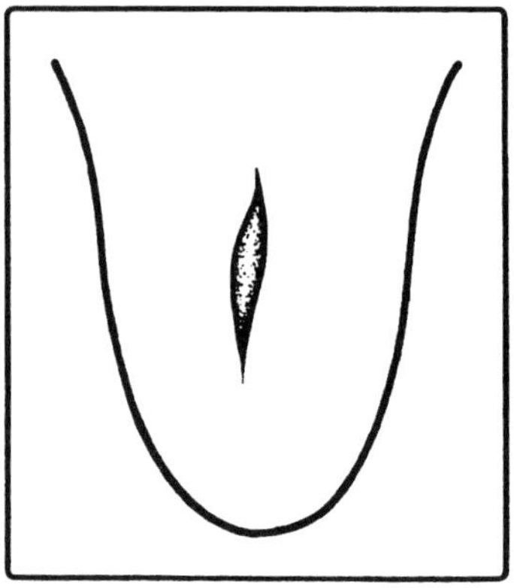

Abb. 36g

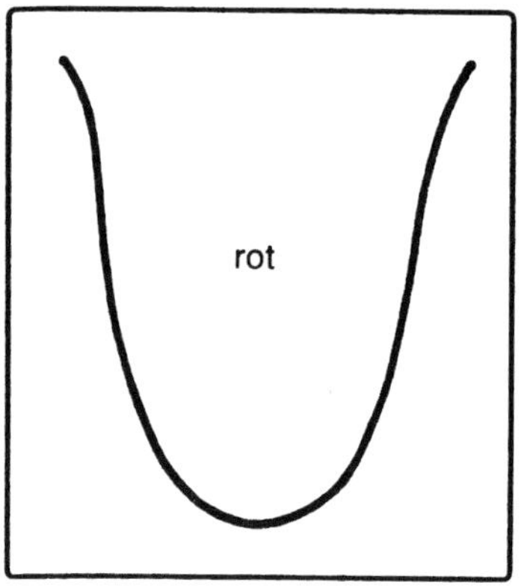

Abb. 36h

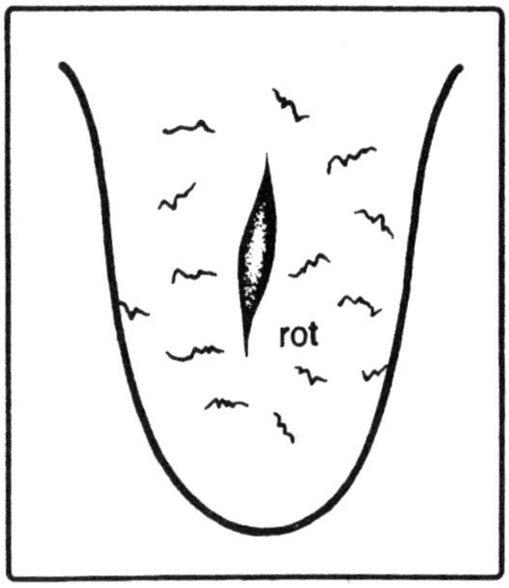

Abb. 36i

Die Dicke des Zungenbelags

Ein dicker Belag ist immer ein Indiz für einen pathogenen Faktor und somit für ein Fülle-Muster. Die relative Dicke des Zungenbelags ist ein rascher und zuverlässiger Indikator für die Stärke des hier wirksamen pathogenen Faktors. Je dicker der Belag, desto stärker ist der pathogene Faktor. Folgende Muster können sich in einem dicken Zungenbelag widerspiegeln: Nahrungsretention, Feuchtigkeit, Schleim, Wind-Kälte und Wind-Hitze, Kälte oder feuchte Kälte und Sommerhitze.
Die Dicke des Zungenbelags ist nur Zeichen der Stärke eines pathogenen Faktors, wir können daraus nicht ablesen, ob es sich um einen inneren oder äußeren Faktor handelt. Zudem gilt diese Regel nur für den dicken Belag mit Wurzel. Die klinische Bedeutung des Belags ohne Wurzel ist eine ganz andere. (Siehe die Diskussion der Beläge mit oder ohne Wurzel im Abschnitt zuvor.)
Ein dünner Belag läßt vermuten, daß der pathogene Faktor einigermaßen schwach ist und daß sich die Krankheit im Initialstadium befindet. Beim dünnen, weißen Belag handelt es sich jedoch auch um den Normalzustand, so daß es häufig nicht möglich ist, einen solchen Belag eindeutig als pathologisch oder gesund zu definieren. Hier muß der Arzt andere Aspekte, wie die Verteilung des Belags oder den Puls, mit in Betracht ziehen. Dies gilt beispielsweise für das frühe Stadium eines Wind-Kälte-Angriffs, wobei der Belag noch dünn ist, was die Schwäche des pathogenen Faktors anzeigt. Hier wird die Analyse der Dicke und der Farbe des Belags allein nicht weiterhelfen. Zusätzlich muß die Verteilung des Belags in Betracht gezogen werden, im vorliegenden Initialstadium eines Angriffs von außen wird sich der Belag auf das vordere Drittel der Zunge oder um die Zungenmitte herum konzentrieren. (Die Verteilung des Zungenbelags und ihre klinische Bedeutung wird weiter unten noch eingehendst behandelt werden.)
Wenn die Dicke des Belags die Stärke des pathogenen Faktors widerspiegelt, so folgt daraus, daß jede Änderung in der Stärke des Faktors sich in einer Änderung der Dicke des Belages niederschlagen muß. Diese Tatsache läßt sich gut bei der Beurteilung der Progredienz einer Erkrankung und bei der Prognosestellung verwerten.
Die Bedeutung der Dicke des Zungenbelags wird auch in der folgenden Passage aus „A Guide to Tongue Differentiation“ deutlich:

> „Bei schmutzigem und dünnem Zungenbelag ist das Qi des Körpers schwach; ist er schmutzig und dick, müssen wir einen starken pathogenen Faktor annehmen. Wenn der Belag dünn ist, beginnt der pathogene Faktor gerade, sich zu manifestieren; wenn der Belag dick ist, befindet sich der pathogene Faktor schon tief im Innern“ (4).

Wenn der Zungenbelag dünner wird, darf man davon ausgehen, daß sich das Qi des Körpers erholt oder daß der pathogene Faktor entweicht. Wird der Belag dicker, so ist dies ein Zeichen für die Zunahme der Stärke des pathogenen Faktors.
Bei einem dicken Zungenbelag sollte die Therapie darauf ausgerichtet sein, den pathogenen Faktor, welcher Art er auch sei, zu vertreiben. Zur Verordnung von Kräutermedizin sollten Rezepte gewählt werden, die gezielt den pathogenen Faktor vertreiben. Bei der Akupunkturbehandlung sollte reduzierend genadelt werden.

Ein dünner Belag, der zunehmend dicker wird, ist ein Hinweis auf das Erstarken des pathogenen Faktors, der nun wahrscheinlich ins Innere vordringen wird. Bei akuten, äußeren Erkrankungen vollzieht sich dieser Wechsel von dünn zu dick manchmal sehr rasch, innerhalb eines Tages oder sogar weniger Stunden. Bei chronischen Erkrankungen wird der Wechsel von dünn zu dick langsamer vonstatten gehen, also im Verlauf von Wochen. Beobachten wir jedoch bei einer chronischen Erkrankung den plötzlichen Wechsel des Zungenbelags von dünn zu dick, müssen wir damit rechnen, daß die Energien des Körpers schwer geschädigt sind und daß der pathogene Einfluß weiter nach innen vorgedrungen ist. Hier muß das Behandlungsziel sein, den pathogenen Faktor zu vertreiben, während zur gleichen Zeit das Qi des Körpers unterstützt wird, im Gegensatz zu den Fällen, in denen ein dicker Belag nur die Vertreibung des pathogenen Einflusses erfordert.

Der Wechsel des Zungenbelags von dick zu dünn stellt im allgemeinen eine positive Entwicklung im Krankheitsverlauf dar, indem die Stärke des pathogenen Faktors abnimmt. Wird jedoch ein dicker Belag ganz plötzlich dünn, müssen wir annehmen, daß das *Magen*-Qi kollabiert ist, unabhängig davon, ob es sich um eine akute oder chronische Erkrankung handelt. Dies ist stets als prognostisch sehr ungünstiges Zeichen zu werten. Ziel der Behandlung muß sein, das *Magen*-Qi schnell und wirkungsvoll wiederherzustellen und damit zu „retten".

Sehr wichtig ist es, genau zu unterscheiden, ob das Dünnerwerden des Belages durch die Verbesserung des Gesamtzustandes des Patienten und durch die Abschwächung des pathogenen Faktors bedingt ist („echtes Dünnerwerden") oder ob das Dünnerwerden gerade ein Zeichen der Verschlechterung des Zustandes darstellt („falsches Dünnerwerden").

„Echtes Dünnerwerden" heißt, daß der dicke Belag dünner wird, daß ein zäher Belag weich und ein dichter Belag wieder lockerer wird. Der Prozeß beginnt an der Spitze und schreitet zum Zungengrund fort, während darunter ein neuer, dünner und weißer Belag erscheint. Dies sind alles Hinweise darauf, daß der pathogene Faktor aus dem Körper vertrieben wurde und daß das *Magen*-Qi wiederhergestellt ist.

Außer dem schnellen Wechsel von dick zu dünn gibt es noch weitere Spielarten des „falschen Dünnerwerdens", die jedoch alle gleichermaßen die Verschlechterung des Zustandes signalisieren. Wenn der Belag verschwunden ist und kein neuer mehr nachgebildet wird, so daß die Zunge geschält erscheint und wie ein Spiegel aussieht, handelt es sich um den Zusammenbruch des *Magen*-Qi. Verbleiben auf einer geschälten Zunge Flecken, die wie über die Zunge verstreuter Tofu aussehen, müssen wir vom Zusammenbruch des *Magen*-Qi und von der Erschöpfung der Flüssigkeiten des *Magens* ausgehen. Ein weiterer Typ des „falschen Dünnerwerdens" äußert sich darin, daß ein dicker Belag, der die ganze Zunge bedeckt, verschwindet und eine fettige oder mit roten Punkten übersäte Zunge hinterläßt. Nach ein oder zwei Tagen wird dann ein neuer dicker Belag gebildet. Die völlige Erschöpfung des *Magen*-Qi schließlich wird an einer glänzenden und trockenen Zungenoberfläche nach dem Verschwinden eines dicken Belages sichtbar.

Die Verteilung des Zungenbelags

Der Verteilung des Zungenbelags ist bei äußeren Erkrankungen eine andere klinische Bedeutung beizumessen als bei inneren Erkrankungen.
Bei äußeren Erkrankungen ist die Verteilung des Zungenbelags ein Indikator für die Lokalisation und die Tiefe des pathogenen Faktors. Im Initialstadium einer äußeren Erkrankung wird sich der Belag entweder weiter außen (um die Zungenmitte herum) oder im vorderen Zungendrittel konzentrieren. Veränderungen in der Verteilung des Zungenbelags stellen ein zusätzliches wichtiges Kriterium für das Vordringen oder den Rückzug des pathogenen Faktors dar. Erscheint ein Zungenbelag beispielsweise zuerst im vorderen Zungendrittel oder in den äußeren Arealen der Zunge (was dem Eindringen des pathogenen Faktors in die äußeren Schichten entspricht) und wandert dann allmählich zur Mitte, wobei er sich eventuell auch von Weiß nach Gelb verfärbt, so ist der pathogene Faktor sicherlich nach innen vorgedrungen. In diesem Fall wird der ursprüngliche Belag im vorderen Zungendrittel bzw. in den äußeren Zungenarealen nicht verschwinden; er verbleibt dort, doch der Belag im Zungenzentrum wird dicker sein (siehe Abb. 37a und 37b).

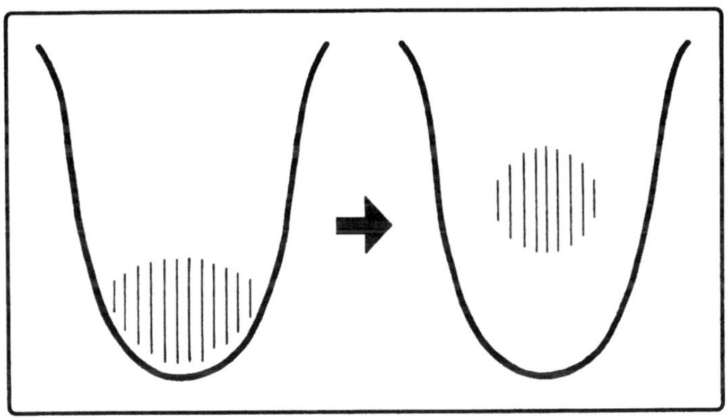

Abb. 37a

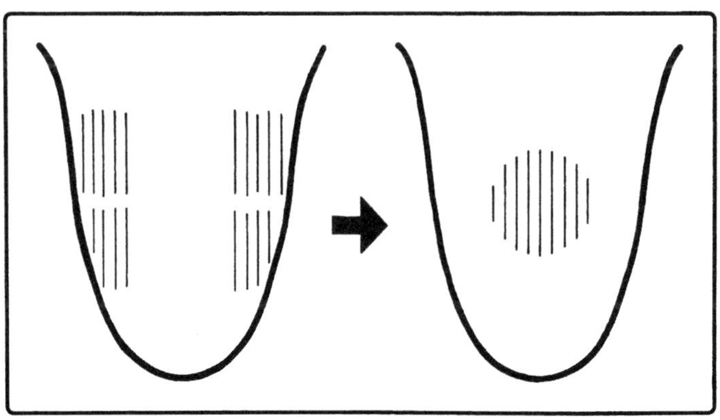

Abb. 37b

Bei akuten äußeren Erkrankungen vollziehen sich diese Veränderungen der Verteilung innerhalb eines Tages oder sogar in wenigen Stunden. Wird der Patient nicht einmal (oder sogar zweimal) täglich von Beginn der Erkrankung an untersucht, so kann es zumindest schwierig sein, die richtigen Schlüsse aus Veränderungen der Verteilung des Zungenbelags zu ziehen.
Bei inneren Erkrankungen sagt die Verteilung des Zungenbelags nichts über das Fortschreiten des pathogenen Faktors aus, sondern sie spiegelt die Lokalisation des Problems wider entsprechend den Zusammenhängen der Zungentopographie mit den *Organen* (siehe Kapitel 3).
Im Falle der inneren Erkrankungen ist häufig ein vollständiger Belag (der die gesamte Zunge bedeckt) von einem unvollständigen Belag (der nur einen Teil der Zunge bedeckt) zu unterscheiden. Der unvollständige Belag kann völlig ungleichmäßig über die Zungenoberfläche verteilt sein. Beschränkt sich der Belag auf die linke Seite der Zunge, so befindet sich die Erkrankung in den *Organen*, vor allem aber in der *Leber*. In der Regel ist der linksseitige Belag auch schlüpfrig. Der auf die rechte Seite der Zunge begrenzte Belag weist auf eine Erkrankung hin, die sich halb innen, halb außen befindet, das heißt ein Shao-Yang-Syndrom. Hier ist der Belag meistens weiß und schlüpfrig. Ist der auf die rechte Zungenseite begrenzte Belag jedoch dick, gelb und schlüpfrig, handelt es sich eher um die Retention feuchter Hitze in der *Gallenblase* als um das Shao-Yang-Syndrom. Entscheidend für die Differentialdiagnose ist hier die Farbe des Belags.
Ein dünner und leicht wäßriger Belag kurz hinter der Zungenspitze in dem Zungenareal, das mit der *Lunge* korrespondiert, zeigt, daß sich aufgrund eines nicht austherapierten Wind-Kälte-Angriffs die Kälte in der *Lunge* festgesetzt hat.
Abgesehen von den gerade beschriebenen Situationen muß die klinische Bedeutung der unvollständigen Verteilung des Belags jeweils mit dem *Organ* in Beziehung gesetzt werden, das durch die Zungentopographie mit dem entsprechenden Areal verknüpft ist. So spiegelt etwa ein dicker Belag im Zungenzentrum eine Nahrungsretention im *Magen* wider. Ist dieser Belag auch schlüpfrig, handelt es sich um eine Feuchtigkeitsretention im *Magen*. Ein dicker Belag am Zungengrund signalisiert eine Nahrungsretention im *Darm*. Ist er zusätzlich gelb und schlüpfrig, können wir von der Retention feuchter Hitze in der *Blase* und oder im *Darm* ausgehen. Bei Frauen entspricht dieses Areal auch dem *Uterus*. Somit kann ein dicker, gelber und schlüpfriger Belag auch ein Hinweis auf eine Infektion eines der Beckenorgane sein.

Die Feuchtigkeit des Zungenbelags

Ein normaler Zungenbelag sollte etwas feucht sein als Ausdruck dafür, daß die Körperflüssigkeiten ausreichend vorhanden sind und ungehindert zirkulieren. Der Zungenbelag läßt genaue Rückschlüsse auf den Zustand der Flüssigkeiten zu. Er ist trokken, wenn nicht ausreichend Flüssigkeiten vorhanden sind, sei dies nun durch Fülle/ Hitze oder durch Yin-Leere bedingt. Ein nasser Zungenbelag dagegen steht für einen Überschuß an Flüssigkeiten oder für die Stagnation der Flüssigkeiten, bedingt durch äußere Kälte oder durch innere Kälte bei Yang-Leere.

Der trockene Belag

Der trockene Belag hat verschiedene Ursachen. Bei zugrundeliegender Fülle/Hitze in *Magen, Lunge* oder *Leber* ist er trocken und gelb; beim Angriff äußerer Wind-Hitze ist der Belag trocken, gelb und dünn; bei *Nieren*-Yin-Leere erscheint die Zunge geschält, d. h., sie hat keinen Belag; bei *Magen*-Yin-Leere hat der trockene Zungenbelag keine Wurzel.

Eine Sonderform des trockenen Belags finden wir bei Yang-Leere mit Feuchtigkeitsretention. Normalerweise müßte die Zunge in diesem Falle zu feucht sein, da das Yang-Qi die Flüssigkeiten nicht mehr zirkulieren läßt, so daß sie sich ansammeln. In schweren Fällen der Yang-Leere mit Feuchtigkeitsretention wird das Qi von der Feuchtigkeit blockiert, so daß es die Flüssigkeiten nicht mehr bewegen und umwandeln kann. Ebensowenig ist das Yang-Qi in der Lage, die Flüssigkeiten nach oben zu treiben. Die Folge ist, daß die Zunge trocken wird; zusätzlich hat der Patient einen trockenen Mund, aber keinen Durst bzw. wenn er Durst hat, möchte er nur warmes Wasser in kleinen Schlucken trinken. Der fehlende Durst ist hier das Leitsymptom, um diesen Fall abzugrenzen gegen Fülle/Hitze oder Leere/Hitze, die ja beide ebenfalls durch Mundtrockenheit charakterisiert sind.

Der nasse Belag

Auch der nasse Belag hat verschiedenste Ursachen. Bei Yang-Leere mit Feuchtigkeitsretention ist der Belag naß und weiß. Bei äußerer Wind-Kälte ist er naß, weiß und dünn.

Es gibt einen ungewöhnlichen Typ des nassen Belages bei Yin-Leere, einer Situation, in der man eher einen trockenen Belag erwarten würde (da die Flüssigkeiten mit dem Yin in Zusammenhang stehen). In diesem Fall dringt jedoch äußere Hitze sehr rasch in die Schicht des Blutes ein, was dazu führt, daß die Flüssigkeiten verdampfen und zur Zunge aufsteigen, wo sie den nassen Belag bilden. Dieses Muster ist jedoch nur sehr selten zu beobachten.

Eine Sonderform des nassen Belages ist der schlüpfrige Belag. Ein schlüpfriger Belag ist sehr naß und erscheint ölig, er ist klebrig und nur halb durchsichtig. Beim schlüpfrigen Belag muß man von einer schwerwiegenderen Yang-Leere ausgehen als beim etwas weniger nassen Belag; die durch Yang-Leere bedingte Akkumulation der Flüssigkeiten ist so ausgeprägt, daß es zur Bildung von Feuchtigkeit und Schleim kommt. Dieser Zungentyp wird in „A Guide to Tongue Differentiation" folgendermaßen beschrieben:

> „Ein schlüpfriger Belag weist uns auf Kälte und Feuchtigkeit hin, sei sie inneren oder äußeren Ursprungs. Beginnt der pathogene Faktor gerade, ins Innere vorzudringen, so hat die Zunge einen weißen, schlüpfrigen Belag ... Ist der Belag schlüpfrig und fettig, so ist dies ein Zeichen für die Ansammlung von feuchtem Schleim. Ist er schlüpfrig, fettig und dick, ist die Retention von feuchtem Schleim und Kälte anzunehmen" (5).

Schimmelige oder fettige Beläge

Der schimmelige Belag ist vom fettigen streng zu unterscheiden. Der schimmelige (auch „verrottete") Zungenbelag ist ziemlich dick und fleckig verteilt, er sieht bröckelig aus wie Sojabohnenquark oder Hüttenkäse und läßt sich von der Zungenoberfläche abstreifen, somit hat er keine Wurzel. Der schimmelige Belag ist eine Manifestation von *Magen*-Hitze. Die Hitze wandelt die unreinen Flüssigkeiten (trübe Anteile) des *Magens* um und veranlaßt sie, zur Zunge aufzusteigen. Dieser Zustand geht häufig mit einer *Magen*-Yin-Leere einher, die noch größere Hitze produziert und den Zungenbelag seiner Wurzel beraubt. Hitze-bedingt ist der Belag auch gelb. In der klinischen Praxis wird der schimmelige Belag vor allem in Verbindung mit Abszessen und Eiteransammlungen im Körper zu finden sein.
Auf die ernste Bedeutung des schimmeligen Belages weist uns eine Passage aus „Medical Sources" hin:
„Bei *Magen*- und *Nieren*-Yin-Leere sammelt sich feuchte Hitze an, trübe Feuchtigkeit steigt auf, so daß der Zungenbelag schimmelig wird. Dieser Zustand ist immer schwierig zu behandeln" (6).
Schimmelige Beläge sind häufig bei Erkrankungen zu finden, die auch aus der Sicht der westlichen Medizin als sehr ernst eingestuft werden. Bei Lungenabszessen sehen wir häufig einen weißen schimmeligen Belag, bei Magengeschwüren zeigt sich eher ein gelber schimmeliger Belag. Hepatitis manifestiert sich häufig in einem grauen schimmeligen Belag, während der Zungenkörper purpurn ist.
Manchmal wird ein schimmeliger Belag auch reiskorngroße Punkte aufweisen, woraus wir auf die Umwandlung der Flüssigkeiten des *Magens* in (schimmelige) trübe Substanzen schließen können.
Der fettige Belag ist im Zentrum der Zunge dicker als in der Peripherie. Er ist schlüpfrig, erscheint aber gröber als der eigentliche schlüpfrige Belag. Man kann ihn nicht abwischen oder abkratzen. Die gesamte Zungenoberfläche ist von einer Schicht klebriger Flüssigkeit bedeckt, die eine Wurzel hat und fest auf der Oberfläche haftet. Die Zunge sieht aus, als ob sie viele Papillen habe, sie bietet ein ausgesprochen rauhes Erscheinungsbild.
Ein fettiger Zungenbelag zeigt, daß das Qi nicht mehr in der Lage ist, die Flüssigkeiten umzuwandeln, die sich dann in Form von Feuchtigkeit oder Schleim ansammeln. Der fettige Zungenbelag wird daher in vielen Fällen zu beobachten sein, in denen sich Schleim und Feuchtigkeit in unterschiedlichen Erscheinungsformen manifestieren: Schleim-Hitze, feuchter Schleim, feuchte Hitze, kalte Feuchtigkeit etc. In Abhängigkeit von begleitender Hitze oder Kälte wird der fettige Belag zusätzlich gelb oder weiß sein.
In der klinischen Praxis sind die Unterschiede zwischen schlüpfrigem und fettigem Belag nicht allzu groß. Der bedeutendste Unterschied liegt darin, daß der schlüpfrige Belag regelrecht ölig glänzt und daß die Papillen nicht zu sehen sind, während der fettige Belag gröber ist, er ist eher klebrig als ölig, und die Papillen sind scheinbar stark vermehrt. Differentialdiagnostisch ist der schlüpfrige Belag eher ein Hinweis auf Schleimretention, während der fettige Belag eher ein Zeichen der Feuchtigkeitsreten-

tion ist. Diese Unterscheidung sollte nicht zu absolut gesehen werden, sowohl der schlüpfrige als auch der fettige Belag kann mit Schleim oder Feuchtigkeit einhergehen.
Der wichtigste Unterschied in der klinischen Bedeutung des schimmeligen bzw. des fettigen Belages liegt darin, daß ersterer Fülle/Hitze signalisiert, während letzterer in der Regel durch Yang-Leere verursacht wird. Zudem hat der schimmelige Belag keine Wurzel als Zeichen der *Magen*-Yin-Leere, während der fettige Belag eine Wurzel aufweist.

Die Farbe des Zungenbelags

Die Analyse der Beschaffenheit des Zungenbelags dient in erster Linie dazu, die Tiefe und die Lokalisation des pathogenen Faktors und die Stärke und Integrität der Energien des Körpers zu beurteilen. In der Terminologie der Acht Prinzipien ist die Analyse der Beschaffenheit des Zungenbelags vor allem hilfreich zur Unterscheidung zwischen Innen und Außen und zwischen Leere und Fülle. Die Analyse der Farbe des Zungenbelags wird dagegen bei der Unterscheidung von Hitze und Kälte nützlicher sein, und das auf eine sehr direkte und einfache Art. Hierin liegt die größte praktische Bedeutung der Farbe des Zungenbelags. Zusätzlich gibt uns die Farbe des Belags im Verlauf einer Erkrankung noch Informationen über die Umwandlung eine äußeren in eine innere Erkrankung.
Der Belag spiegelt eher den Zustand der Yang-*Organe* als den der Yin-*Organe* wider, seine Farbe bezeichnet dann genau den Hitze- oder Kälte-Charakter eines pathologischen Musters. Daraus folgt, daß die Farbe des Zungenbelages bei der Diagnose von Erkrankungen der Yin-*Organe* von untergeordneter Bedeutung ist, hier ist die Analyse der Farbe des Zungenkörpers entscheidend.
Bei akuten Zuständen steht die Untersuchung des Zungenbelags und seiner Farbe im Vordergrund. Bei chronischen Erkrankungen sollte der Farbe des Zungenkörpers mehr Aufmerksamkeit geschenkt werden. Zu erklären ist dies durch die Tatsache, daß der Zungenbelag rasch auf kurzfristig einwirkende Faktoren reagiert, die so schnell noch keine Änderung der Farbe des Zungenkörpers nach sich ziehen.
Hier ein Beispiel: Ein Patient hat seit Jahren eine blasse Zunge aufgrund einer Yang-Leere. Nach dem Verzehr von verdorbenen Nahrungsmitteln entwickelt er nun einen dicken gelben Zungenbelag, wobei gleichzeitig übelriechende Durchfälle, Bauchschmerzen und leichtes Fieber auftreten. Hier äußert sich also die durch die verdorbenen Nahrungsmittel hervorgerufene Störung in einem dicken gelben Belag, der der Theorie nach mit der blassen Zunge im Widerspruch steht. Der blasse Zungenkörper ist Ausdruck der langfristigeren Bedingungen, während der Belag den begleitenden akuten Zustand widerspiegelt.
Wenn der Zungenbelag regelmäßig untersucht wird, kann die Analyse seiner farblichen Veränderungen Hinweise auf das Fortschreiten einer Erkrankung geben. Der Wechsel der Farbe des Zungenbelags von weiß nach gelb ist in der Regel ein Zeichen

dafür, daß sich ein Kälte-Muster in ein Hitze-Muster verwandelt. Auch das Fortschreiten von außen nach innen ist daraus abzulesen. Wird der gelbe Belag schließlich grau oder gar schwarz, müssen wir annehmen, daß der pathogene Faktor zunehmend in die tieferen Schichten vordringt. Farbveränderungen des Belages in umgekehrter Richtung, also von schwarz über gelb und grau bis zu weiß ist ein Zeichen der Besserung des Zustandes und der Abschwächung des pathogenen Faktors. Diese Entwicklungen werden in „A Guide to Tongue Differentiation“ beschrieben:

> „Wenn ein äußerer pathogener Faktor den Körper angreift, verlieren die *Organe* ihre Harmonie, was sich im Zungenbelag widerspiegelt. Ist der Zungenbelag weiß, befindet sich die Krankheit in den äußeren Schichten; ist der Belag gelb, befindet sie sich im Innern; bei grauschwarzem Belag ist die Krankheit in die *Nieren* eingedrungen. Die Krankheit schreitet fort, wenn sich der Belag von weiß über gelb zu grau-schwarz verfärbt; die Gesundheit kehrt wieder, wenn sich der Zungenbelag in umgekehrter Reihenfolge verändert“ (7).

Der Zungenbelag ist nicht nur exakter Ausdruck der Hitze- oder Kälte-Eigenschaften einer Erkrankung, er macht auch ihre Lokalisation (Innen oder Außen) deutlich bzw. die Tiefe, in welche die Krankheit bereits vorgedrungen ist. Die Farbe des Zungenbelags sollte jedoch niemals nur für sich allein bewertet werden. Nicht bei jeder sich tief im Innern befindlichen Erkrankung ist der Belag gelb oder grau-schwarz. Einige dieser Erkrankungen können auch einen dicken weißen Belag aufweisen, der besagt, daß die Erkrankung ins Innere vorgedrungen ist und daß sie Kälte-Charakter hat. Ist bei einer inneren Erkrankung der Belag gelb oder grau-schwarz, vermuten wir normalerweise eine innere Hitze-Erkrankung. Auch wenn der Belag stets den Hitze- oder Kälte-Charakter einer Erkrankung deutlich macht, so darf er zur Beurteilung der Tiefe, in die der pathogene Faktor bereits vorgedrungen ist, nur dann herangezogen werden, wenn seine Veränderungen regelmäßig im gesamten Verlauf der Erkrankung festgehalten werden.

Die folgenden vier Zungenbeläge sollen besprochen werden: weiß, gelb, grau und schwarz. Diesen Farben wird in China im allgemeinen die größte Bedeutung beigemessen. Obwohl in der klinischen Praxis auch häufig ein brauner Belag zu sehen ist, soll er nicht separat abgehandelt werden, da die klinische Bedeutung des braunen Belages dieselbe ist wie die des gelben Belages.

Der weiße Belag

Ein leicht feuchter, dünner und weißer Belag ist normal. Bei der Analyse des weißen Belages muß in erster Linie seine Dicke und seine Feuchtigkeit beachtet werden. Ein weißer Belag ist dann pathologisch, wenn er zu dick, zu dünn, zu naß oder zu trocken ist. Unter bestimmten Umständen ist der pathologische Belag dünn und weiß und nur etwas feucht, so daß er vom normalen Belag nicht zu unterscheiden ist. Zum Beispiel im Initialstadium äußerer Wind-Kälte wird dies der Fall sein, der Belag ist also dünn (da sich der pathogene Faktor noch außen befindet und gerade erst zu wirken

beginnt), er ist weiß (aufgrund der Kälte), und er ist etwas feucht (da die Kälte die Zirkulation der Flüssigkeiten blockiert).
Der weiße Belag läßt also vor allem drei klinische Interpretationen zu:

1. Kälte. In erster Linie ist der weiße Belag bis auf ganz wenige Ausnahmen Zeichen eines Kälte-Syndroms. Unabhängig von anderen Bedingungen ist die Ursache eines weißen Belages immer Kälte, sei es nun Leere/Kälte oder Fülle/Kälte, sei sie inneren oder äußeren Ursprungs, was an weiteren Symptomen zu erkennen sein wird. (Es gibt einige wenige Fälle, in denen ein weißer Belag durch Hitze hervorgerufen wird; nichts ist also absolut in der chinesischen Medizin!)

2. Außen. Der weiße Belag ist ein Zeichen äußerer Erkrankungen. Bei einer akuten äußeren Erkrankung läßt der weiße Belag den Schluß zu, daß der pathogene Faktor sich noch in den äußeren Schichten befindet und noch nicht nach innen vorgedrungen ist; wäre dies der Fall, müßte der Belag gelb sein. Bei einigen inneren Erkrankungen ist ebenfalls ein weißer Belag zu beobachten, der dann ganz anders zu interpretieren ist.

3. Lunge/Dickdarm-Erkrankungen. Ein weißer Belag kann auch Ausdruck einer Erkrankung in den *Organen Lunge* oder *Dickdarm* sein. Eine steife Zunge mit weißem Belag signalisiert einen Fülle-Zustand von *Lunge* und *Dickdarm*. Im Gegensatz dazu ist ein weißer Belag auf einer zarten und schlaffen Zunge Hinweis auf einen Leere-Zustand dieser *Organe*. Ist der Belag weiß und trocken, vermuten wir Trockenheit des *Dickdarms* mit hyperaktivem Feuer, oder *Lungen*-Yin-Leere mit Hitze. Die Untersuchung des Zungenbelags allein reicht nicht aus, um diese Diagnosen zu stellen, hier sind weitere klinische Zeichen mit in Betracht zu ziehen.

Weiß und dünn

Ein einheitlich dünner, weißer und etwas feuchter Belag ist normal. Auch beim äußeren Angriff von Wind-Kälte, Wind-Feuchtigkeit oder Feuchtigkeit sehen wir einen dünnen, weißen und etwas feuchten Belag. Wenn überhaupt eine Störung vorliegt, hat dieser Belag keine spezifische Bedeutung, außer daß er uns auf das Vorliegen eines Kälte-Syndroms hinweist. Diese Sichtweise findet sich auch in „A Compilation regarding the Discussion of Cold-induced Disorders" wieder: „Beim äußeren Kälte-Angriff verändert sich der Belag nicht; dringt der pathogene Faktor Hitze tiefer ein, wird der Belag gelb" (8). Nur im Zusammenhang mit äußeren Erkrankungen darf man aus dem dünnen weißen Zungenbelag schließen, daß der pathogene Faktor noch nicht tiefer eingedrungen ist.

Weiß, dünn und schlüpfrig

Von diesem Belag wird manchmal gesagt, er sehe wie Reissuppe aus. Er wird durch den äußeren Angriff von Kälte oder Feuchtigkeit hervorgerufen. Ein schlüpfriger und öliger Belag ist ein deutliches Zeichen dafür, daß Feuchtigkeit die Abwehr-Schicht ergriffen hat (in der Terminologie der Vier Schichten), die mit *Magen* und *Lunge* in Verbindung steht. Da diese *Organe* die Flüssigkeiten nicht mehr verteilen können, taucht der schlüpfrige Belag auf. Ein chinesischer Text erklärt dies folgendermaßen: „Das Abwehr-Qi geht zu *Magen* und *Lunge*, wenn ein äußerer pathogener Faktor die Abwehr-Schicht angreift; wenn der Zungenbelag weiß ist, können die Flüssigkeiten des *Magens* nicht mehr umgewandelt werden, die pathogene Kälte verwandelt sich in Feuchtigkeit" (9).

Weiß, dick und schlüpfrig

Dieser Zungenbelag signalisiert meistens ein inneres Muster von Kälte oder Feuchtigkeit mit Nahrungsretention im *Magen*. Der weiße Belag ist nicht nur ein Zeichen der Kälte, er beweist auch, daß der Zustand noch nicht allzu lange anhält. (Im anderen Falle wäre er gelb oder schmutzig-grau.) Er kann jedoch auch die Folge eines äußeren Kälte-Angriffs sein, wenn sich die Kälte in innere Feuchtigkeit umgewandelt hat.

Weiß, dünn und trocken

Dieser Belag kann die Folge verschiedenster innerer oder äußerer Erkrankungen sein. Bei inneren Mustern legt der dünne, weiße und trockene Belag die Vermutung nahe, daß die Flüssigkeiten der *Lunge* durch einen Angriff von Wind-Kälte oder Wind-Hitze geschädigt wurden und daß sich der pathogene Faktor noch in den äußeren Bereichen aufhält. In diesem Fall wird der Patient fiebern und kälteempfindlich sein. Besteht bei Fieber keine Kälteaversion, können wir daraus schließen, daß der pathogene Faktor bereits wieder vertrieben ist, daß aber die Flüssigkeiten der *Lunge* geschädigt worden sind. Die Unterscheidung, ob ein trockener Belag Folge eines äußeren Angriffs durch einen pathogenen Faktor oder Folge innerer Hitze ist, fällt nicht schwer: Im letzteren Falle leidet der Patient unter Durst. Ist der trockene Zungenbelag durch einen äußeren pathogenen Faktor bedingt, sollte man kein Schwitzen auslösen (was die sonst übliche Vorgehensweise bei äußeren Angriffen darstellt), da die Flüssigkeiten der *Lunge* bereits geschädigt sind.
Ein dünner, weißer und trockener Belag kann auch die Auswirkung eines äußeren Angriffs durch Trockenheit sein. Wie zu erwarten, ist dieses Muster vor allem unter trockenen und heißen Klimabedingungen zu finden.

Weiß, dick und naß

Dieser Belag wird nach dem äußeren Angriff von Wind-Kälte zu beobachten sein, wenn der pathogene Faktor noch sehr stark ist (was sich in der Dicke des Belages widerspiegelt). Auch beim Tai-Yang-Syndrom und beim Shao-Yang-Syndrom ist er charakteristisch. Bei inneren Zuständen ist ein dicker, weißer und nasser Belag ein Hinweis auf die Retention von feuchter Kälte im Innern, und hier vor allem im Mittleren Erwärmer.

Weiß, dick und trocken

Dieser Belag erscheint in der Regel bei inneren Mustern, er ist die Folge einer Retention von trüben Flüssigkeiten und Hitze im Körperinnern. Wir haben hier einen der seltenen Fälle, in denen ein weißer Belag auch auf Hitze hinweisen kann.

Weiß, dick und fettig

Dieser Zungenbelag ist bei inneren Erkrankungen häufig ein Ausdruck der Yang-Leere von *Magen* und *Milz*, die zur Retention von Nahrung und Feuchtigkeit geführt hat. Meistens ist hierbei der Belag im Zentrum und am Zungengrund etwas dicker.

Weiß, dick und fettig/schlüpfrig

Dieser Belag ähnelt stark dem zuvor beschriebenen bis auf die Tatsache, daß er schlüpfriger ist und weicher und etwas öliger aussieht. Er ist häufig bei inneren Erkrankungen zu finden als Zeichen einer *Milz*-Yang-Leere mit der Retention von kaltem und feuchtem Schleim. Im Aussehen wird er manchmal mit Bohnenquark oder, um eine westliche Analogie zu gebrauchen, mit Haferbrei oder Hüttenkäse verglichen.

Weiß, dick und fettig/trocken

Obwohl es wie ein Widerspruch in sich erscheint, daß ein Belag gleichzeitig fettig und trocken sein soll, so ist dieser Zungentyp in der Praxis doch erstaunlich häufig zu finden. Der Begriff „fettig" steht hier für ein rauhes, klebriges Erscheinungsbild des Belages. Die feuchtere Erscheinungsform wird als fettig/schlüpfrig, die trockenere als fettig/trocken beschrieben.
Ein fettiger/trockener Belag kann Ausdruck zweier verschiedener Muster sein. Die erste Möglichkeit ist die Leere des mittleren Qi und der Flüssigkeiten des *Magens*. Die Leere des mittleren Qi führt zur Bildung von Feuchtigkeit, gleichzeitig bedingt die Erschöpfung der Flüssigkeiten des *Magens* die Austrocknung des Zungenbelags. Als zweite Möglichkeit finden wir innere Hitze mit Feuchtigkeit, wobei die Hitze den Zungenbelag austrocknet, während die Feuchtigkeit Ursache des fettigen Erscheinungsbildes ist.

Weiß, rauh und rissig

Dieser Typ des Zungenbelags ist nur bei äußeren Erkrankungen zu beobachten. Er ist eine häufige Begleiterscheinung eines Angriffes von Sommer-Hitze, die das Qi schädigt und zur Hitzeentwicklung in der Schicht des Qi Anlaß gibt (entsprechend der Terminologie der Vier Schichten). Die Hitze macht den Belag rissig, aber nicht trocken, da sie sich noch in der Stufe des Qi befindet, d. h., daß sie noch einigermaßen oberflächlich ist. Solche Zustände sind vor allem unter heißen Klimabedingungen wahrscheinlich.

Weiß, klebrig und fettig

Ein solcher Zungenbelag, dem Fetzen klebriger Flüssigkeit anhaften, ist Ausdruck des Vorhandenseins von Schleim oder Feuchtigkeit aufgrund von *Milz*-Yang-Leere. Bei einem Angriff von Feuchtigkeit in der Schicht des Qi kann er auch ein Merkmal im Verlauf einer äußeren Erkrankung sein.

Weiß und pulvrig

Dieser Belag sieht wie Pulver aus, das über die Zungenoberfläche verstreut wurde (siehe Tafel 23). Er steht mit verschiedensten Mustern in Zusammenhang, z. B. saisonal epidemische äußere Hitze, Gift im Inneren oder äußere Hitze im Dreifachen Erwärmer.

Weiß und schneeartig

Dieser Belag weist weiße Flocken auf, die Schneeflocken ähneln und die über die Zungenoberfläche verstreut sind.
Er ist Zeichen einer Erschöpfung des *Milz*-Yang (die schwerwiegender zu beurteilen ist als eine *Milz*-Yang-Leere) mit Stagnation von Feuchtigkeit und Kälte im mittleren Erwärmer.
Ältere Texte der chinesischen Medizin bezeichnen dieses Muster mit „blockierter *Milz*", um auf die völlige Erschöpfung des *Milz*-Yang hinzuweisen, das nicht mehr in der Lage ist, die Feuchtigkeit aufzulösen.

Weiß und schimmelig

Diesem Zungenbelag liegt eine klebrige Flüssigkeit auf, er ist gräulich-weiß gefärbt. Die versprengten Stückchen des Belages sehen verdorben aus, sie ähneln sauer gewordener Milch (siehe Tafel 5). Ein derartiger Belag ist ein Hinweis auf *Nieren*- und *Magen*-Yin-Leere, die zu Hitze mit im Innern verborgenem, feuchtem Gift führen. Er wird nur bei chronischen Zuständen mit langer Verlaufsform zu finden sein.
Die Ursache dieses Belages liegt darin, daß die schwache *Niere* und der schwache *Magen* die Flüssigkeiten nicht mehr umwandeln können, was zur Entstehung von Feuchtigkeit führt. Die *Magen*-Yin-Leere bedingt das Fehlen der Wurzel des Belags, was das versprengte Aussehen des Belags bedingt. Die Yin-Leere ruft Leere/Hitze hervor. Langanhaltende Feuchtigkeitsretention läßt in Verbindung mit der „Verdampfung" durch Leere/Hitze eine besonders üble Form der Feuchtigkeit entstehen, die feuchtes Gift genannt wird. Dieser Begriff benennt eine Feuchtigkeit, die bereits sehr lange besteht, und die unter Mitwirkung von Leere/Hitze schon vergoren oder verrottet ist. Einige Schriften gebrauchen im Zusammenhang mit diesem Zungentyp den Begriff „Todeszunge", um seine schwerwiegende Bedeutung herauszustellen. Auch wenn bei Vorliegen eines solchen Zungenbelags nicht unbedingt der baldige Tod bevorsteht, so ist er doch als ein Zeichen eines sehr ernsten Zustandes zu werten. Er

macht deutlich, daß die Flüssigkeiten des Körpers verdorben sind und daß damit die Prognose schlecht ist.

Zur Hälfte weiß und zur Hälfte schlüpfrig

Hier ist in der Regel der Belag der einen Zungenhälfte weiß und dünn, der der anderen dagegen weiß und schlüpfrig. Die beiden ungleichen Hälften des Zungenbelags sind beidseits der vertikalen Mittellinie der Zunge angeordnet. Befindet sich der weiße, schlüpfrige Belag auf der rechten Seite, liegt ein Shao-Yang-Syndrom vor (halb innen, halb außen). Befindet sich der weiße, schlüpfrige Belag jedoch ausschließlich auf der linken Seite, müssen wir das Problem in den *Organen*, vor allem in der *Leber*, suchen. Dies wäre somit ein weiterer Beleg für die Ansicht, daß die rechte Zungenhälfte der *Gallenblase* zuzuordnen ist (das Shao-Yang-Syndrom steht mit krankhaften Zuständen der *Gallenblase* in Zusammenhang), während die linke Zungenhälfte den Zustand der *Leber* widerspiegelt. Nach einer anderen Sichtweise entspricht die rechte Zungenhälfte dem Qi, die linke dem Blut. Dies steht jedoch zum Obengesagten nicht im Widerspruch: beim Shao-Yang-Syndrom nimmt man an, daß der pathogene Faktor das Qi angreift; ist die Erkrankung in die *Organe* eingedrungen, wird auch das Blut angegriffen.

Der gelbe Belag

In der klinischen Praxis hat der gelbe Belag vor allem drei Bedeutungen:

1. Hitze. Ein gelber Belag gibt stets einen deutlichen und raschen Hinweis darauf, daß die Erkrankung Hitze-Charakter hat, sei es nun innere oder äußere, leere- oder füllebedingte Hitze.

2. Innen. Zur Differenzierung innerer und äußerer Muster wird der gelbe Zungenbelag in der Regel als Hinweis darauf interpretiert, daß sich die Erkrankung innen befindet. Beginnt ein pathogener Faktor gerade, in den Körper einzudringen, so finden wir einen weißen Zungenbelag; schreitet er weiter nach innen fort, verfärbt sich der weiße Belag gelb. Es gibt jedoch einige Fälle, in denen sich der pathogene Faktor noch außen befindet, der Zungenbelag aber dennoch gelb ist; beispielsweise der äußere Angriff von Wind-Hitze, Sommer-Hitze oder Trockenheit. Hier hat der pathogene Faktor an sich schon Hitze-Charakter. Abgesehen von den eben genannten Fällen kann man bei einem gelben Belag mit Sicherheit eine innere Erkrankung annehmen, wenn der Patient regelmäßig im Verlauf einer chronischen Störung untersucht wird und wenn keine sonstigen Zeichen einer äußeren Erkrankung vorliegen.

3. Erkrankungen von Magen und Milz. Der gelbe Zungenbelag signalisiert eine Erkrankung von *Magen* und *Milz*. Ist der Belag gelb und dick, kann man von einem Fülle-Muster in *Magen* und *Milz* ausgehen.

Blaßgelb

Ein blaßgelber Belag ist im Zungenzentrum dünn und weiß, an der Zungenperipherie jedoch blaßgelb. Wir schließen daraus, daß sich der Charakter der Erkrankung gerade von Kälte zu Hitze wandelt, daß sie von außen nach innen vordringt. „Ist der Zungenbelag dünn und leicht gelb, so ist dies ein Hinweis auf Hitze in der *Lunge*, die noch nicht bis in den *Magen* vorgedrungen ist" (10). Ein nur leicht gelber Belag wird häufig beim äußeren Angriff von Wind-Hitze, oder wenn sich Wind-Kälte in Hitze umwandelt, zu beobachten sein. Ist der leicht gelbe Belag jedoch dick, liegt der Verdacht auf Feuchtigkeitsretention im mittleren Erwärmer und auf Qi-Stagnation nahe. Er ist somit eher den inneren Erkrankungen zuzuordnen.

Gelb und schlüpfrig

Dieser Zungenbelag ist in der klinischen Praxis recht häufig zu finden. Er signalisiert die Anwesenheit feuchter Hitze und wird zum Beispiel bei Gelbsucht zu beobachten sein.

Schmutziggelb

Auch dieser Belag wird durch feuchte Hitze hervorgerufen, vor allem, wenn sie im *Magen* oder im *Darm* lokalisiert ist. Das schmutzige Erscheinungsbild ist Ausdruck der langanhaltenden Retention von feuchter Hitze.

Gelb, klebrig und fettig

Dieser Zungenbelag spiegelt die Anwesenheit von Hitze und Schleim wider. Wenn der Belag dunkelgelb und sehr dick ist, kann man davon ausgehen, daß starke Hitze mit Feuchtigkeit gekoppelt ist, wobei die Hitze gegenüber der Feuchtigkeit im Vordergrund steht. Ist der Belag nur leicht gelb und dünn, ist von großer Feuchtigkeit mit Hitze auszugehen, wobei die Feuchtigkeit gegenüber der Hitze im Vordergrund steht.

Trocken und gelb

Dieser Belag ist Ausdruck der Hitzeschädigung der Körperflüssigkeiten. Er kommt sowohl bei äußerer als auch bei innerer Hitze vor. In beiden Fällen ist das Vorhandensein eines Belages an sich schon der Beweis für das Vorliegen von Fülle/Hitze.

Gelber Zungengrund mit weißer Spitze

Dieser Zungenbelag war ursprünglich weiß, er beginnt nun, sich nach gelb zu verfärben, entsprechend dem tieferen Eindringen des pathogenen Faktors, der sich in Hitze umwandelt.

Bilaterale, dicke gelbe Streifen bei weißem Belag

Die gelben Streifen bilden sich auf beiden Seiten der Zunge, während der übrige Zungenbelag weiß bleibt. Bei einer akuten Erkrankung kann man daraus schließen, daß der äußere pathogene Faktor nach innen vordringt. Im Verlauf einer chronischen inneren Erkrankung ist dieser Belag ein Zeichen von Hitze in *Magen* und *Darm*.

Bilaterale, dicke gelbe Streifen bei gelbem Belag

Die dicken gelben Streifen sind auf beiden Seiten der Zunge zu beobachten (siehe Tafel 4). Sie sind ein Hinweis auf Hitze in *Leber* und *Gallenblase*. Solche dick-gelben bilateralen Streifen sind häufig auch schlüpfrig bzw. fettig, wenn zur Hitze noch Feuchtigkeit hinzukommt.

Teils gelber, teils weißer Belag

Ein in Längsrichtung zwischen gelb und weiß aufgeteilter Zungenbelag spiegelt Hitze in *Leber* und *Gallenblase* wider. Die intensivere Gelbfärbung der rechten Seite entspricht stärkerer Hitze in der *Gallenblase*; die intensivere Gelbfärbung der linken Seite steht hingegen für intensivere Hitze in der *Leber*.

Der graue Belag

Ein grauer Belag läßt immer eine innere Erkrankung vermuten, er ist sowohl bei Hitze- als auch bei Kälte-Mustern zu finden. Unabhängig von der sonstigen klinischen Bedeutung eines grauen Belages, ist er immer ein Zeichen dafür, daß es sich um eine schon länger bestehende Erkrankung handelt. In anderen Worten: Der graue Belag entwickelt sich nach langer Zeit aus einem gelben oder weißen Zungenbelag. Es gibt nur zwei wichtige Typen des grauen Belags. Der graue und trockene Belag ist hitzebedingt, der graue und nasse Belag wird durch Kälte hervorgerufen.

Grau, naß und schlüpfrig

Dieser Belag ist ein Ausdruck feuchter Kälte in der *Milz*. Normalerweise entwickelt er sich aus einem weißen Belag.

Grau und trocken

Dieser Belag ist ein Zeichen langanhaltender Hitze, die die Körperflüssigkeiten geschädigt hat. Er entwickelt sich meistens aus einem gelben Belag, im allgemeinen ist er bei Fülle/Hitze zu beobachten.

Der schwarze Belag

Die klinische Bedeutung des schwarzen Belags ähnelt derjenigen des grauen Belags. Er ist sowohl bei Kälte- als auch bei Hitze-Mustern zu finden, und zwar bei langem Krankheitsverlauf. Der schwarze Belag entwickelt sich aus einem weißen oder gelben Belag; schwarz und trocken steht für Hitze, schwarz und naß steht für Kälte.

Schwarz, schlüpfrig und fettig

Dieser Belag bedeckt die gesamte Zunge und ist ziemlich dick. Er signalisiert die Retention von Kälte in *Magen* und *Darm*.

Bilaterale schwarze Streifen auf weißem Belag

In diesem Fall ist der Belag insgesamt weiß bis auf dünne, schwarze Streifen im Bereich der Zungenränder. Eine Interpretation ist das Eindringen von äußerer Kälte in den *Magen*, der sich im Zustand der Leere befindet. Der Belag ist in diesem Falle naß. Diese Interpretation ist in dem Werk „Mirror of the Tongue in Cold-induced Disorders" zu finden: „Der Belag zeigt, daß die pathogenen Faktoren des Tai-Yang- und des Shao-Yang-Stadiums in den *Magen* eingedrungen sind. Dadurch wird das Erden-Qi stark geschwächt, eiskalte Gliedmaßen und ein festsitzender Schmerz in der Brust sind die Folge" (11). Falls ein solcher Zungenbelag trocken ist, kann er auch Hitze statt Kälte widerspiegeln.

Weißer Belag, schwarze Punkte

Sind über einen die gesamte Zunge bedeckenden, weißen Belag schwarze Punkte verteilt, liegt der Verdacht auf die Retention von Hitze im Innern nahe, die sich aus einem Angriff eines äußeren pathogenen Faktors entwickelt hat. Der weiße Belag spiegelt die Existenz eines äußeren Faktors wider, während die schwarzen Punkte darauf hinweisen, daß dieser Faktor sich in Hitze verwandelt hat und bereits nach innen vorgedrungen ist. Mit der Zeit wird schließlich der gesamte Zungenbelag schwarz werden.

Weißer Belag, schwarze Dornen

Bei den Dornen handelt es sich um fellartige Projektionen, die aus dem Belag herausragen. Der Verdacht auf echte Kälte mit falscher Hitze ist zu äußern, wenn die Zunge nicht trocken ist und die Körner sich abschaben lassen, wenn der Patient Durst hat, aber nicht trinken kann, und wenn sich der gesamte Körper heiß anfühlt.
Im Gegensatz dazu muß man pathogene Kälte, die sich in Hitze umgewandelt hat, annehmen, wenn der Zungenbelag trocken ist, wenn sich die Körner rauh und stachelig anfühlen und wenn sich der Patient subjektiv heiß fühlt.

Schwarzes Zentrum, weiße und schlüpfrige Ränder und Spitze

Dieser Belag ist ein Hinweis auf Leere/Kälte mit Feuchtigkeit aufgrund von *Milz*-Yang-Leere.

Zur Hälfte weiß und schlüpfrig, zur Hälfte gelb und schwarz

Auch hier ist die Zunge der Länge nach geteilt in einen Anteil mit weißem und schlüpfrigem Belag und in einen Anteil mit gelbem und schwarzem Belag. Ist die linke Seite schwarz und gelb, liegt Hitze in der *Leber* vor. Ist die rechte Seite gelb und schwarz, muß man von Hitze in der *Gallenblase* ausgehen.

Gelbe Ränder, schwarzes und fettiges Zentrum

Dieser Belag ist ein Zeichen für die Retention feuchter Hitze im Innern, er ist häufig bei Alkoholikern zu beobachten. Wir schließen daraus, daß die Hitze im Magen zurückgehalten wird. Die *Magen*-Hitze verdampft die Flüssigkeiten, so daß sie kondensieren und die Feuchtigkeit in der *Milz* hervorrufen.

Schwarz, trocken und rissig

Dieser Belag spiegelt einen sehr ernsten und gefährlichen Zustand wider: Das *Nieren*-Yin ist erschöpft und schwindet, die Körperflüssigkeiten sind durch die Hitze ausgebrannt. In seltenen Fällen entsteht ein solcher Belag auch bei echter Kälte im Innern mit Yang-Leere, auch hier ist die Zunge trocken. Wir sehen derartige Veränderungen, wenn das Yang-Qi die Flüssigkeiten nicht mehr in Bewegung halten und verdampfen kann, so daß der Belag trocken bleibt. Man darf dies nicht irrtümlich als Hitze-Syndrom interpretieren, handelt es sich doch letztlich um eine Folge von Kälte. Der Arzt muß hier nach weiteren Zeichen Ausschau halten wie fehlender Durst und spärlicher, klarer Urin.

Farbkombinationen des Zungenbelags

In der Praxis zeigt der Zungenbelag häufig nicht nur eine, sondern zwei oder mehrere verschiedene Färbungen gleichzeitig, denn im Verlauf der pathophysiologischen Entwicklung einer Erkrankung ändert der Belag manchmal nur teilweise seine Farbe. Verschiedene Zungenabschnitte können ältere oder frischere Beläge aufweisen. Dies wird vor allem dann deutlich, wenn man den Verlauf einer Erkrankung genau verfolgt. Teilweise kann der Arzt die abgelaufene und die zukünftige Entwicklung an verschiedenen Färbungen unterschiedlicher Zungenabschnitte erkennen.
Es folgen nun Beispiele für Kombinationen verschiedener Farben, die auf ein und demselben Zungenbelag zu finden sind.

Weiß und gelb

Bei der Behandlung der äußeren Erkrankungen haben wir gesehen, daß weiße Beläge mit Außen und gelbe Beläge mit Innen in Verbindung stehen. Ebenso steht Weiß für Kälte und Gelb für Hitze. Somit ist jeder Belag mit weißen und mit gelben Anteilen ein Beleg dafür, daß sich das Muster gerade von einem äußeren zu einem inneren entwikkelt oder umgekehrt.

Sind auf einem überwiegend weißen Belag gelbe Anteile zu finden, so ist daraus zu schließen, daß es sich um eine äußere Erkrankung handelt, die aber im Begriff ist, sich zu einer inneren Erkrankung zu entwickeln. Zeigt ein überwiegend gelber Belag weiße Spuren, ist anzunehmen, daß sich die Erkrankung gerade von einer äußeren zu einer inneren gewandelt hat oder daß sie im Begriff ist, sich aus dem Innern zurückzuziehen, und daß die innere Hitze zu schwinden beginnt.

Wenn der Zungenbelag nicht täglich untersucht wird, ist es nicht möglich, zu beurteilen, in welche Richtung sich die Krankheit momentan entwickelt. Einen weiteren Hinweis finden wir in der Lokalisation der verschiedenen Färbungen des Zungenbelags. Ist die Zungenmitte weiß, die Peripherie jedoch gelb, so dringt der pathogene Faktor vermutlich gerade weiter nach innen vor, und er ist dabei, sich in Hitze zu verwandeln. Hier sollten jedoch noch weitere Zeichen miteinbezogen werden. Wenn der Patient nach wie vor eine Abneigung gegen Kälte hat, so wird der pathogene Faktor wohl außen bleiben.

Ist der Belag in der Zungenmitte gelb und darum herum weiß, so können wir annehmen, daß die innere Hitze sich bald verflüchtigen wird.

Bei chronischen inneren Erkrankungen kommen mehrfarbige Beläge recht häufig vor, sie lassen sich anhand der Lokalisation der verschiedenen Farben interpretieren. So spiegelt ein weißer Belag im vorderen Zungenabschnitt in Kombination mit einem gelben Belag am Zungengrund eine Situation wider, in der ein äußerer Angriff von Wind-Kälte mit einem Hitze-Zustand im Unteren Erwärmer einhergeht. Alle weiteren möglichen Kombinationen von weißem und gelbem Belag können in ähnlicher Art und Weise interpretiert werden, indem man sie der Zungentopographie entsprechend zuordnet, wobei stets gegenwärtig bleiben sollte, daß Weiß für Kälte und Gelb für Hitze steht.

Weiß und grau

Ist ein Belag mit dieser Farbkombination feucht, so ist er als Hinweis auf die Retention feuchter Kälte im Inneren zu werten. Ist er schmutzig, so vermuten wir eine schon lange bestehende Retention von Schleim/Kälte mit Blockierung des Yang-Qi und Stagnation des Yin-Qi. Ist der Belag zur Hälfte weiß und zur Hälfte grau, wobei die Trennlinie horizontal oder vertikal verlaufen kann, so befindet sich die Retention der pathogenen Kälte in dem Stadium, das als Halb-innen/halb-außen bezeichnet wird. Es handelt sich hiermit um das Shao-Yang-Stadium gemäß der Differenzierung nach den Sechs Stadien.

Weiß und schwarz

Ein weißer Belag mit schwarzen Punkten bzw. ein weißer, fettiger Belag mit schwarzen Streifen spiegelt Feuchtigkeit in der *Milz* wider, und zwar im Stadium des Qi.

Gelb und schwarz

Ein in der Mitte gelber und in der Peripherie schlüpfriger, fettiger und schwarzer Belag ist ein Anzeichen feuchter Hitze in der *Milz*. Es handelt sich um eine innere Erkrankung.
Ist der Belag zu den Zungenrändern hin gelb, während das Zentrum schwarze Körner aufweist, so ist Hitze im Yang-Ming-Stadium mit eingetrocknetem Stuhl im Darm zu vermuten. Hier handelt es sich um das Yang-Ming-Stadium in den *Organen* gemäß der Differenzierung nach den Sechs Stadien.

Weiß, grau und schwarz

Ein in der Mitte weißer Belag in Verbindung mit einem grau-schwarzen, fettigen und schlüpfrigen Belag darum herum ist ein Beleg für die Retention von Feuchtigkeit in der *Milz*.

Gelb und grau

Bei einem Patienten mit Verstopfung, der im Zungenzentrum einen trockenen und gelben, um das Zentrum herum jedoch einen grauen Belag aufweist, können wir davon ausgehen, daß sich innere Feuchtigkeit in Hitze umgewandelt hat, die ihrerseits die Flüssigkeiten des Körpers geschädigt hat.

Zusammenfassung

Der Zungenbelag entsteht aus der physiologischen Verdauungsfunktion des *Magens*. Ein dünner, weißer Belag ist normal. Die wichtigsten Punkte, die bei der Beurteilung der klinischen Bedeutung des Belags beachtet werden sollten, können folgendermaßen zusammengefaßt werden:

— Der Zungenbelag spiegelt die Gesundheit der Yang-*Organe* wider, hier vor allem des *Magens*.
— Der Zungenbelag unterliegt, im Gegensatz zu Form und Farbe des Zungenkörpers, raschen Veränderungen in Farbe, Dicke und Verteilung infolge von Behandlungen oder aufgrund pathologischer Vorgänge.
— Der Zungenbelag verschafft einen raschen und eindeutigen Überblick über den Fülle- oder Leere-Charakter einer Erkrankung: Bei Leere fehlt der Belag völlig, bei Fülle ist immer ein dicker Belag zu beobachten.

— Vor allem im Initialstadium von äußeren Erkrankungen gewinnt der Zungenbelag herausragende Bedeutung. Bei inneren Erkrankungen ist der Zungenbelag im Vergleich zu Farbe und Form des Zungenkörpers von eher untergeordneter Bedeutung.
— Die Beschaffenheit und die Feuchtigkeit des Belages stellen ein wichtiges Element dar bei der Diagnose von Schleim oder Feuchtigkeit: Ein schlüpfriger oder klebriger Belag ist immer ein Hinweis auf die Anwesenheit von Schleim oder Feuchtigkeit.
— Der Belag verschafft eine klare Vorstellung über den Hitze- oder Kälte-Charakter einer Erkrankung: Weiß steht für Kälte, Gelb für Hitze. (Zu beachten ist hier, daß in einigen wenigen Fällen diese Zeichen in Widerspruch stehen können zu Hinweisen, welche die Farbe des Zungenkörpers gibt, z. B. ein gelber Belag auf einem blassen Zungenkörper.)

ANMERKUNGEN

(1) *Zhang Xu-Gu:* Interpretation of the Discussion of Cold-induced Disorders (Shang Han Lun Ben Zhi). (1835). Zitiert in: Tongue Diagnosis in Chinese Medicine. Universität für Traditionelle Chinesische Medizin Beijing, People's Medical Publishing House, Beijing (1976) 39.
(2) *Zhou Xue Hai:* Simple Study of Diagnosis from Body Forms and Facial Color. Zitiert in: Tongue Diagnosis in Chinese Medicine, S. 40.
(3) *D. W. Beaven and S. E. Brooks:* A Colour Atlas of the Tongue in Clinical Diagnosis. Wolfe Medical Publications, London (1988) 117.
(4) *Cao Bing-Zhang:* A Guide to Tongue Differentiation. Zitiert in: Tongue Diagnosis in Chinese Medicine, S. 40.
(5) A Guide to Tongue Differentiation. Zit. in: Tongue Diagnosis in Chinese Medicine, S. 43.
(6) *Shi Shi-Nan:* Medical Sources. Zitiert in: Tongue Diagnosis in Chinese Medicine, S. 44.
(7) A Guide to Tongue Differentiation. Zit. in: Tongue Diagnosis in Chinese Medicine, S. 46.
(8) *Zhang Lu:* A Compilation regarding the Discussion of Cold-induced Disorders (Shang Han Jie Lun) (1667). Zitiert in: Tongue Diagnosis in Chinese Medicine, S. 48.
(9) Interpretation of the Discussion of Cold-induced Disorders. Zitiert in: Tongue Diagnosis in Chinese Medicine, S. 49.
(10) Interpretation of the Discussion of Cold-induced Disorders. Zitiert in: Tongue Diagnosis in Chinese Medicine, S. 57.
(11) *Zhang Dan-Xian:* Mirror of the Tongue in Cold-induced Disorders. Zitiert in: Tongue Diagnosis in Chinese Medicine, S. 63.

Tab. V: Die verschiedenen Zungenbeläge.

Zungenbelag	**klinische Bedeutung**
weiß oder weiß und dünn	Wind, Kälte oder Feuchtigkeit in den äußeren Schichten (oder normal)
weiß, dünn und schlüpfrig	äußerer Angriff von feuchter Kälte
weiß, dick und schlüpfrig	Feuchtigkeit im Mittleren Erwärmer Kälte und Nahrungsretention im Magen
weiß, dünn und trocken	Blut-Leere (blasser Zungenkörper) Yang-Leere (blasser Zungenkörper) äußerer Angriff von Wind-Kälte oder Wind-Hitze, Schädigung der *Lungen*-Flüssigkeiten (normaler Zungenkörper) äußerer Angriff von Trockenheit (Farbe des Zungenkörpers ist normal)
weiß, dick und naß	äußerer Wind-Kälte-Angriff (Zungenkörper normal) innere feuchte Kälte im Mittleren Erwärmer (Zungenkörper blaß oder normal)
weiß, dick und trocken	unreine Flüssigkeiten im Innern mit Hitze
weiß, dick und fettig	Yang-Leere mit Retention von Nahrung oder Feuchtigkeit
weiß, dick, fettig und schlüpfrig	*Milz*-Yang-Leere mit feuchter Kälte oder Schleim
weiß, dick, fettig und trocken	Feuchtigkeit mit Erschöpfung der Flüssigkeiten oder Hitze
weiß, rauh und rissig	Angriff von Sommer-Hitze, die das Qi schädigt (Schicht des Qi)
weiß, klebrig und fettig	Feuchtigkeit oder Schleim im Mittleren Erwärmer äußerer Angriff von Feuchtigkeit in der Schicht des Qi
weiß, pulvrig	äußere Hitze (Körper an Rändern und Spitze leicht gerötet) inneres Gift (Körper rot oder dunkelrot) Hitze im Dreifachen Erwärmer (Körper rot)
weiß, schneeartig	Erschöpfung des *Milz*-Yang mit feuchter Kälte im Mittleren Erwärmer
weiß und schimmelig	*Nieren*- und *Magen*-Yin-Leere, feuchtes Gift im Innern
zur Hälfte weiß und schlüpfrig	rechte Seite: pathogener Faktor halb-außen, halb-innen linke Seite: *Leber*-Hitze
gelb oder blaß-gelb	äußerer Wind-Hitze-Angriff Wind-Kälte verwandelt sich in Hitze feuchte Hitze in der Brust und im Mittleren Erwärmer

(Tab. V Fortsetzung)

Zungenbelag	**klinische Bedeutung**
gelb und schlüpfrig	feuchte Hitze
schmutziggelb	feuchte Hitze in *Magen* und *Darm*
gelb, klebrig und fettig	Hitze und Schleim
trocken, gelb	Hitzeschädigung der Flüssigkeiten
gelber Zungengrund, weiße Spitze	äußerer pathogener Faktor verwandelt sich gerade in Hitze und beginnt, nach innen vorzudringen
bilaterale gelbe Streifen (restliche Zunge weiß)	äußerer pathogener Faktor dringt nach innen vor Hitze in *Magen* und *Darm*
bilaterale gelbe Streifen (restliche Zunge gelb)	Hitze in *Leber* und *Gallenblase*
zur Hälfte gelb, zur Hälfte weiß (longitudinal)	Hitze in *Leber* und *Gallenblase*
grau oder grau, naß und schlüpfrig	feuchte Kälte in der *Milz*
grau und trocken	Fülle/Hitze
schwarz oder schwarz, schlüpfrig und fettig	feuchte Kälte in *Magen* und *Darm*
bilaterale schwarze Streifen auf weißem Belag	Leere/Kälte im Mittleren Erwärmer (naß) Fülle/Hitze in *Magen* und *Milz* (trocken)
weißer Belag, schwarze Punkte	äußerer pathogener Faktor dringt nach innen vor und verwandelt sich in Hitze
weißer Belag, schwarze Dornen	echte Kälte, falsche Hitze Kälte verwandelt sich in Hitze
schwarzes Zentrum, weiß und schlüpfrig an den Seiten	*Milz*-Yang-Leere mit feuchter Kälte im Innern
zur Hälfte weiß und schlüpfrig, zur Hälfte gelb und schwarz	Hitze in *Leber* oder *Gallenblase*
gelbe Seiten, schwarzes und fettiges Zentrum	feuchte Hitze in *Milz* und *Magen*
schwarz, trocken und rissig	Erschöpfung der *Nieren* Yang-Leere mit innerer Kälte

Zungenbelag	klinische Bedeutung
weiß und gelb	Mitte weiß, außen gelb: pathogener Faktor dringt gerade nach innen vor und verwandelt sich in Hitze Mitte gelb, außen weiß: innere Hitze beginnt zu schwinden
weiß und grau	weiß, grau und feucht: feuchte Kälte im Innern weiß, grau und schmutzig: langanhaltende Feuchte, Kälte oder Schleim zur Hälfte grau, zur Hälfte weiß: Kälte halb-innen, halb-außen
weiß und schwarz	Feuchtigkeit in der *Milz*
gelb und schwarz	Mitte gelb, außen schwarz, schlüpfrig und fettig: feuchte Hitze in der *Milz* seitlich gelb, in der Mitte schwarze Körner: Hitze im Yang-Ming-Stadium gelb, trocken und schwarz von der Mitte bis zur Spitze: Hitze in *Magen* und *Milz*
weiß, grau u. schwarz (Mitte weiß, außen grau u. schwarz)	Feuchtigkeit in der *Milz*
gelb und grau (Mitte gelb, außen grau)	feuchte Hitze mit Hitzeschädigung der Flüssigkeiten

Die Betrachtungen über Farbe und Form des Zungenkörpers, Belag und Feuchtigkeit sollen hiermit abgeschlossen werden, ich möchte jedoch noch einige widersprüchliche Erscheinungen hinsichtlich dieser Aspekte diskutieren, die sich gar nicht so selten in unterschiedlichen Zungenarealen finden lassen. Am häufigsten handelt es sich hier um Unterschiede zwischen Zungenspitze und Zungongrund bzw. rechter und linker Zungenhälfte. Die folgende Tabelle soll einen Überblick über diese Zungenbilder verschaffen.

Tab. VI: Unterschiede zwischen Zungenspitze und Zungengrund bzw. rechter und linker Zungenhälfte.

Farbe des Zungenkörpers	Spitze und Zungengrund unterschiedlich gefärbt: Qi- und Blut-Stagnation	rechte und linke Seite unterschiedlich gefärbt: Qi-Stagnation
Form des Zungenkörpers	a) gesamte Zunge geschwollen, Spitze jedoch stärker: chronische Erkrankung, Ungleichgewicht zwischen *Herz* und *Nieren* b) isolierte Schwellung der Spitze: Überarbeitung	Schwellung nur einer Seite mit roten Punkten: ipsilaterale Mangelernährung der Meridiane
Belag		einseitige Gelbfärbung des Belags: a) Hitze in der *Gallenblase* greift auf den *Magen* über b) ipsilaterale Schleimansammlung in der Brust
Feuchtigkeit	Spitze rot und trocken, Zungengrund schmutzig und geschwollen: beeinträchtigte Umwandlung der Körperflüssigkeiten	eine Seite feuchter als die andere: Flüssigkeitsbewegung aufgrund einer Störung des *Lungen*-Qi

KAPITEL 8

Die praktische Anwendung der Zungendiagnose

Die klinischen Kernpunkte der Zungendiagnose

Einer der nützlichsten Aspekte der Zungendiagnostik ist sicherlich darin zu sehen, daß die Farbe des Zungenkörpers fast immer den wahren Charakter eines Störungsmusters wiedergibt. Vor allem bei komplexen und widersprüchlichen Krankheitsbildern erweist sich dieser Aspekt als besonders hilfreich. Die nachfolgende Darstellung ist in sieben Teile aufgegliedert:

— Die Farbe des Zungenkörpers zeigt immer das tatsächliche Muster an.
— Die Zunge spiegelt nicht unbedingt das gesamte Muster wider.
— Wann hat der Zungenbefund Vorrang vor dem Pulsbefund und anderen Zeichen?
— Wann sollte man sich nicht nach dem Zungenbefund richten?
— Verwendung der Zungendiagnostik zum Ausschluß schwerwiegender innerer *Organ*-Erkrankungen
— Integration von Zungen- und Pulsdiagnostik
— Prognosestellung anhand des Zungenbildes

Die Farbe des Zungenkörpers zeigt immer das tatsächliche Muster an

Die Farbe des Zungenkörpers ist der wichtigste und verläßlichste Aspekt der Zungendiagnostik, da sie stets das tatsächliche Krankheitsmuster widerspiegelt. Dieser Umstand erweist sich als besonders hilfreich in Situationen, wenn die Manifestationen von Hitze oder Kälte bzw. Fülle oder Leere einander zu widersprechen scheinen. Anhand einiger Beispiele möchte ich die herausragende Bedeutung dieses Aspektes der Zungendiagnose verdeutlichen.

Nieren-Yin- und Nieren-Yang-Leere

Bei gleichzeitiger Leere des *Nieren*-Yin und des *Nieren*-Yang (vor allem bei Frauen gar nicht so selten) kann das klinische Erscheinungsbild einigermaßen widersprüchlich sein. So kann eine Frau beispielsweise unter Rückenschmerzen, häufigem Wasserlassen mit hellem Urin, kalten Füßen, leichten Knöchelödemen (alles Zeichen der *Nieren*-Yang-Leere) und an nächtlichem Schwitzen (ein Zeichen der *Nieren*-Yin-Leere) leiden. Im Gegensatz dazu kann eine andere Frau eine ganz andere Symptomkonstellation haben: nächtliches Schwitzen, Hitzewallungen, trockenen Hals und

trockene Augen (alles Zeichen einer *Nieren*-Yin-Leere) und kalte Füße und hellen Urin (als Zeichen der *Nieren*-Yang-Leere). Beide Muster werden am wahrscheinlichsten bei Frauen über Vierzig zu beobachten sein. Wenn der Puls nicht eindeutig überflutend und leer ist als Zeichen der *Nieren*-Yin-Leere bzw. tief und langsam als Zeichen der *Nieren*-Yang-Leere, dann wird er uns bei der Differenzierung zwischen diesen beiden Mustern auch nicht weiterhelfen. Vielmehr kann der Puls sowohl bei *Nieren*-Yin- als auch bei *Nieren*-Yang-Leere leer und schwach an beiden proximalen Positionen sein.
Bei solch einem widersprüchlichen Krankheitsbild kann die Farbe des Zungenkörpers den entscheidenden Hinweis geben auf das tatsächlich zugrundeliegende Muster. Bei blassem Zungenkörper überwiegt die *Nieren*-Yang-Leere, bei rotem Zungenkörper steht dagegen die *Nieren*-Yin-Leere im Vordergrund. Im ersten Falle müßte man tonisieren und das *Nieren*-Yang erwärmen, im zweiten Fall ist das *Nieren*-Yin zu ernähren. Bedeutung und Aussagekraft der Farbe des Zungenkörpers sind so verläßlich, daß man getrost seine Behandlungsstrategie darauf aufbauen kann.
Folgendes Fallbeispiel soll dieses Prinzip verdeutlichen: Eine 45jährige Frau litt seit mehreren Wochen an nächtlichem Schwitzen und Hitzewallungen. Diese beiden Symptome ließen zwar eine *Nieren*-Yin-Leere vermuten, doch darüber hinaus fror sie ständig, ihre Füße waren kalt, sie mußte häufig Wasser lassen, der Urin war hell, zudem war der Zungenkörper blaß. Somit litt sie sowohl an einer *Nieren*-Yin- als auch an einer *Nieren*-Yang-Leere, wobei letztere eindeutig überwog.
Aufgrund dessen wandte ich ein tonisierendes Therapieverfahren an: um das *Nieren*-Yang zu erwärmen, setzte ich sieben Moxakegel direkt auf den Punkt KG 4. Angesichts der Hitzewallungen erscheint diese Behandlung eigentlich kontraindiziert, dennoch war sie erfolgreich: Die Hitzewallungen, unter denen sie seit sechs Wochen gelitten hatte, verschwanden bereits nach einer Behandlung.

Emotionale Probleme

Bei emotionalen Störungen ist die Zunge ein relativ verläßlicher Indikator hinsichtlich der tatsächlichen Ursache des Problems. Im allgemeinen gilt, daß bei langanhaltenden emotionalen Störungen sich entweder die gesamte Zunge oder zumindest die Zungenspitze rötet. Dies erklärt sich daraus, daß jeder emotionale Streß (unabhängig davon, welche Emotionen vorwiegend betroffen sind) das normale Auf- und Absteigen des Qi stört, so daß es mit der Zeit zu einer Qi-Stagnation kommt. Eine über längere Zeit bestehende Qi-Stagnation wird jedoch Hitze oder Feuer nach sich ziehen. Da das *Herz* den Geist, der von den verschiedensten Emotionen beeinflußbar ist, beherbergt, werden wir am ehesten die Entwicklung von *Herz*-Hitze oder *Herz*-Feuer beobachten. Die Zunge jedoch ist der Sproß des *Herzens*, die Zungenspitze steht zudem in besonders enger Beziehung zum *Herz*, somit kommt es zur Rötung entweder der gesamten Zunge oder der Zungenspitze. Aus diesem Grunde findet sich fast bei allen Patienten, die seit langem an emotionalen Problemen leiden, eine gerötete Zungenspitze (siehe Tafeln 8, 18 und 47).

Obwohl emotionale Probleme zwar die häufigste Ursache für eine Rötung der Zungenspitze sind, so sind sie doch nicht die einzige. In einigen Fällen kann sich die Zungenspitze auch infolge chronischer Überbeanspruchung und Überarbeitung röten. Kann man jedoch diese eher seltene Ursache ausschließen, dann ist eine rote Zungenspitze ein ziemlich verläßlicher Hinweis darauf, daß die Störung emotionaler Natur sein muß. Bei der Untersuchung eines Patienten sollte man also unbedingt darauf achten, ob die Zunge (oder Zungenspitze) gerötet ist oder nicht, darüber hinaus sollte man sich über das Ausmaß der Rötung Klarheit verschaffen.
Mit der sorgfältigen Untersuchung der Zunge und der Integration des Befundes in das Ergebnis der Pulsdiagnostik wird man immer eine verläßliche Aussage über den Ursprung einer Disharmonie machen können. So mag ein Patient sehr depressiv und müde erscheinen, und auch die langsamen Bewegungen und die sehr leise Stimme werden den Schluß nahe legen, daß hier Emotionen, wie Trauer oder Sorge, vorliegen müssen. Doch wenn die Zunge dunkelrot ist und wenn das Zungenbändchen und die Zungenspitze noch intensiver gerötet sind, dann scheint eher Zorn und nicht Trauer als Ursache für die Depression in Frage zu kommen. Wenn jedoch bei einem ruhelosen und ängstlichen Menschen die Zunge *nicht* gerötet oder nur die Zungenspitze leicht gerötet ist, dann besteht Grund zu der Annahme, daß Trauer oder Sorge die eigentliche Ursache der Disharmonie ist.
Hier ein Beispiel für eine ganz andere Situation: Der Patient erscheint ruhelos und ängstlich, die Zunge ist jedoch blaß als Hinweis darauf, daß die Ruhelosigkeit des Geistes auf eine allgemeine Qi- und Blut-Leere zurückzuführen ist, so daß in diesem Fall eine zugrundeliegende Leere den Geist beeinträchtigt und eine emotionale Disharmonie hervorgerufen hat, und nicht umgekehrt.
Der zum Funktionskreis *Herz* gehörende Riß, wie er in Kapitel 6 beschrieben wurde, ist ein weiteres, ziemlich verläßliches Indiz auf emotionale Probleme. Bei einem Patienten, der unter erheblichem emotionalem Streß steht und unter Angst und Unruhe leidet, wobei die Zunge gerötet ist, muß man bei Vorliegen eines *Herz*-Risses (ein Riß, der in der Mittellinie verläuft und fast bis zur Spitze reicht) davon ausgehen, daß er eine konstitutionelle Anfälligkeit für Disharmonien im Funktionskreis *Herz* hat, so daß die Störung auch relativ schwierig zu behandeln sein wird. Finden wir jedoch bei einem ähnlichen Störungsmuster *keinen Herz*-Riß, dann ist das Problem nicht so tief verwurzelt, so daß die Behandlung leichter fallen sollte.

Milz-Yin- und Magen-Yin-Leere

Manchmal läßt sich aus der Zunge ein Disharmoniemuster bereits eindeutig interpretieren, obwohl weitere Symptome und Zeichen bislang fehlen. In diesen Fällen ist das Erscheinungsbild der Zunge so eindeutig, daß man sich durchaus darauf verlassen und den Patienten präventiv behandeln darf. Paradebeispiele hierfür sind die *Milz*-Yin- und die *Magen*-Yin-Leere.
Bei *Milz*-Yin-Leere finden sich scharfe kleine Querrisse an den Seiten der Zunge (Abb. 28, Seite 111, und Tafeln 29 und 34), insgesamt ist sie sehr trocken. Wir schlie-

ßen hieraus auf eine seit längerem bestehende *Milz*-Yin-Leere, deren Manifestationen grundsätzlich die der *Milz*-Qi-Leere miteinschließen, dazu kommen Mundtrokkenheit, trockene Lippen und trockener Stuhl. Bei schwerer *Milz*-Yin-Leere finden sich darüber hinaus die Zeichen der leere-bedingten Hitze, z. B. Hitzegefühl im Gesicht.
Auch bei *Magen*-Yin-Leere finden sich an der Zunge eindeutige und verläßliche Zeichen: ein breiter, mittelständiger Riß im Zungenzentrum (Abb. 29, Seite 111, und Tafel 25) oder verstreute kleine Risse (Abb. 27, Seite 110, und Tafeln 25 und 29). Manchmal zeigt die Zunge derartige Risse, obwohl keine weiteren *Magen*-Symptome zu finden sind. Nach meiner Erfahrung handelt es sich hier um ein Muster im Funktionskreis *Magen*, das präventiv behandelt werden kann, bevor überhaupt Symptome auftreten.

Die Zunge spiegelt nicht unbedingt das gesamte Muster wider

Obwohl die Farbe des Zungenkörpers das zugrundeliegende Disharmoniemuster eines Patienten widerspiegelt, sollte man sich darüber im klaren sein, daß nicht unbedingt das gesamte komplexe Muster an der Zunge abzulesen ist. Die Integration des Zungenbefundes mit den weiteren Aspekten des Disharmoniemusters, die sich aus Puls, Gesichtsausdruck und anderen Symptomen ergeben, ist unumgänglich. Das Krankheitsbild eines Patienten setzt sich aus verschiedenen Mustern zusammen, die sich in unterschiedlichen Bereichen der klinischen Erscheinungsformen mehr oder weniger stark manifestieren können. Die Zungendiagnose ist also dynamisch mit den anderen Manifestationen in Verbindung zu setzen, sie sollte nicht nur herangezogen werden, um eine Diagnose zu bestätigen. Ich möchte dieses Konzept anhand einiger Beispiele verdeutlichen.
Eine Frau leidet unter einer *Leber*-Blut-Leere, das sich daraus entwickelnde aufsteigende *Leber*-Yang bedingt Kopfschmerzen. Ihre Zunge ist als Ausdruck der Blut-Leere blaß, der Puls ist gespannt infolge des aufsteigenden *Leber*-Yang. Wenn andere Symptome des aufsteigenden *Leber*-Yang dazukommen, wie gerötetes Gesicht und trockener Hals, und wenn wir diese Symptome mit dem gespannten Puls in Verbindung setzen, dann werden wir erstaunt sein über die blasse Zunge! In der Tat ist doch in den meisten Büchern zu lesen, daß bei aufsteigendem *Leber*-Yang die Zunge (oder die Zungenränder) gerötet sind. Doch wenn wir das Prinzip verstanden haben, daß die Zunge nur einen Teil eines zusammengesetzten Musters zeigen kann, dann werden wir auch erkennen, daß hier die Zunge nur die *Leber*-Blut-Leere widerspiegelt, während sich das aufsteigende *Leber*-Yang im Puls und in anderen Symptomen niederschlägt (Abb. 38).

Leber-Blut-Leere ————————→ **aufsteigendes Leber-Yang**
(blasse Zunge) (gespannter Puls, Gesichtsrötung etc.)

Abb. 38: Fortschreiten der Leber-Blut-Leere.

Das Erscheinungsbild der Zunge bei gleichzeitiger *Nieren*-Yin- und *Nieren*-Yang-Leere war bereits zuvor angesprochen worden. Auch in diesem Fall spiegelt die Zunge nur einen Teil der Musterkonfiguration wider, und zwar die im Vordergrund stehende Leere (Abb. 39).

Nieren-Yang-Leere - - - - - - - - und - - - - - - - **Nieren-Yin-Leere**
(blasse Zunge, Frieren) (nächtliches Schwitzen etc.)

Abb. 39: Nieren-Yin- und Nieren-Yang-Leere.

Hauterkrankungen sind ein weiteres, eklatantes Beispiel dafür, daß die Zunge nur einen Teil eines komplexen Disharmoniemusters widerspiegelt. Bei vielen chronischen Hauterkrankungen sind Wind-Hitze, feuchte Hitze oder Blut-Hitze (oder eine Kombination) ursächlich mitbeteiligt, so daß es zu stark geröteten und juckenden Hautausschlägen kommt, die sich bei Berührung heiß anfühlen. Bei solchen offensichtlichen Hitze-Manifestationen auf der Haut sollte man eigentlich auch eine gerötete Zunge erwarten. Doch viele chronische Hauterkrankungen entwickeln sich auf dem Boden einer Blut-Leere, so daß die Zunge blaß ist. Darüber wären wir sicherlich erstaunt, wenn wir das Prinzip mißachten würden, daß die Zunge nur einen Aspekt eines zusammengesetzten Störungsmusters widerspiegelt (Abb. 40).

Blut-Leere/Trockenheit ————————→ **Blut-Hitze**
(blasse Zunge) (rote, heiße, juckende Hautausschläge)

Abb. 40: Blut-Leere und Blut-Hitze.

Ein weiteres Disharmoniemuster, bei dem die Zunge nur einen Aspekt der Störung wiedergibt, ist die *Milz*-Qi-Leere, die zur Ansammlung von Feuchtigkeit und Schleim führt. Bei Frauen geht die *Milz*-Qi-Leere häufig mit Blut-Leere und Trockenheit einher. Man würde also eher eine dünne und trockene Zunge erwarten, findet jedoch eine blasse, geschwollene Zunge mit klebrigem Belag. Diesem Erscheinungsbild der Zunge liegt die Tatsache zugrunde, daß sie die *Milz*-Qi-Leere und feuchten Schleim widerspiegelt, nicht jedoch die Blut-Leere (vgl. Abb. 16, Seite 97).
Es gibt jedoch noch ein weiteres komplexes Muster, bei dem die Zunge ebenfalls nicht die gesamte Störung wiedergibt: Es handelt sich hier um den Fall der „Eingliederung" eines Musters in ein anderes. Ein Beispiel wäre die *Leber*-Blut-Leere, die sich im Laufe der Jahre zu einer *Leber*-Yin-Leere und/oder einer *Nieren*-Yin-Leere weiterentwickeln kann. Im Initialstadium war der Zungenkörper sicherlich blaß, mit der Entwicklung der *Leber*-Yin-Leere erscheint er zunehmend rot und geschält. Die *Leber*-Yin-Leere wird sich natürlich mit den ihr eigenen Symptomen manifestieren, doch es können auch Symptome erhalten bleiben, die noch der *Leber*-Blut-Leere zugehören.

In diesem Fall kann die Zunge nicht beide Zustände wiedergeben, denn es liegt auf der Hand, daß sie nicht gleichzeitig blaß (*Leber*-Blut-Leere) und rot (*Leber*-Yin-Leere) sein kann. Man könnte also sagen, daß die *Leber*-Blut-Leere in die *Leber*-Yin-Leere eingegliedert wurde. Wir müssen also auch auf die Begleitsymptome achten und neben dem *Leber*-Yin auch das *Leber*-Blut ernähren.

Wann hat der Zungenbefund Vorrang vor dem Pulsbefund und anderen Zeichen?

Häufig muß man die Behandlungsstrategie vor allem auf dem Erscheinungsbild der Zunge und weniger auf dem sonstigen Symptombild aufbauen. Mit einigen Beispielen möchte ich dieses Konzept verdeutlichen.

Bei vielen Patienten beobachtet man lokale Hitze-Zeichen, obwohl die zugrundeliegende Störung durch Yang-Leere oder Kälte charakterisiert ist. Sicherlich müssen auch die Hitze-Zeichen therapeutisch angegangen werden, doch der therapeutische Schwerpunkt ist auf das zugrundeliegende Muster, das sich an der Zunge darstellt, zu legen.

Hier ein Fallbeispiel: Bei einer 35jährigen Frau war es zu einer Entzündung und Schwellung des rechten Auges gekommen; die Sklera war stark gerötet, und das Auge juckte ständig. Alle Symptome wiesen eindeutig auf einen Hitze-Angriff auf das Auge hin. Die Zunge jedoch war sehr blaß, darüber hinaus zeigte sie weitere Zeichen einer *Milz*-Yang-Leere. Im modernen China neigt man in solchen Fällen dazu, die Zunge zu mißachten und sich ausschließlich nach den Symptomen zu richten. Entsprechend wurde die Patientin (die ebenfalls Akupunktur praktizierte) während eines Studienaufenthaltes in China mit chinesischen Kräutern behandelt. Diese Behandlung besserte ihr Auge keineswegs, zudem traten weitere Symptome (Diarrhöen und Durchfälle) auf.

Ich untersuchte eine der Kräuterpackungen, die sie mitgebracht hatte, und stellte fest, daß es sich bei allen Zutaten um kalt-bittere Kräuter handelte, die das Feuer aus dem Auge ableiten sollten. Bei der Behandlung der Patientin folgte ich jedoch dem Prinzip, das Hauptaugenmerk auf das Erscheinungsbild der Zunge zu legen und die Patientin entsprechend zu behandeln. Daher verschrieb ich eine Kräuterkombination zur Tonisierung des *Milz*-Qi, ergänzend fügte ich einige Kräuter dazu, die ganz sanft die Hitze aus dem Auge ableiten sollten. Nicht nur ihr Gesamtzustand besserte sich bald, auch das Auge hatte sich in Kürze normalisiert.

Weiter oben war bereits ein Beispiel aufgeführt worden, bei dem es sich den Symptomen nach anscheinend um Blut-Hitze handelte, während die Zunge jedoch eher auf Blut-Leere und Trockenheit schließen ließ. Obwohl man in solchen Fällen durchaus die Blut-Hitze behandeln muß, so sollte man dennoch nicht vergessen, das Blut zu ernähren und zu befeuchten.

Patienten mit Lungenkarzinomen entwickeln häufig Fieber, dem Symptome der Trokkenheit, z. B. trockener Hals, folgen. Dennoch ist die Zunge häufig blaß, dazu kommen weitere Hinweise auf *Milz*-Qi-Leere und Feuchtigkeit, wie Zahneindrücke und ein klebriger Belag. In diesem Fall sollte man nicht (wie die Symptome nahelegen) das

Yin ernähren, vielmehr ist das *Milz*-Qi zu tonisieren und die Feuchtigkeit aufzulösen (entsprechend dem Erscheinungsbild der Zunge).

Wann sollte man sich nicht nach dem Zungenbefund richten?

Es gibt durchaus Fälle, in denen man, zumindest zu Beginn, die Behandlungsstrategie eher nach den Symptomen und nicht nach dem Zungenbefund ausrichten sollte. Hitze und Kälte können gleichzeitig nebeneinander existieren, in manchen Fällen weisen die Symptome eher auf Hitze hin, während die Zunge eher Kälte vermuten läßt. Hier ist es meistens günstiger, zuerst die Hitze zu behandeln und sich erst in zweiter Linie mit der Kälte zu befassen.

Als Beispiel möchte ich den Fall einer Frau anführen, die an durch feuchte Hitze in der *Blase* bedingten Problemen beim Wasserlassen leidet, wobei als Grundstörung eine *Nieren*-Yang-Leere vorliegt. Das erste Muster zieht Hitze-Zeichen und Symptome nach sich wie Brennen beim Wasserlassen und dunklen Urin, das zweite dagegen äußert sich in Symptomen wie Rückenschmerzen und Frösteln. Diese Situation ist bei Frauen mit Problemen beim Wasserlassen und bei Männern mit Prostataproblemen recht häufig. In diesen Fällen sollte man zumindest zu Beginn den Zungenbefund außer acht lassen und zuerst die feuchte Hitze aus dem Unteren Erwärmer vertreiben. Ein anderes Beispiel wäre die Situation, wenn alle Zeichen und Symptome *mit Ausnahme* der Zunge auf ein ganz bestimmtes Krankheitsmuster hinweisen. Dies wird dann auftreten, wenn der Patient ein bestimmtes Stadium in seinem Leben, meistens um die Mitte zwischen Vierzig und Fünfzig, erreicht hat, in dem die Zunge normalerweise ihre Farbe verändert. Eine 44jährige Frau kann beispielsweise an häufigem Wasserlassen mit hellem Urin, Knöchelödemen, Frösteln, Diarrhöen, Rückenschmerzen, Schwindel und Müdigkeit leiden, ihr Puls sei dabei schwach an beiden proximalen Positionen: All diese Zeichen und Symptome weisen auf eine *Nieren*-Yang-Leere hin, die Zunge müßte also blaß sein. Wenn das nicht zutrifft, befindet sich die Patientin vermutlich gerade in einem Stadium, in dem sich der Gesamtzustand von der Yang-Leere zur Yin-Leere hin verlagert. An unserem (erst kürzlich von mir gesehenen) Fall wird ein weiteres diagnostisches Prinzip deutlich, das besagt, daß man nicht „nur bis zum Horizont schauen sollte, sondern auch darüber hinaus"; d. h., man sollte die klinischen Erscheinungen nicht statisch zu einem gegebenen Zeitpunkt betrachten, ohne sich gleichermaßen der zukünftigen Veränderungen eines Zustandes im Laufe der Zeit bewußt zu sein.

Verwendung der Zungendiagnostik zum Ausschluß schwerer innerer Organ-Erkrankungen

Die genaue Untersuchung des Erscheinungsbildes der Zunge zum Ausschluß möglicher schwerer innerer Erkrankungen der *Organe* ist vor allem beim Vorliegen emotionaler Probleme von herausragender Bedeutung. Erscheint ein Patient z. B. sehr angespannt, ängstlich und verwirrt und ist der Puls gespannt und schnell, dann

sollte man diese Erscheinungen sofort an der Zunge überprüfen: Wenn die Zunge *nicht* rot ist und wenn der Zungenkörper nicht verändert und normal dick ist, dann kann der emotionale Streß die inneren *Organe* noch nicht in Mitleidenschaft gezogen haben. Die Erkrankung befindet sich also noch in der Schicht des Qi und noch nicht in der Schicht des Blutes oder des Ernährungs-Qi. Ist jedoch die Zunge dunkelrot, geschält und rissig, muß man von einer schweren Schädigung der inneren *Organe* ausgehen, ausgelöst von über lange Zeit anhaltendem emotionalem Streß.
Ein weiteres Beispiel bezieht sich auf das Asthma. Das Erscheinungsbild der Zunge erlaubt uns eine Differenzierung zwischen allergischem und nicht-allergischem Asthma. Beim früh einsetzenden allergischen Asthma ist der Zungenkörper in der Regel nicht geschwollen, während er beim nicht-allergischen Asthma, das der „Atemlosigkeitsstörung" (chuan) entspricht, meistens ziemlich geschwollen ist. Der Grund hierfür liegt darin, daß ersteres normalerweise nicht mit Schleim einhergeht, während beim letzteren Schleim ein Hauptmerkmal ist. Obwohl bei beiden Asthmatypen die inneren *Organe* betroffen sind, sind beim nicht-allergischen, spät einsetzenden Asthma die *Lunge* und die *Milz* weit stärker durch die Existenz des Schleims in Mitleidenschaft gezogen.

Integration von Zungen- und Pulsdiagnostik

Die Integration der Zungen- und Pulsbefunde hat für den Prozeß der Diagnosefindung einen hohen Stellenwert. Die Zungen- und Pulsbefunde ergänzen sich in der Regel vollkommen, so daß ihre Integration eine verläßlichere Diagnosestellung ermöglicht. Die Prinzipien der Integration von Puls- und Zungendiagnose können unter folgenden Überschriften zusammengefaßt werden:

— Qi und Blut
— Zeitfaktor
— schneller Puls und nicht-gerötete Zunge
— Genauigkeit
— emotionale Probleme

Qi und Blut

Puls und Zunge ergänzen sich insofern, als der Puls das Qi widerspiegelt, die Zunge jedoch das Blut (denn die Zunge ist der Sproß des *Herzens*, welches das Blut regiert). Es handelt sich hier um eine durchaus nützliche Verallgemeinerung, auch wenn sie nicht immer in dieser Form gültig ist — der Puls kann auch den Zustand des Blutes anzeigen (z. B. der rauhe Puls), und die Zunge kann ebenfalls den Zustand des Qi widerspiegeln. Die Beobachtungen der Zungendiagnostik erweitern die Befunde der Pulsdiagnostik um eine weitere Dimension, indem sie Hinweise darauf geben, wie schwerwiegend und wie tief eine Störung ist, wie lange sie schon besteht und ob sie das Blut bereits beeinträchtigt oder nicht.

Der Puls kann z. B. in einigen Fällen infolge emotionaler Probleme gespannt und schnell sein. Erst die Untersuchung der Zunge erlaubt uns aber, zwischen einer tiefen, seit langem bestehenden emotionalen Störung, die bereits das Blut miteinbezogen hat (hier ist die Zunge dunkelrot, der Belag ist dunkelgelb), und einer leichteren, die bisher nur das Qi erfaßt hat (die Zunge ist nicht oder nur an der Spitze leicht gerötet), zu unterscheiden.

Zeitfaktor

Der Vergleich des Pulsbefundes mit dem Zungenbefund ist aus einem weiteren Grund sinnvoll: Ersterer unterliegt weit stärker kurzfristigen Einflüssen als die Zunge. Die Zungendiagnose wird hier dazu verwendet, bestimmte Muster auszuschließen, die aufgrund des Pulsbefundes durchaus wahrscheinlich wären. Wenn der Puls durch körperliche Anstrengung oder eine kurzfristige emotionale Erregung beschleunigt ist, dann wird die Zunge keine Veränderungen zeigen. Auch nach wenigen Wochen der Überarbeitung kann der Puls bereits relativ schwach sein, wohingegen die Zunge in dieser kurzen Zeitspanne noch keine Veränderungen zeigen wird.
Darüber hinaus gibt die Zunge wertvolle Hinweise hinsichtlich der Dauer einer Störung. Es dauert z. B. sehr lange, bis sich eine Zunge purpurn verfärbt, so daß wir bei einer purpurnen Zunge annehmen können, daß die Störung bereits vor mehreren Jahren ihren Ausgang genommen hat.
Zusätzlich kann uns der Zungenbefund Klarheit darüber verschaffen, welches Stadium eine Störung erreicht hat, d. h., er erlaubt uns, „über den Horizont hinauszublikken“ und sowohl den in der Vergangenheit liegenden Ursprung der Störung als auch ihre zukünftige Entwicklung zu beurteilen. Ein gutes Beispiel hierfür ist die Entwicklung einer Yin-Leere in ihrer Widerspiegelung im Zungenbelag (vgl. Abb. 36, S. 131 f.).

Schneller Puls und nicht gerötete Zunge

Abgesehen von kurzfristigen emotionalen Erregungen kann der Puls auch durch einen bereits vor vielen Jahren erlittenen Schock beschleunigt werden. Die Tatsache, daß in diesem Fall die Zunge *nicht* gerötet ist, ermöglicht hier die Differenzierung: Die Beschleunigung des Pulses ist nicht hitze-bedingt, sondern sie wurde durch einen Schock hervorgerufen. Darüber hinaus wäre der Puls in der linken distalen Position etwas überfließend.
Es gibt noch einen weiteren Fall, in dem ein schneller Puls nicht mit Hitze in Verbindung zu bringen ist, und zwar wenn sich ein Mensch mit einem relativ schwachen *Herz*-Qi ständig überarbeitet. Folge wird eine *Herz*-Qi-Leere sein, doch da sich die betroffene Person weiter überfordert, versucht das Qi zu kompensieren, so daß der Puls beschleunigt wird. Da hier keine Hitze mit im Spiel ist, wird die Zunge nicht gerötet sein, doch vielleicht findet sich ein *Herz*-Riß, flankiert von einer leichten Schwellung auf beiden Seiten (Tafel 8). Auch hier kann der Puls in der linken distalen Position etwas überflutend sein.

Genauigkeit

Zur exakten Lokalisierung der Ursache einer Störung mag die Pulsuntersuchung das genauere Instrument sein. Wenn etwa der Zungengrund einen klebrigen gelben Belag mit roten Punkten aufweist, muß man von einer Retention feuchter Hitze im unteren Erwärmer ausgehen, doch eine genauere Differenzierung, ob sich die Störung nun in der *Blase*, im *Darm* oder im *Uterus* befindet, ist anhand der Zungendiagnostik nicht möglich. Hier müssen die nach der Zungendiagnose erhobenen Befunde und das Ergebnis der Pulsdiagnostik einander ergänzen. Das Problem wird in der *Blase* lokalisiert sein, wenn der Puls an der linken proximalen Position gespannt ist; ist er an beiden proximalen Positionen gespannt, wird eher der *Darm* betroffen sein; die Störung wird dagegen dem *Uterus* zuzuordnen sein, wenn sich der Puls an der linken proximalen Position beim Rollen des Fingers in Richtung Ellbogen gespannt anfühlt.
Auch bei *Herz*-Mustern (Muster im Funktionskreis Herz, Anm. d. Übersetzers) offenbart sich die größere Genauigkeit des Pulses. Wie bereits erwähnt, ist ein *Herz*-Riß (ein mittelständiger Riß, der fast bis zur Spitze reicht) als ein Hinweis auf eine konstitutionelle Veranlagung zu Störungsmustern im Funktionskreis *Herz* zu werten. Entscheidend ist nun die Differenzierung anhand des Pulses, ob sich diese Veranlagung nur als *Herz*-Muster manifestiert oder auch als Herzerkrankung im schulmedizinischen Sinne. Bei Vorliegen eines *Herz*-Risses und geröteter Zungenspitze kann man von einem *Herz*-Muster infolge emotionaler Probleme ausgehen. Tastet man jedoch an den Rändern einen eindeutig schlüpfrigen *Herz*-Puls (der Finger ist hier an der *Herz*-Position seitwärts zu rollen), während die übrigen Pulstaststellen nicht schlüpfrig sind, dann liegt der Verdacht auf eine Herzerkrankung im schulmedizinischen Sinne nahe.
Als weiteres Beispiel sei die als Indiz einer Blutstase insgesamt purpurn verfärbte Zunge zu erwähnen. Hier gibt uns die Zunge keine weiteren Hinweise auf das betroffene *Organ*. Doch an der mit dem betroffenen *Organ* korrespondierenden Pulsposition wird ein gespannter Puls zu tasten sein, wenn der Puls insgesamt gespannt ist, wird er an dieser Stelle noch stärker gespannt sein. Somit können wir das betroffene *Organ* identifizieren.
Andererseits kennen wir auch einige wenige Situationen, in denen die Zunge genauere Hinweise auf die Ursache einer Störung gibt als der Puls. So findet man recht häufig einen an beiden proximalen Positionen schwachen und tiefen Puls; vor allem bei *Nieren*-Yang-Leere nach dem 40. Lebensjahr wird er zu finden sein. Da der Puls jedoch sowohl an der linken als auch an der rechten proximalen Position schwach und tief ist, ist allein aufgrund der Pulstastung eine Differenzierung hinsichtlich *Nieren*-Yin- oder *Nieren*-Yang-Leere nicht möglich. Hier schafft die Zungendiagnose Klarheit: bei *Nieren*-Yang-Leere ist die Zunge blaß, bei *Nieren*-Yin-Leere rot.

Emotionale Probleme

Wenn emotionale Probleme das *Herz* betreffen, so daß der Puls an der linken distalen Position überflutend ist, aber noch nicht beschleunigt, erscheint es sinnvoll, diese

Befunde an der Zunge zu überprüfen. Wenn nur die Zungenspitze gerötet ist, kann man davon ausgehen, daß die emotionale Störung relativ neu und noch nicht besonders tief eingedrungen ist. Ist jedoch die gesamte Zunge rot und die Spitze noch stärker gerötet und findet sich darüber hinaus ein *Herz*-Riß (mittelständiger Riß, der fast bis zur Spitze reicht), muß es sich um eine schon länger bestehende emotionale Störung handeln, die bereits tiefer eingedrungen ist, zudem scheint der Patient aufgrund einer konstitutionellen Schwäche im Funktionskreis *Herz* sehr empfindlich auf emotionalen Streß zu reagieren. (Die zuletzt genannte Störung ist sicherlich auch die am schwersten zu behandelnde.) Die Zungenfarbe gibt uns also wertvolle Hinweise auf den Schweregrad und die Tiefe einer emotionalen Störung.
Andererseits sollte bei Vorliegen eines *Herz*-Risses der Befund anhand des Pulses überprüft werden. Wenn die Zunge nicht gerötet und der Puls sowohl an der *Herz*- als auch an der *Nieren*-Position (distale und proximale linke Position) schwach ist, kann man von einer konstitutionellen Schwäche des *Herzens* ausgehen, eine emotionale Störung ist dann eher unwahrscheinlich.
Zur Einschätzung des „Alters" einer emotionalen Störung sollten die Pulstastung und die Untersuchung der Zunge und der Augen gemeinsam herangezogen werden. Die Augen reagieren ebenfalls relativ rasch auf emotionale Probleme, so daß sie stumpf und glanzlos erscheinen. Bei emotionalen Störungen wird also der Puls als erstes reagieren, dann die Augen und zuletzt die Zunge. Die Integration von allen drei Aspekten der Diagnose ermöglicht uns eine einigermaßen genaue Festlegung hinsichtlich des Alters und der Eindringtiefe einr emotionalen Störung.

Prognosestellung anhand des Zungenbildes

Die Zungendiagnose hat sich in der chinesischen Medizin als hervorragendes Instrument zur Beurteilung der Prognose erwiesen. Aussagen hinsichtlich der Prognose erfordern nicht selten eine quantitative Beurteilung eines Krankheitsbildes. Die chinesische Medizin befaßt sich zwar vorwiegend mit qualitativen Aspekten, doch sie verschließt sich einer quantitativen Einschätzung nicht. Hierbei kann die Zungendiagnostik eine bedeutende Rolle spielen. Fünf Aspekte der Prognosestellung anhand der Zungenuntersuchung sollen diskutiert werden:

— Stärke des pathogenen Faktors
— Purpurfärbung
— Yin-Leere
— chirurgische Eingriffe
— Knochenfrakturen

Stärke des pathogenen Faktors

Da die Dicke des Zungenbelags in einer direkt proportionalen Beziehung zur Intensität des pathogenen Faktors steht, ergibt sich hieraus die Möglichkeit einer Prognosestellung. Ein Beispiel: Wenn zwei Menschen an einem akuten Infekt der tiefen

Atemwege erkranken, wird derjenige mit dem dünneren Belag eine bessere Prognose haben.
Auch plötzliches Verschwinden oder Auftauchen des Belags hat prognostische Bedeutung. Wenn eine bisher belaglose Zunge plötzlich einen dicken Belag entwikkelt oder wenn ein dicker Belag abrupt verschwindet, muß man von einer eher schlechten Prognose ausgehen. In Kapitel 7 ist dieser Sachverhalt bereits eingehend diskutiert worden.

Purpurfärbung

Auch die Färbung des Zungenkörpers ist hinsichtlich der Prognose verwertbar, im Vordergrund steht hier die Purpurfärbung. Allgemein gilt, daß sich die Zunge erst nach sehr langer Zeit purpurn färbt, so daß diese Farbe in der Regel auf eine bereits seit langem bestehende Störung hinweist, darüber hinaus ist sie prognostisch ungünstiger zu werten als andere Farben des Zungenkörpers.
Eine Purpurfärbung der Zungenränder im vorderen Drittel weist allgemein auf eine Blutstase im Thorax hin, bei Frauen auf eine Erkrankung der Brüste (Abb. 11, S. 59). So ist bei einer Frau mit Brustkrebs die Purpurfärbung dieses Areals (das die Erkrankung der ipsilateralen Brust widerspiegelt) als prognostisch sehr ungünstig anzusehen. Die Prognose ist um so schlechter, je tiefer purpurn das Areal gefärbt ist.
Auch bei Patienten mit Verdauungsproblemen des Magens läßt die Purpurfärbung eher auf eine ungünstige Prognose schließen. In einem Artikel aus dem „Journal of Traditional Chinese Medicine" werden Erscheinungsbilder der Zunge aufgezählt, die bei Patienten mit Magenbeschwerden eine ungünstige Prognose erwarten lassen. An erster Stelle stehen hier die Purpurfärbung des Zungenkörpers, gefolgt von purpurnen Punkten und der Purpurfärbung der Unterzungenvenen (1).

Yin-Leere

Aus dem Vorhandensein oder Fehlen eines Belages lassen sich bei zugrundeliegender Yin-Leere ebenfalls wertvolle Schlüsse ziehen. Die Yin-Leere-Zunge wird normalerweise als rot und ohne Belag (geschälte Zunge) beschrieben, doch dies gilt nur für die bereits weit fortgeschrittene Yin-Leere. Vor Erreichen dieses Endpunktes durchläuft die Zunge mehrere Stadien. Da das Fortschreiten bis zur roten und komplett geschälten Zunge in vorhersagbaren Schritten abläuft, kann man nach der Analyse des Belags (bzw. seines Fehlens) das jeweilige Stadium identifizieren und Rückschlüsse auf die Prognose ziehen.
Bei der Beurteilung der Zunge hinsichtlich Yin-Leere ist zwei Aspekten besondere Beachtung zu schenken:

— Belag: Fehlen des Belags oder ein Belag ohne Wurzel sind Hinweise auf eine Yin-Leere.
— Farbe des Zungenkörpers: Ist bei fehlendem Belag der Zungenkörper gerötet, ist es bereits zur leere-bedingten Hitze-Entwicklung gekommen.

Von großer Bedeutung ist die Tatsache, daß beide Aspekte durchaus unabhängig voneinander auftreten können, d. h., eine Yin-Leere kann sich im Fehlen des Belags bzw. im Fehlen der Wurzel eines vorhandenen Belags manifestieren, ohne daß der Zungenkörper gerötet wäre (Tafel 25). Da der Belag durch die Verdauungsaktivität des *Magens* gebildet wird, beginnt eine Yin-Leere an der Zunge stets mit den Zeichen der *Magen*-Qi-Leere.
Wie bereits in Kapitel 7 dargestellt, läßt sich das Fortschreiten der Zungenveränderungen bis zur kompletten Yin-Leere-Zunge in folgenden Stadien darstellen (Abb. 36, S.131 f.).

1. Normaler Zungenkörper und dünner, weißer Belag mit Wurzel: Normalzustand.
2. Normaler Zungenkörper und wurzelloser Belag im Zungenzentrum: beginnende *Magen*-Qi-Leere.
3. Normaler Zungenkörper, der gesamte Belag ist ohne Wurzel: weiter fortgeschrittene *Magen*-Qi-Leere.
4. Normaler Zungenkörper, gesamter Belag ohne Wurzel, der sich im Zentrum zu schälen beginnt: *Magen*-Yin-Leere. Wenn zudem das Zentrum gerötet ist, kann man von einer isolierten Leere/Hitze-Entwicklung im *Magen* ausgehen (Tafeln 12 und 20).
5. Normaler Zungenkörper und völlig fehlender Belag (die Zunge ist komplett geschält): weiter fortgeschrittenes Stadium der *Magen*-Yin-Leere. In diesen Fällen findet sich der charakteristische *Magen*-Riß (Tafel 25).
6. Roter Zungenkörper und komplett geschälte Zunge: *Magen*-Yin-Leere und *Nieren*-Yin-Leere mit zunehmender Leere/Hitze. In diesen Fällen finden sich neben einem zentralen *Magen*-Riß verstreut weitere Risse als Zeichen der fortgeschrittenen Yin-Leere mit darauffolgender Trockenheit (Tafeln 13 und 24).

Es handelt sich hier um eine theoretische Darstellung des Fortschreitens einer Yin-Leere, in der Praxis finden sich natürlich verschiedene Variationen dieser Stadien.

Chirurgische Eingriffe

Nach chirurgischen Eingriffen, besonders im Bereich des Verdauungstraktes, wird die Zunge in der Regel blaß (eine schon blasse Zunge wird noch blasser). Wenn die Zunge nach einer Operation rot (oder röter) wird, muß man mit Komplikationen rechnen, was die Prognose entsprechend verschlechtert.

Knochenfrakturen

In einer Studie an 122 Patienten mit Knochenfrakturen konnte gezeigt werden, daß sich die Zunge innerhalb einer Woche in der Regel purpurn verfärbt bzw. purpurne Flecken bekommt (2). Die Latenzzeit bis zum Verschwinden der Purpurfärbung nach der Korrektur der Fraktur hängt vom Alter des Patienten ab, bei jungen Menschen ist sie kürzer. Patienten unter 20 Jahren entwickeln im Rahmen einer Fraktur überhaupt keine purpurne Zunge.

Wenn sich die Zunge nach einer Knochenfraktur rötet und schält, ist die Prognose eher ungünstig. Der Patient wird in der betroffenen Extremität Schmerzen haben, der Knochen heilt schlecht. Rötung und Schälen der Zunge sind hier durch Blut-Stagnation bedingt, die sich in Hitze verwandelt und das Yin schädigt.

Zungendiagnose und Kräutertherapie

Das Aussehen der Zunge verschafft uns nicht nur entscheidende Informationen zur Diagnosestellung, auch in der Kräutertherapie gibt sie wertvolle Hinweise. Drei Aspekte sollen hier diskutiert werden:

— Tonisierung des Qi im Körper versus Vertreibung des pathogenen Faktors
— Differenzierung von Magen- bzw. Milz-Qi/Yin-Leere
— Differenzierung zwischen Hitze in der Schicht des Qi, des Ernährungs-Qi und des Blutes und zwischen Hitze und Feuer

Tonisierung des Qi im Körper versus Vertreibung des pathogenen Faktors

Eine der wichtigsten Entscheidungen hinsichtlich der Behandlungsstrategie liegt in der Frage, ob das Qi des Körpers zu tonisieren ist oder ob der pathogene Faktor vertrieben werden soll. Diese Entscheidung hat in der Kräutertherapie weit größere Bedeutung als in der Akupunktur, denn in der Kräutermedizin sind die Unterschiede zwischen einer Rezeptur zur Qi-Tonisierung (z. B. Four Gentlemen Decoction [si jun zi tang] zur Tonisierung des Qi) und einer Rezeptur zur Vertreibung pathogener Faktoren (z. B. Dekokt aus Agastache, Magnolia, Pinellia und Poria [huo po xia ling tang] zur Vertreibung von Feuchtigkeit) viel schärfer getrennt.
Die Zunge gibt uns nun entscheidende Hinweise, ob das Qi des Körpers zu tonisieren ist oder ob die Vertreibung des pathogenen Faktors im Vordergrund stehen sollte. Läßt sich aus der Zunge eindeutig die Existenz eines starken pathogenen Faktors ablesen, dann liegt der sicherste Weg darin, sich auf seine Vertreibung zu konzentrieren. Das Vorliegen eines pathogenen Faktors äußert sich an der Zunge an folgenden Merkmalen:

— Ein sehr dicker Belag ist als Hinweis auf Feuchtigkeit, Schleim, Nahrungsretention oder andere äußere pathogene Faktoren zu werten.
— Eine stark geschwollene Zunge ist ein Indiz auf Feuchtigkeit und Schleim.
— Ein dunkelroter Zungenkörper weist auf Fülle/Hitze oder Feuer hin, wenn die Zunge einen Belag hat, oder auf Leere/Hitze, wenn sie keinen Belag hat.
— Ein sehr steifer Zungenkörper legt den Verdacht auf inneren Wind nahe.

Zur Veranschaulichung möchte ich zwei Zungen miteinander vergleichen: Die eine ist blaß, hat Zahneindrücke und einen dünnen, weißen Belag, die andere ist ebenfalls blaß, stark geschwollen und hat einen klebrigen Belag. Die erste Zunge ist als Ausdruck einer *Milz*-Qi-Leere zu werten und verlangt nach Tonisierung mit einer Rezep-

tur nach Art des Four Gentlemen Dekoktes (si jun zi tang). Auch die zweite Zunge weist auf eine *Milz*-Qi-Leere hin, doch die Schwellung des Zungenkörpers und der klebrige Belag lassen Feuchtigkeit und Schleim vermuten, so daß es in diesem Fall günstiger wäre, mit einer Rezeptur zur Auflösung der Feuchtigkeit zu beginnen, z. B. ein Dekokt aus Agastache, Magnolia, Pinellia und Poria (huo po xia ling tang) bei feuchter Kälte oder ein Dekokt aus Coptis und Magnolia (lian po yin) bei feuchter Hitze.
Ich möchte noch ein weiteres Beispiel anführen, bei dem die Farbe des Zungenkörpers im Vordergrund steht: Die eine Zunge sei leicht gerötet und geschält, die andere dunkelrot und geschält mit noch intensiver geröteter Zungenspitze. Die erste Zunge läßt Hitze, bedingt durch Yin-Leere, vermuten, doch da sie nur leicht gerötet ist, scheint die Yin-Leere im Vordergrund zu stehen; bei der Behandlung sollte man das Hauptaugenmerk auf die Ernährung des Yin legen, zur Vertreibung der leere-bedingten Hitze besteht erst einmal keine Notwendigkeit. Bei der zweiten Zunge dagegen dominiert die starke, wenn auch leere-bedingte, Hitze, die auflodert (denn die Zungenspitze ist noch stärker gerötet). Die Behandlung sollte sich vor allem auf die Vertreibung der leere-bedingten Hitze konzentrieren (ebenso sollte natürlich auch das Yin ernährt werden).

Differenzierung zwischen Magen/Milz- und Qi/Yin-Leere

Zur Differenzierung folgender Muster gibt uns die Zunge wegweisende Informationen: *Magen*-Qi-Leere, *Milz*-Qi-Leere, *Magen*-Yin-Leere und *Milz*-Yin-Leere. Allein anhand der Symptome und des Pulses wird es schwierig sein, diese Zustände auseinanderzuhalten, Klarheit verschafft uns hier das Erscheinungsbild der Zunge (Tab. VII).

Tab. VII: Qi/Yin-Leere-Muster und Kräuterrezepturen.

Muster	Zunge	Kräuterrezeptur
Milz-Qi-Leere	leicht geschwollen oder geschwollene Ränder, Zahneindrücke, klebriger Belag	Six-Gentlemen-Dekokt (liu jun zi tang)
Magen-Qi-Leere	Belag ohne Wurzel	Ginseng, Poria und Atractylodes-macrocephalea-Pulver (shen ling bai zu san)
Magen-Yin-Leere	fehlender Belag im Zentrum, *Magen*-Riß möglich, trocken	Glehnia- und Ophipogonis-Dekokt (sha shen mai men dong tang)
Milz-Yin-Leere	Belag ohne Wurzel, Querrisse an den Rändern, trocken	Ginseng, Poria und Atractylodes-macrocephalea-Pulver (shen ling bai zu san)

Differenzierung zwischen Hitze in der Schicht des Qi, des Ernährungs-Qi, des Blutes und zwischen Hitze und Feuer

Zur Differenzierung von Hitze-Mustern findet die Zungendiagnostik ebenfalls Anwendung in der Kräutertherapie. Zuerst ist zwischen Leere/Hitze und Fülle/Hitze zu unterscheiden, bei Fülle/Hitze ist zwischen den Kategorien Feuer und Hitze zu differenzieren. Da die Beziehungen zwischen roten Zungen und Hitze-Mustern historisch eng mit der Lehre der Wärme-Krankheiten verknüpft sind, erscheint es sinnvoll, die Identifikation der Muster gemäß der Einteilung der Vier Schichten vorzunehmen: Abwehr-Qi, Qi, Ernährungs-Qi und Blut (Anhang II).

Zur ersten Schicht gehören die klinischen Erscheinungen, die durch äußere Wind-Hitze hervorgerufen werden, die anderen drei Schichten beziehen sich auf die Symptome und Zeichen der Hitze im allgemeinen. Es gibt jedoch große Unterschiede in der Manifestation der Hitze in der Schicht des Qi, des Ernährungs-Qi und des Blutes. In der Schicht des Qi sind weitere wichtige Unterscheidungen zwischen verschiedenen Mustern vorzunehmen, z. B. zwischen Hitze und Feuer.

In der Schicht des Qi muß eindeutig zwischen Hitze und Feuer differenziert werden. Hitze ist nicht substantiell und steigt an die Oberfläche. Hauptmanifestationen sind: subjektive Hitzeempfindung; bei Berührung fühlt sich der Körper heiß an; Durst, Schwitzen und ein überflutender Puls. Die Hitze befindet sich zwar in den *Organen*, doch noch nicht in der tiefsten Schicht, sie neigt dazu, sich nach außen auszubreiten: Der überflutende Puls ist Ausdruck dieses Phänomens. Beispiele für Hitze-Muster sind *Lungen*-Hitze und *Magen*-Hitze in der Schicht des Qi gemäß der Differenzierung nach den Vier Schichten und das Stadium der Yang-Ming-Meridiane gemäß der Differenzierung nach den Sechs Stadien.

Feuer in der Schicht des Qi ist substantieller und stärker als Hitze, es ist im Innern eingeschlossen, so daß es dort stärker austrocknend wirkt. Der Geist wird durch Feuer stärker beeinträchtigt als durch Hitze. Feuer kann auch Blutungen provozieren. Feuer entwickelt sich häufig im *Darm*, wo es den Stuhl austrocknet und somit Verstopfung und trockenen Stuhl bedingt. Auch „heißes Gift“ bzw. „Feuer-Gift“ gehört zu den Spielarten des Feuers. Beispiele für Feuer-Muster sind trockene Hitze im *Darm* gemäß der Differenzierung nach den Vier Schichten und das Stadium der Yang-Ming-*Organe* gemäß der Differenzierung nach den Sechs Stadien.

Hitze in der Schicht des Ernährungs-Qi und des Blutes schädigt das Yin und trocknet die Flüssigkeiten des Körpers aus. Hier sollte man sich die verschiedenen Hitze-Typen in Beziehung zu den Schichten des Qi, des Ernährungs-Qi und des Blutes vergegenwärtigen (Abb. 41).

Anhand des Erscheinungsbildes der Zunge lassen sich die verschiedenen Hitze-Typen unterscheiden (Tab. VIII). Hitze in der Schicht des Qi zeigt sich im geröteten Zungenkörper und einem relativ dünnen gelben Belag; manchmal findet sich lediglich ein gelber Belag auf einem normal gefärbten Zungenkörper (Tafeln 1, 33 und 36). Feuer in der Schicht des Qi wirkt sich stärker auf den Belag aus, er wird dick, dunkelgelb oder braun (bis schwarz) und trocken. Der Zungenkörper ist rot oder dunkelrot

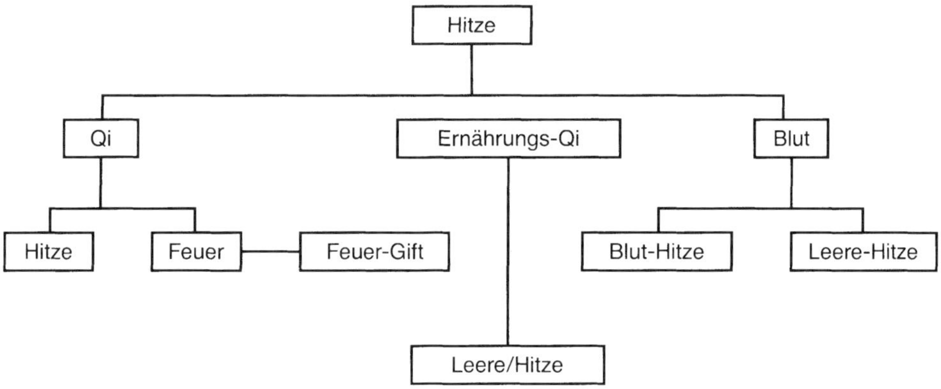

Abb. 41: Hitze-Typen.

(Tafeln 28 und 47). Hitze in der Schicht des Ernährungs-Qi und des Blutes schädigt das Yin, die Zunge ist eindeutig rot oder dunkelrot, der Belag fehlt, d. h., die Zunge ist geschält (Tafeln 11, 13, 24, 26 und 48).

Erwähnenswert erscheint mir an dieser Stelle, daß die soeben beschriebenen Zusammenhänge nicht nur für akute fiebrige Erkrankungen gelten, sondern auch für chronische innere Hitze-Erkrankungen. Das Erscheinungsbild der Zunge verschafft uns Klarheit darüber, welche Form von Hitze oder Feuer hier vorliegt. Die Differenzierung ist durchaus notwendig, denn die entsprechenden Behandlungsverfahren unterscheiden sich erheblich.

Tab. VIII: Charakteristika der Zunge in Beziehung zu den Schichten des Qi, des Ernährungs-Qi und des Blutes.

Hitze-Typ		**Zunge**	**Behandlungsprinzip**
Schicht des Qi	Hitze	rot oder normal, gelber Belag	Hitze ausleiten mit scharfen und kühlenden Kräutern
	Feuer	rot, dick, trocken; gelber, brauner oder schwarzer Belag	Feuer ausleiten oder herabführen
Schicht des Ernährungs-Qi und des Blutes		dunkelrot, kein Belag, trocken	zuerst Leere/Hitze ausleiten, dann Yin ernähren

Bei Hitze in der Schicht des Qi sollte man mit scharfen und kühlenden Kräutern versuchen, die Hitze zu vertreiben: kühlende Kräuter, um die Hitze zu kühlen, scharfe Kräuter, um die Hitze nach außen an die Körperoberfläche zu treiben. Beispiele für derartige Kräuter sind Herba Lophatheri gracilis (dan zhu ye), Gypsum (shi gao), Rhizoma phragmitis communis (lu gen), Semen Sojae praeparatum (dan duo chi), Radix Bupleuri (chai hu), Flos Lonicerae japonicae (jin yin hua) und Rhizoma Anemarrhenae asphodeloides (zhi mu). Rezepturen zur Vertreibung von Hitze sind z. B. White-Tiger-Dekokt (bai hu tang), Lophatherus- und Gypsum-Dekokt (zhu ye shi gao tang) und „Drain the White Powder" (xie bai san).

Bei Feuer in der Schicht des Qi sollte man das Feuer mit bitteren und kühlenden Kräutern ausleiten. Häufig werden sie mit weiteren, nach unten ausleitenden Kräutern kombiniert, d. h., man versucht, das Feuer durch Abführen auszuleiten. Beispiele für feuer-ausleitende Kräuter sind Radix Gentianae longdancao (long dan cao), Radix Scutellariae baicalensis (huang qin), Rhizoma Coptidis (huang lian), Cortex Phellodendri (huang bai), Fructus Gardeniae jasminoidis (zhi zhi) und Radix Sophorae flavescentis (ku shen). Als Beispiel für eine feuer-ausleitende Rezeptur möchte ich hier den „Gentiana-Longdancao-Decoction to Drain the Liver" (dt.: Dekokt zur *Leber*-Ausleitung) aufführen (long dan xie gan tang). Zu den Kräutern, die Feuer durch Herabführen ausleiten, gehören Radix et Rhizoma Rhei (da huang), Mirabilitum (mang xiao) und Herba Aloes (lu hui). Beispiele für abführende Rezepturen sind die drei „Order the Qi Decoctions" (dt.: Dekokte zur Regulierung des Qi) (cheng qi tang) und der „Drain the Heart Decoction" (dt.: Dekokt zur *Herz*-Ausleitung) (xie xin tang).

Bei Hitze in der Schicht des Ernährungs-Qi sollte man in erster Linie die Hitze ausleiten und erst in zweiter Linie das Yin ernähren. Kräuter zum Ausleiten leere-bedingter Hitze in der Schicht des Ernährungs-Qi sind Rhizoma Anemarrhenae asphodeloidis (zhi mu), Herba Artemisia annuae (qing hao), Herba Ecliptae prostratae (han lian cao), Rhizoma Alismatis orientalis (ze xie) und Cortex Lycii radicis (di gu pi). Zu den Rezepturen, die Leere/Hitze in der Schicht des Ernährungs-Qi ausleiten, gehören Artemisia Annua und „Soft-Shelled Turtle Shell Decoction" (dt.: weichschaliger Schildkrötenpanzer-Dekokt) (qing hao bie jia san), „Cool the Bones-Powder" (dt.: Pulver zur Kühlung der Knochen) (qing gu san) und „Clear the Nutritive Qi Level Decoction" (dt.: Dekokt zur Reinigung der Schicht des Ernährungs-Qi) (qing ying tang).

Auch bei Hitze in der Schicht des Blutes sollte man zuerst die Leere/Hitze ausleiten und das Blut kühlen, erst danach kann man versuchen, das Yin zu ernähren. Blutungen sollte man durch Kühlen des Blutes stoppen. Zu den Kräutern, die Leere/Hitze ausleiten und das Blut kühlen, gehören Cortex Moutan radicis (mu dan pi), Radix Rehmanniae glutinosae (sheng di huang) und Radix Scrophularia ningpoensis (xuan shen). Rezepturen, die Leere/Hitze ausleiten und das Blut kühlen, sind z. B. „Guide out the Red Powder" (dt.: Pulver zum Herausführen des Roten = Hitze) (dao chi san), Rhinoceros Horn und Rehmannia Decoction (xi jaio di huang tang) und „Clear the Stomach Powder" (dt.: Pulver zur *Magen*-Ausleitung) (qing wei san).

Zungendiagnose bei Kindern

Hinsichtlich der Zungendiagnose bei Kindern sind einige Unterschiede gegenüber der Situation beim Erwachsenen zu beachten. Je jünger das Kind, desto größer sind die Unterschiede. Ab dem siebten oder achten Lebensjahr unterscheidet sich die Zunge des Kindes kaum noch von der des Erwachsenen.

Als erstes fällt auf, daß die Zunge des kleinen Kindes normalerweise blasser und feuchter ist als die des Erwachsenen. Auch hier gilt: Je jünger das Kind, desto blasser und feuchter ist die Zunge. Eine Untersuchung an 2721 gesunden chinesischen Kindern im Alter von 5 bis 12 Jahren ergab, daß 166 Kinder nasse oder klebrige Beläge hatten (3).

Außer der geschwollenen Zunge lassen sich bei Kindern im allgemeinen keine weiteren Variationen des Zungenkörpers beobachten. So wird man beispielsweise kaum durch Yin-Leere bedingte Risse bei Kindern finden.

Da die Zunge eines Kindes im Gegensatz zu der des Erwachsenen noch unbelastet ist von über Jahre anhaltenden pathologischen Veränderungen, spiegelt sich in der Regel ein aktuelles pathologisches Muster rasch und eindeutig wider.

Da der äußere Wind-Angriff in der Pathologie des Kindes eine herausragende Rolle spielt, sollen einige Erscheinungen, die bei äußeren Erkrankungen an der kindlichen Zunge zu beobachten sind, nicht unerwähnt bleiben. Zuerst sollte man sich darüber im klaren sein, daß Veränderungen des Zungenkörpers infolge eines äußeren Wind-Angriffs weit häufiger zu beobachten sind als bei Erwachsenen. Kinder sind anfälliger für Wind-Hitze als für Wind-Kälte, deshalb wird sich in der Regel der Zungenkörper als Ausdruck des äußeren Wind-Hitze-Angriffs an den Rändern und/oder im vorderen Drittel leicht röten (siehe Abb. 8 und 9, Seite 54). Bei diesem Krankheitsmuster werden Kinder auch viel schneller als Erwachsene rote Punkte entwickeln. Rote Punkte an den Rändern und/oder im vorderen Drittel weisen darauf hin, daß der pathogene Faktor sehr stark ist. Wenn also ein Kind plötzlich eine Rötung und rote Punkte an den Zungenrändern und/oder im vorderen Drittel entwickelt, kann man mit großer Sicherheit von einem Angriff äußerer Wind-Hitze ausgehen. Wenn diese Zeichen fehlen, kann es sein, daß das Kind einfach nicht zur Schule gehen möchte!

Bemerkenswert ist zudem, daß die Rötung und/oder die roten Punkte an den Zungenrändern und/oder im vorderen Drittel bereits kurz vor dem Einsetzen der ersten Symptome auftauchen und daß diese Veränderungen an der Zunge absolut verläßlich sind. Hat man bei einem Kind diese Zeichen an der Zunge beobachtet, kann man sofort mit der Behandlung beginnen, um den Wind zu vertreiben.

Gleiches gilt für die Untersuchung zu einem Zeitpunkt, an dem es dem Kind bereits besser zu gehen scheint: Finden sich die obengenannten Veränderungen nach wie vor, sollte man die Behandlung gemäß dem Zungenbefund unbedingt fortführen, da es bei Kindern relativ häufig vorkommt, daß sich nach einem äußeren Angriff Reste des pathogenen Faktors im Körper festsetzen. In der Tat sind es gerade diese im Körper verbleibenden Reste des pathogenen Faktors, meistens in Form von innerer Hitze, Schleim-Hitze, Feuchtigkeit oder feuchter Hitze, die für eine Vielzahl von pathologischen Störungen bei Kindern verantwortlich sind, z. B. rezidivierende Infekte der tiefen Atemwege und andere Atemprobleme, Schlaflosigkeit, rezidivierende Tonsillitiden, Drüsenschwellungen etc. Man tut also gut daran, der Zunge zu „trauen", und die Behandlung nach äußeren Erkrankungen in Abhängigkeit vom Zungenbefund weiterzuführen. Wenn ich in meiner Praxis ein Kind zu behandeln habe, das infolge eines Wind-Hitze-Angriffs an einer akuten Atemwegsinfektion leidet, setze ich in nahezu allen Fällen die Behandlung über den Zeitpunkt der wiedererlangten Beschwerdefreiheit mit einer Rezeptur fort, welche die verbleibende Hitze, Feuchtigkeit oder Schleim zu entfernen vermag.

Die Zeichen eines im Körper verbleibenden pathogenen Faktors sind davon abhängig, um welchen Faktor es sich handelt. Bei *Lungen*-Hitze ist die Zunge nicht nur im vorderen Drittel, sondern auch im Zungenzentrum gerötet und weist rote Punkte auf. Bei Schleim/Hitze in der *Lunge* ist die gesamte Zunge gerötet, im vorderen Drittel ist sie mit einem klebrigen gelben Belag bedeckt, der sich auch bis zum Zungenzentrum erstrecken kann. Bei Feuchtigkeit als verbleibendem pathogenem Faktor ist die Zunge von einem klebrigen und nassen Belag bedeckt, manchmal zeigt sie weiße Bläschen.

Auch für latente Hitze-Zustände sind Kinder ziemlich anfällig, diese äußern sich ebenfalls deutlich an der Zunge. Latente Hitze entsteht dann, wenn ein pathogener Faktor in den Körper eintritt, ohne akute Symptome zu entwickeln, und dann langsam nach innen fortschreitet, wo er einige Wochen oder Monate im Sinne einer Inkubation verweilt. Nach einiger Zeit bricht die latente Hitze, meistens im Rahmen eines neuen Wind-Angriffs, offen aus und steigt an die Oberfläche. Der große Unterschied zu einem normalen Wind-Hitze-Angriff liegt darin, daß von Anfang an Symptome innerer Hitze zu beobachten sind: Reizbarkeit, Schlaflosigkeit, subjektives Hitzegefühl, Durst, Müdigkeit etc. Doch vor allem die Zunge wird eher die Zeichen innerer als die äußerer Hitze aufweisen: Die gesamte Zunge ist rot oder dunkelrot, sie kann teilweise geschält sein, d. h., sie weist die Zeichen innerer Hitze in der Schicht des Ernährungs-Qi auf. In diesen Fällen sollte der therapeutische Schwerpunkt von Anfang an eher auf der Ausleitung der inneren Hitze als auf der Vertreibung des Windes liegen.

Ein weiteres Charakteristikum kindlicher Zungen im Rahmen eines akuten äußeren Wind-Angriffs ist die Tatsache, daß sich das Erscheinungsbild der Zunge sehr rasch, zum Teil innerhalb weniger Stunden, verändern kann. So kann ein Kind innerhalb eines Tages vom Stadium des Qi in das nächste Stadium des Ernährungs-Qi gelangen. In diesem Fall wird eine bis dahin leicht gerötete Zunge mit dickem gelbem Belag (Stadium bzw. Schicht des Qi) rot oder dunkelrot werden und den Belag verlieren (Stadium bzw. Schicht des Ernährungs-Qi). Ersteres ist auf Tafel 41, letzteres auf Tafel 42 zu sehen.

Schließlich werden Kinder relativ häufig im Rahmen akuter fieberhafter Erkrankungen mit Antibiotika therapiert, was sich deutlich an der Zunge ablesen läßt. Bei Kindern bewirken die Antibiotika grundlegende Veränderungen des Zungenbelags: Entweder er verschwindet vollkommen oder er wird stellenweise dünner, so daß die Zunge teilweise geschält ist als Ausdruck einer Schädigung des *Magen*-Yin. Wenn die Zunge während oder nach einer Antibiotikatherapie derartige Veränderungen aufweist, sollte

jegliche Kräuterrezeptur modifiziert werden, indem Kräuter miteinbezogen werden, die das *Magen*-Yin ernähren, z. B. Radix Pseudostellariae heterophyllae (tai zi shen), Radix Dioscoreae oppositae (shan yao) oder Rhizoma Polygonati odorati (yu zhu).
Abgesehen von den Veränderungen der Zunge im Rahmen eines äußeren Wind-Angriffs zeigen kindliche Zungen natürlich auch vererbte Merkmale. Solch ein gar nicht so seltenes Merkmal ist die sogenannte Landkartenzunge. Es handelt sich hier um eine stellenweise geschälte Zunge, wobei die geschälten Bezirke mit weißen Rändern genau abgegrenzt sind (Tafeln 10 und 44). Hier liegt eine konstitutionelle Schwäche des *Magen*-Yin vor, die bei Kindern mit allergischen Erkrankungen, wie allergischem Asthma oder atopischem Ekzem, häufig zu beobachten ist. In einer Untersuchung an 17 Kindern mit geschälten Zungen fand man 10 Landkartenzungen, von diesen 10 Kindern zeigten 5 eine allergische Diathese und litten unter allergischem Asthma und atopischem Ekzem (4).
Kindliche Zungen haben weit häufiger rote Punkte im Sinne eines Hitze-Zeichens als Erwachsenenzungen (Tafel 41). Diese typischen roten Punkte spiegeln das Aufflakkern des pathologischen ministeriellen Feuers wider, das naturgemäß bei Kindern sehr stark ist. Die klinische Bedeutung der roten Punkte hängt von ihrer Verteilung ab, ansonsten entspricht ihre Bedeutung der bei Erwachsenen, d. h., rote Punkte an den Rändern stehen für *Leber*-Feuer, am Rand des Zungenzentrums sind sie bei *Magen*-Feuer zu finden, bei *Herz*-Feuer befinden sie sich an der Zungenspitze und bei feuchter Hitze in der *Blase* oder im *Darm* am Zungengrund. Bei vielen Kindern findet man jedoch auch Punkte auf der gesamten Zunge. Im Rahmen akuter Erkrankungen sind sie in der Regel als *Lungen*-Hitze zu interpretieren, in chronischen Fällen als Hitze in *Magen* oder *Darm.*

ANMERKUNGEN

(1) *Fan De-rong:* Analysis of Tongue Picture and Pathology of Patients with Stomach Carcinoma. Journal of Traditional Chinese Medicine (Zhong yi za zhi) 32, Nr. 10 (1991) 34.
(2) *Qian Zong-Que:* Tongue Examination in 122 Cases of Bone Fractures. Journal of Traditional Chinese Medicine 27, Nr. 11 (1986) 41.
(3) *Suan Yuan Qin:* Observations of Tongue Appearance in 2721 Healthy Children. Journal of Traditional Chinese Medicine 27, Nr. 3 (1986) 57.
(4) Gansu College of Traditional Chinese Medicine: Patterns and Treatment of Geographic Tongue in Children. Journal of Traditional Chinese Medicine 33, Nr. 4 (1992) 40.

KAPITEL 9

Fallbeispiele

Tafel 1: 34jährige Frau

Erscheinungsbild der Zunge

Farbe des Zungenkörpers: normal

Form des Zungenkörpers: normal bis auf leichte Schwellung der Ränder

Belag: dick, dunkelgelb

Anamnese

Diese Patientin erfreute sich im großen und ganzen recht guter Gesundheit, jetzt litt sie in erster Linie an frontalen Kopfschmerzen, Nackensteifigkeit und Verdauungsproblemen. Der Puls war, vor allem in der mittleren Position der rechten Hand, schwach.

Diagnose

Der dunkelgelbe, dicke Belag läßt eine Nahrungsretention im *Magen* vermuten, die Anlaß zur Hitze-Entwicklung gibt. Das Problem beschränkt sich auf den *Magen*, denn die übrige Zunge ist normal, bis auf die leichte Schwellung der Ränder, die eine leichte *Milz*-Qi-Leere signalisiert.
Diese Zunge wird hier als Beispiel eines Belags mit Wurzel vorgestellt, im Gegensatz zur Tafel 20, die einen Zungenbelag ohne Wurzel zeigt.
Solange der Zungenkörper normal ist und der Belag eine Wurzel hat, handelt es sich auch bei einem noch so dicken Belag um keinen ernsten Zustand, die Prognose ist gut, und die Erkrankung sollte leicht zu therapieren sein (was in diesem Fall auch zutraf).

Tafel 2: 65jähriger Mann

Erscheinungsbild der Zunge

Farbe des Zungenkörpers: rot, an den Seiten stärker gerötet

Form des Zungenkörpers: lang, etwas geschwollen, vor allem auf der rechten Seite

Belag: dünner, gelber und nasser Belag im *Lungen*-Areal (hinter der Zungenspitze)

Anamnese

Dieser Patient litt an einer Arthrose beider Hüften, seit zwei Jahren war ein Hypertonus bekannt. Sein Puls war voll, gespannt, schnell und tief.

Diagnose

Die an den Seiten stärker gerötete, rote Zunge läßt *Hitze* in der *Leber* vermuten, d. h. *Leber*-Feuer. Auch der lange Körper ist ein Zeichen für Hitze, die leichte Schwellung der rechten Seite weist gleichermaßen auf *Leber*-Feuer hin. Dieser Verdacht wird erhärtet durch den schnellen und gespannten Puls, der innere Hitze in der *Leber* signalisiert. Der Hypertonus ist in diesem Fall durch aufsteigendes *Leber*-Feuer bedingt. Die leichte Schwellung der gesamten Zunge ist Folge der Feuchtigkeitsakkumulation aufgrund einer *Milz*-Qi-Leere. Der dünne, gelbe Belag im *Lungen*-Areal spiegelt eine schon länger bestehende Retention von Feuchtigkeit und Schleim in der *Lunge* wider; hierbei handelt es sich wahrscheinlich um eine abgelaufene Erkältung oder Grippe, die nicht richtig (oder die mit Antibiotika) behandelt wurde, was zur Ansammlung von Feuchtigkeit und Schleim in der *Lunge* führt. Solche Patienten sind sich keiner Probleme im Bereich des Thorax bewußt, dennoch werden sie anfälliger sein für spätere Angriffe durch pathogene Faktoren.

Tafel 3: 76jährige Frau

Erscheinungsbild der Zunge

Farbe des Zungenkörpers: tiefrot, zahlreiche erhabene rote Flecken

Form des Zungenkörpers: kurz (zusammengezogen)

Belag: vollkommen geschält (kein Belag), trocken

Anamnese

Diese Patientin litt seit etwa zehn Jahren an *Parkinson*scher Erkrankung. Sie war sehr dünn, ihre Haut erschien trocken. Der Puls war extrem dünn, oberflächlich und leer.

Diagnose

Es handelt sich hier um einen schweren Fall von *Nieren*-Yin-Leere. Der tiefrote Zungenkörper, das völlige Fehlen des Belags, die erhabenen roten Flecken und die Trokkenheit sind alles Merkmale einer schweren Erschöpfung des *Nieren*-Yin mit lodernder, leere-bedingter Hitze. Die Yin-Leere wird betont durch die Tatsache, daß die

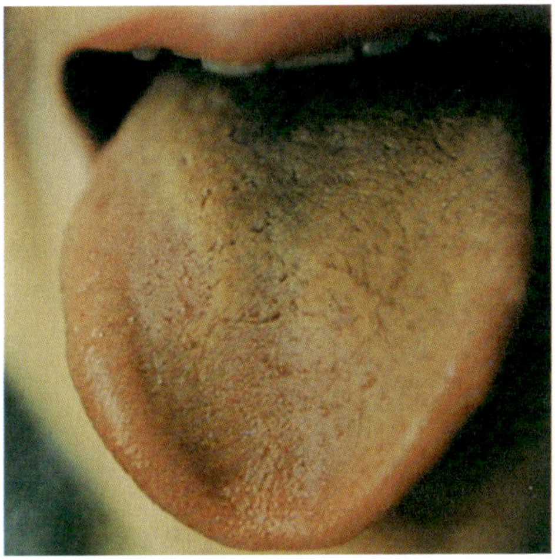

Tafel 1

Tafel 1 — Normaler Zungenkörper bis auf eine leichte Schwellung der Zungenränder; dicker, dunkelgelber Belag.

Tafel 2 — Lang, etwas geschwollen und rot (vor allem an den Rändern); stärkere Schwellung der rechten Seite; dünner, gelber und nasser Belag im *Lungen*-Areal (hinter der Zungenspitze).

Tafel 3 — Kurz, trocken, dunkelrot; zahlreiche erhabene rote Flecken; vollkommen geschält.

Tafel 4 — Rot mit roten Punkten auf der linken Seite; dicker, gelber, fettiger und klebriger Belag.

Tafel 5 — Rot und geschwollen; schimmeliger, teilweise geschälter Belag ohne Wurzel.

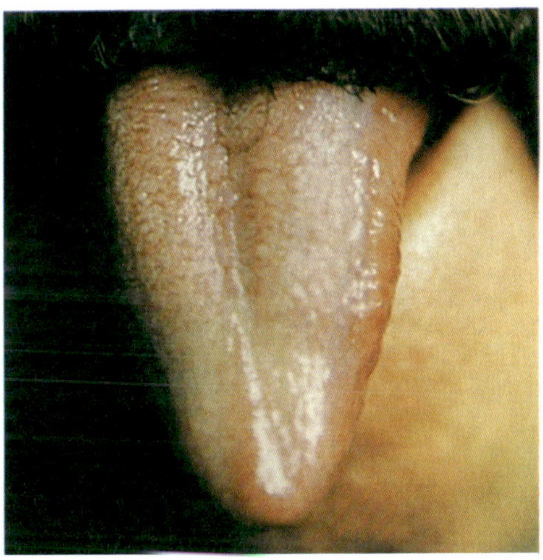

Tafel 2

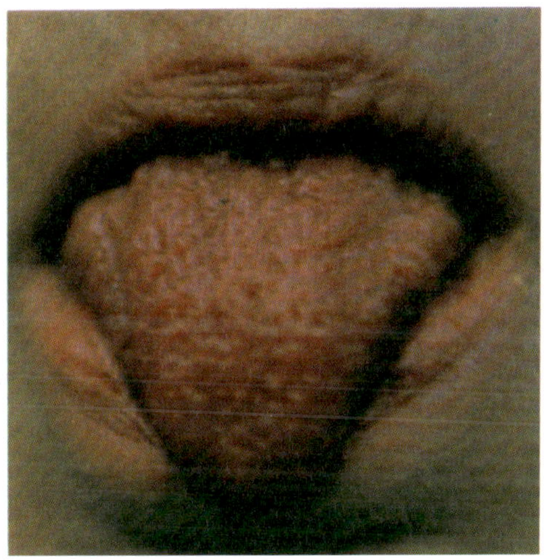

Tafel 3

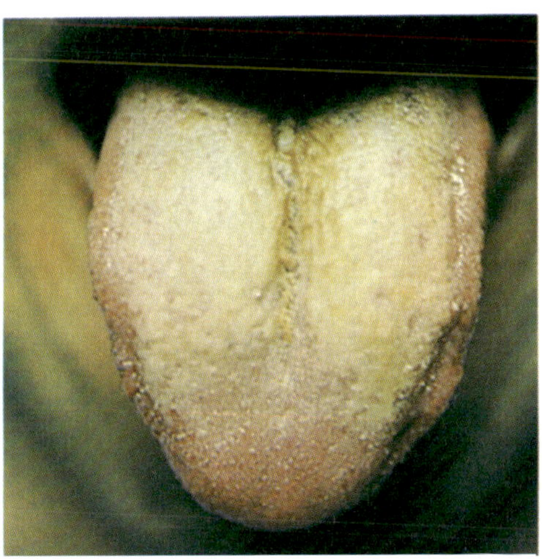

Tafel 4

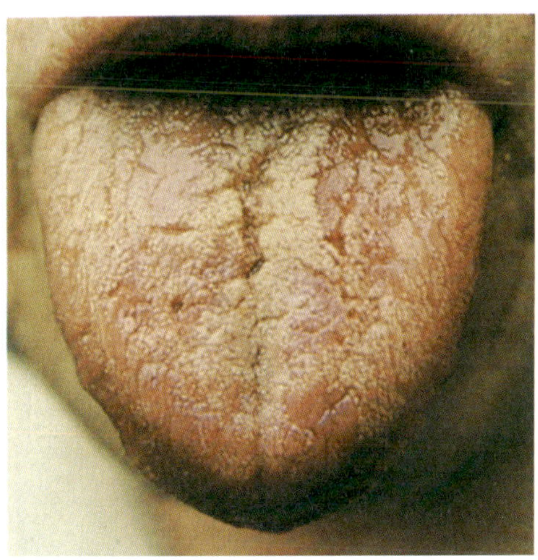

Tafel 5

Tafel 6 — Blaß und geschwollen mit einigen Rissen; dünner, weißer und trockener Belag.

Tafel 7 — Dünn, dunkelrot, etwas schlaff, an den Rändern etwas stärker gerötet und leicht geschwollen; mittelständiger Riß bis zur Zungenspitze; leichte Schwellung des Thorax-Areals; dünner weißer Belag.

Tafel 8 — Geschwollene Ränder und ein mittelständiger, bis zur Spitze reichender Riß; Schwellung beidseits des Risses, Körner in dem Riß; gelber und schmutziger Belag.

Tafel 9 — Blasse, geschwollene Zunge mit nassem Belag.

Tafel 10 — Normal bis auf die roten Punkte und den dünnen weißen Belag auf der rechten Seite.

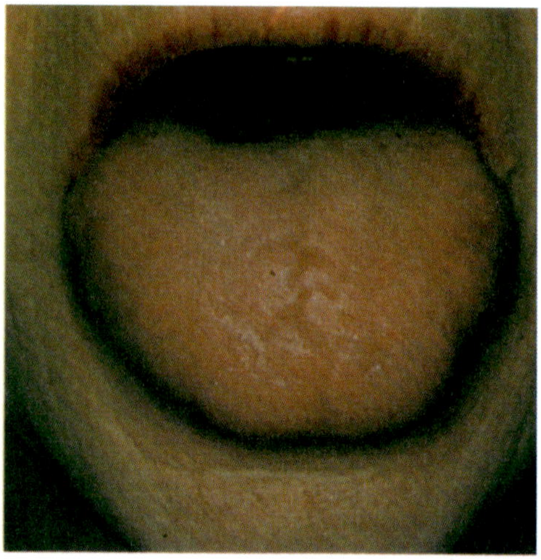

Tafel 6

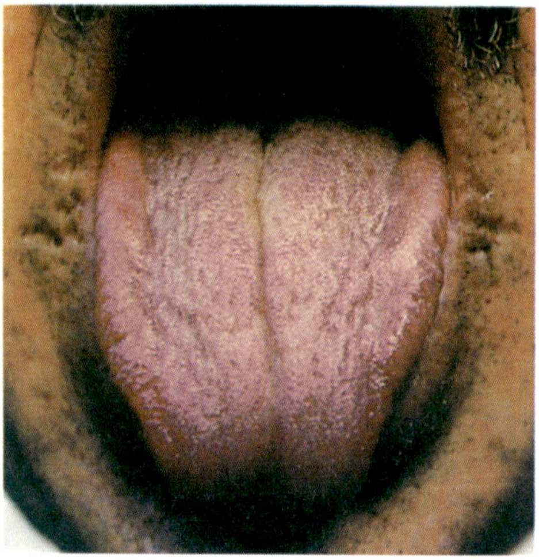

Tafel 7

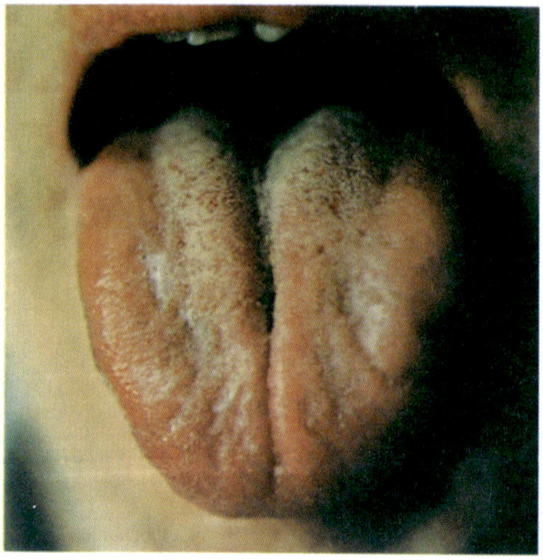

Tafel 8

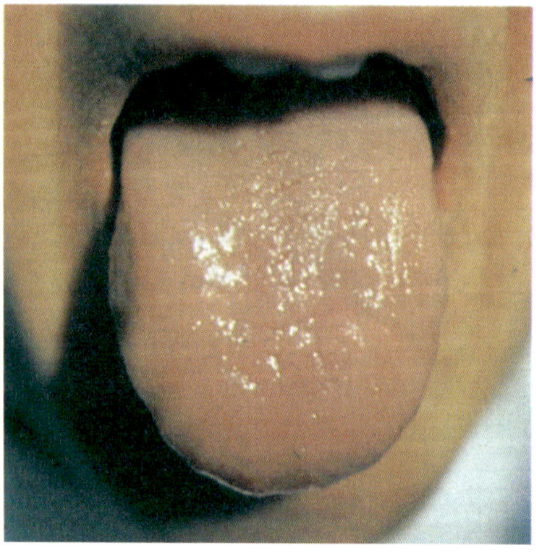

Tafel 9

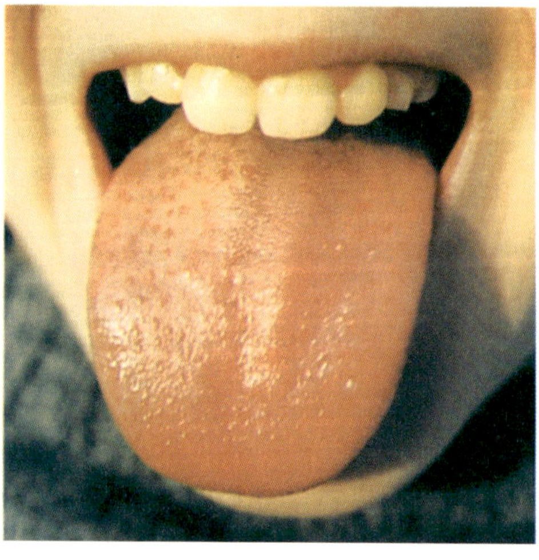

Tafel 10

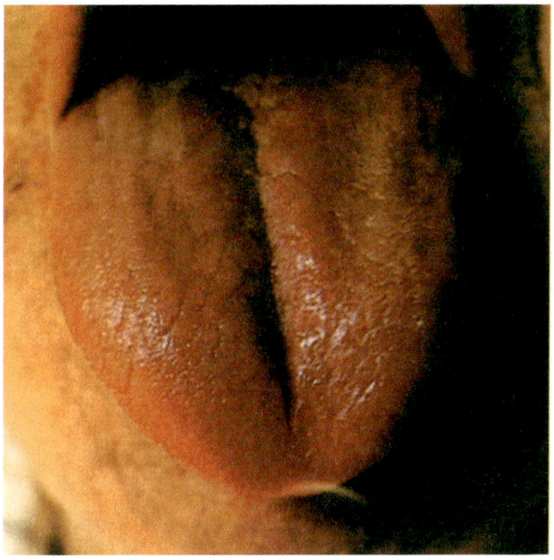

Tafel 11

Tafel 11 – Rote, etwas steife und abweichende Zunge; leichte Schwellung der rechten Seite; vorn glänzend; tiefer, mittelständiger Riß bis zur Zungenspitze; dünner, etwas trockener und schmutziger Belag, in der Mitte fehlend.

Tafel 12 – Rot, geschwollen (vor allem hinter der Spitze und an den Rändern); rote Flecken am Zungengrund; leichte Schwellung der Ränder; Mulde im *Lungen*-Areal; vermehrte Feuchtigkeit an den Rändern und vor allem in der Mulde; fehlender Belag im Zentrum, gelber Belag am Zungengrund.

Tafel 13 – Dunkelrot mit roten Flecken zwischen Spitze und Zentrum; Ränder orange (vor allem der rechte Rand); viele „eisschollenartige" Risse; kein Belag.

Tafel 14 – Bläulich-purpurn mit blassen, konkaven Flecken; Zahneindrücke; trockener, schmutziger Belag.

Tafel 15 – Blaß (bis auf die rote Spitze) und geschwollen; blaßrote konkave Flecken um das Zungenzentrum herum; vorn erhabene rote Punkte; Belag in der Mitte gelb, ansonsten weiß.

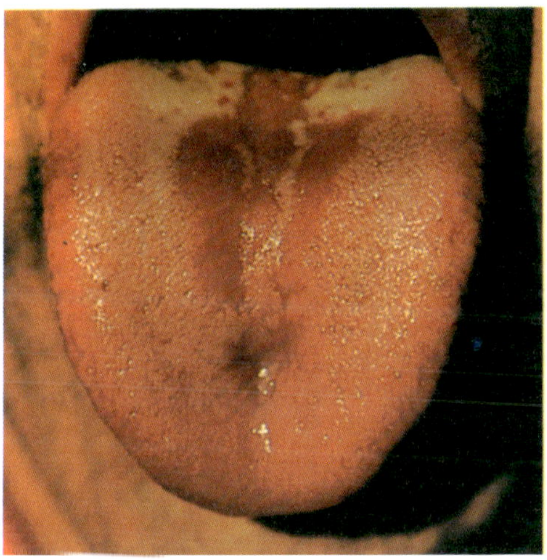

Tafel 12

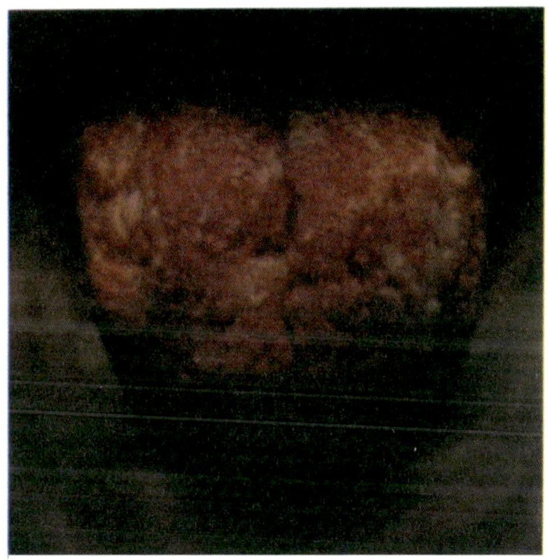

Tafel 13

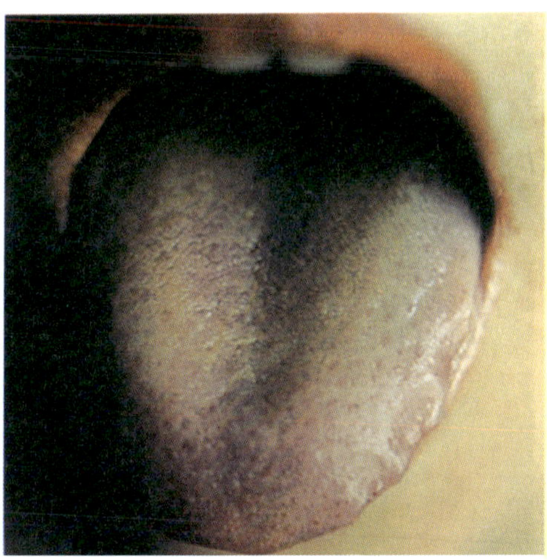

Tafel 14

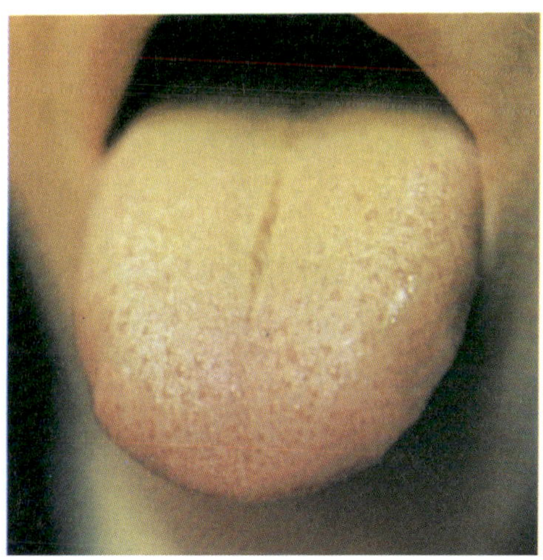

Tafel 15

Tafel 16 — Blaß und leicht geschwollen; blaßrote Punkte auf der linken Seite; nasse Ränder; dünner, gelber und schmutziger Belag.

Tafel 17 — Leicht geschwollene Ränder; dünner und gelber Belag ohne Wurzel, teilweise geschält.

Tafel 18 — Rot mit stärker geröteter Spitze; geschwollen; nach oben gerollt; klebriger, gelber und trockener Belag.

Tafel 19 — Dunkelrot bis purpurrot; vorn stärker gerötet und geschwollen; Punkte an den Rändern; geschält bis auf einen dünnen, weißen Belag an den Rändern.

Tafel 20 — Im Zentrum leicht gerötet; in der Mitte geschälter, wurzelloser Belag; geschwollen; dünner gelber Belag zwischen Spitze und Zentrum.

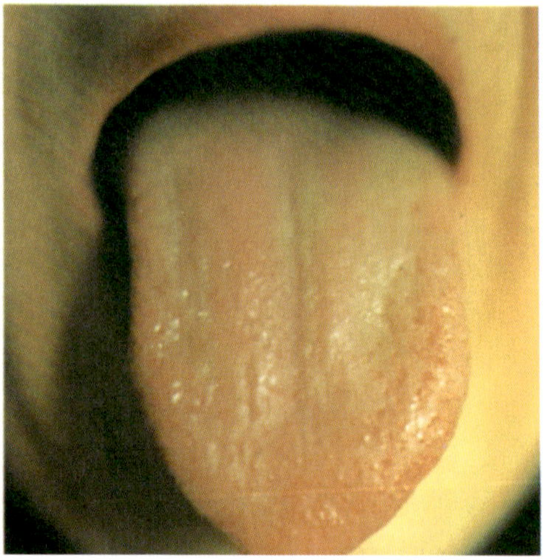

Tafel 16

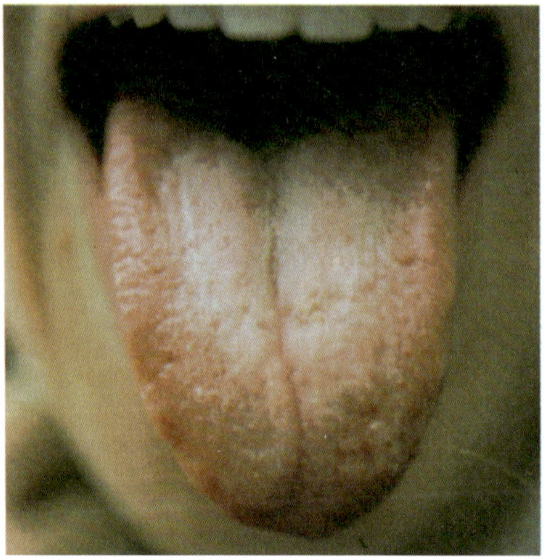

Tafel 17

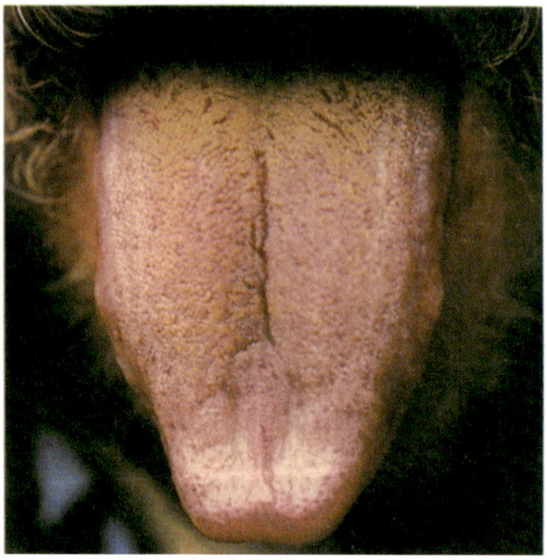

Tafel 18

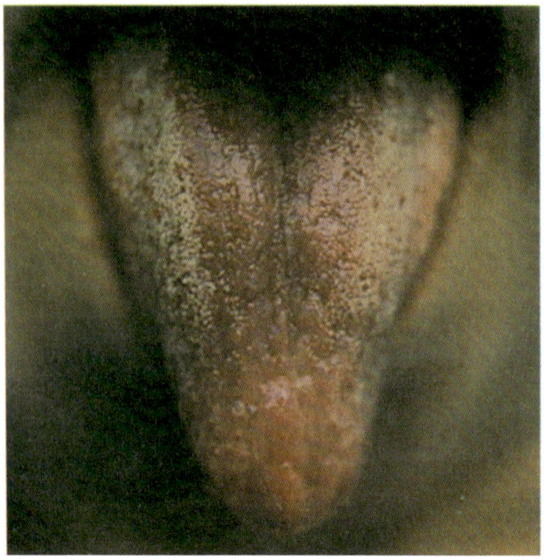

Tafel 19

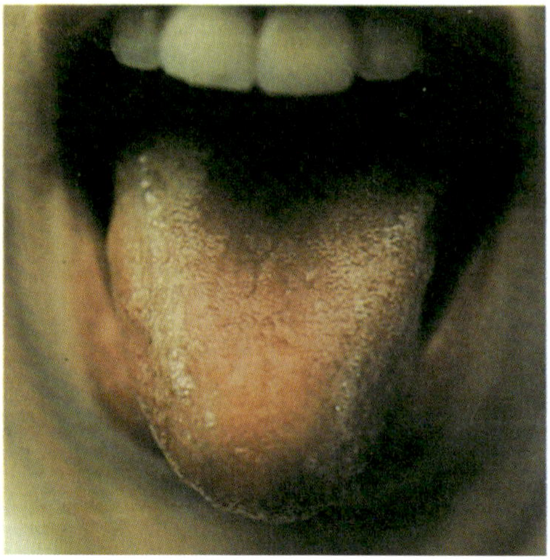

Tafel 20

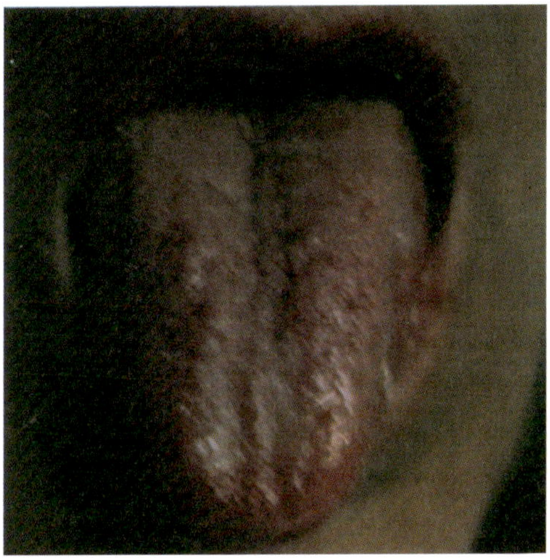

Tafel 21

Tafel 21 — Purpurrot; die Zunge bewegt sich; leicht geschwollene Ränder; vorn geschwollen; dünner, weißer Belag.

Tafel 22 — Bläulich-purpurn; dicker, gelber Belag.

Tafel 23 — Tiefrot; stärker gerötete Ränder; vorn und an den Rändern geschwollen; weißer, pulvriger und trockener Belag ohne Wurzel.

Tafel 24 — Tiefrot; tiefer mittelständiger Riß bis zur Spitze mit zahlreichen weiteren Rissen, die davon ausstrahlen; Schwellung entlang des mittelständigen Risses; geschält.

Tafel 25 — Normale Farbe; breiter, mittelständiger Riß, der nicht bis zur Spitze reicht; feine Risse an den Rändern; kein Belag.

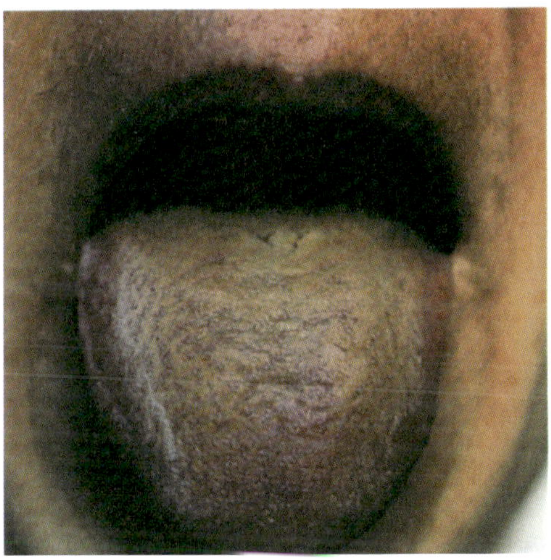

Tafel 22

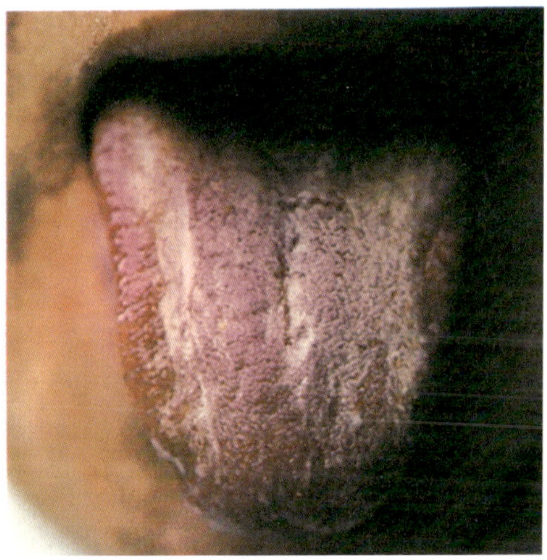

Tafel 23

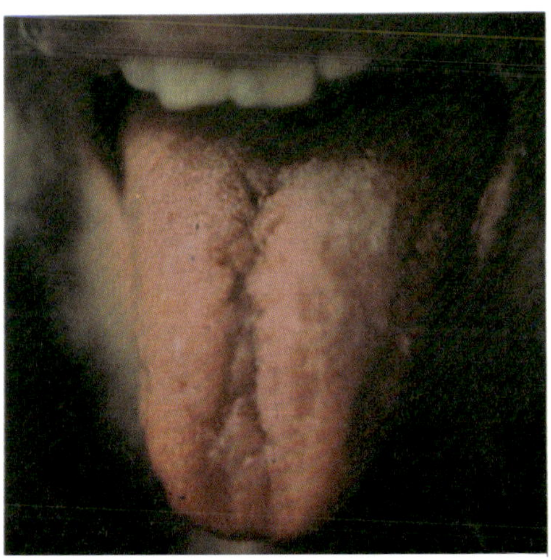

Tafel 24

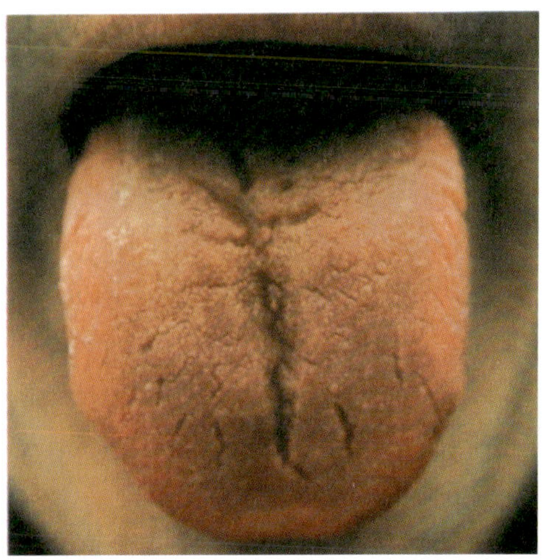

Tafel 25

Tafel 26 — Rot (vor allem an der Spitze); mittelständiger, bis zur Spitze reichender Riß; weitere kleine Risse; geschält; die Spitze erscheint besonders trocken, während der Zungengrund naß ist.

Tafel 27 — Purpurrot; leicht geschwollen; mittelständiger, bis zur Spitze reichender Riß; etwas steif; gelbe Körner innerhalb des Risses; trockener, dünner Belag ohne Wurzel, am Zungengrund gelb.

Tafel 28 — Rot; dicker, gelber, schwarzer und trockener Belag; verstreuter, weißer und schimmeliger Belag auf der linken Seite.

Tafel 29 — Normal gefärbt; mittelständiger Riß; Risse an den Rändern und über die ganze Zunge verteilt; kein Belag.

Tafel 30 — Bläulich-purpurn; leicht geschwollen; mittelständiger Riß; dünner, weißer Belag.

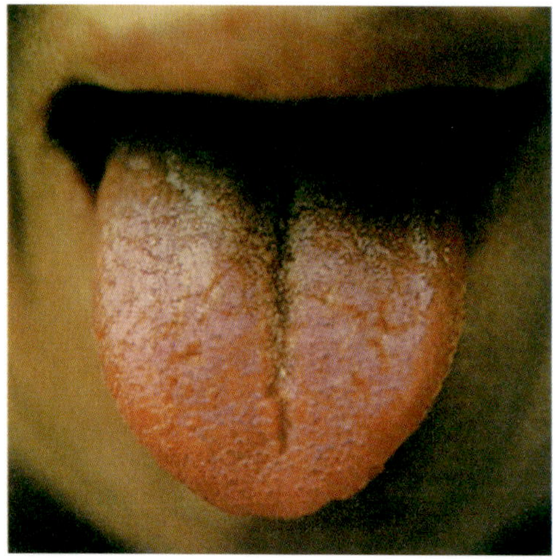

Tafel 26

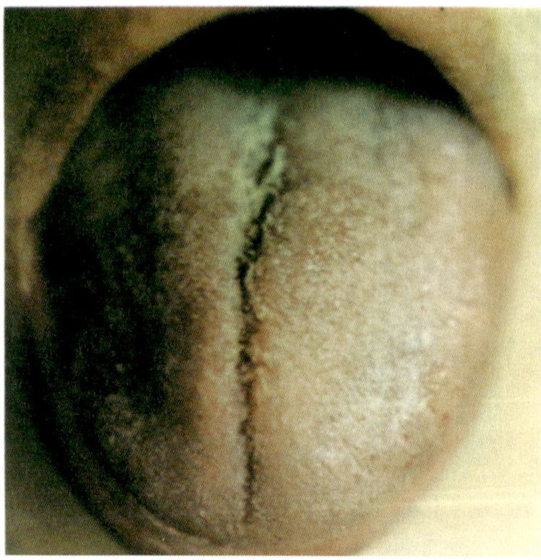

Tafel 27

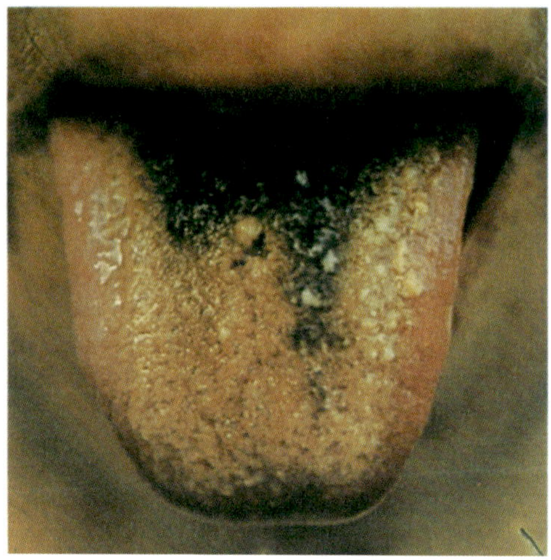

Tafel 28

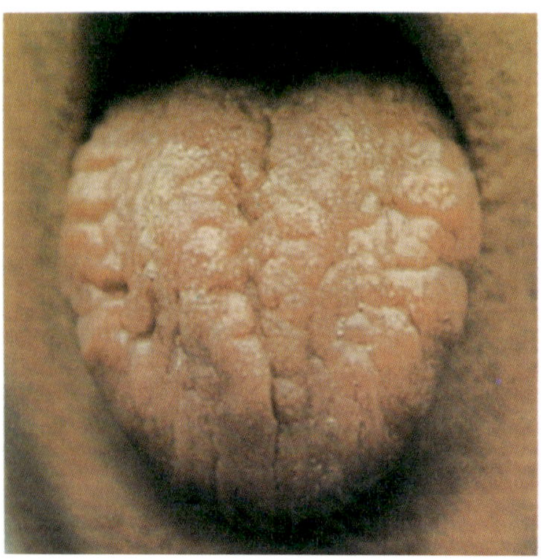

Tafel 29

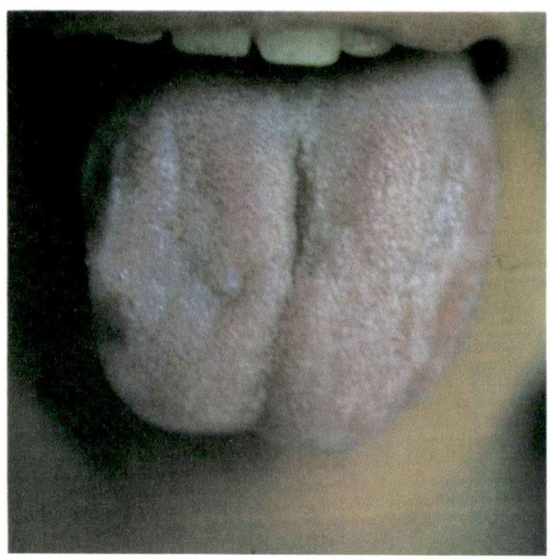

Tafel 30

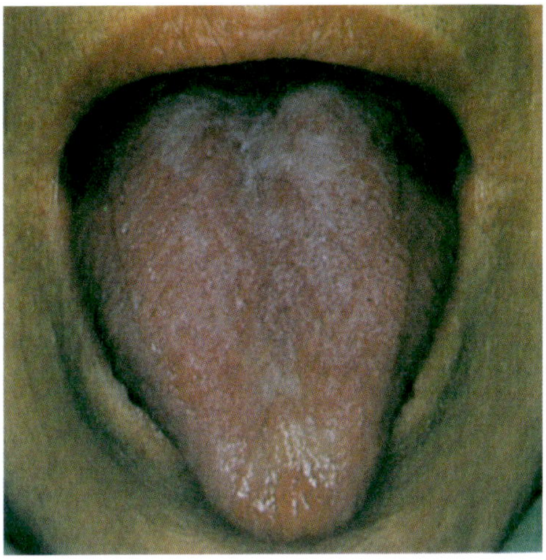

Tafel 31

Tafel 31 — Purpurrot; rote Spitze; leicht geschwollen (vor allem an der Spitze); steif; dünner, weißer Belag ohne Wurzel; am Zungengrund teilweise geschält.

Tafel 32 — Normal bis auf eine oberflächliche Schwellung der rechten Zungenhälfte.

Tafel 33 — Leichte Rötung der rechten Seite und der Zungenspitze; leichte Schwellung der linken Seite; gelber und schlüpfriger Belag auf der linken Seite.

Tafel 34 — Stark geschwollen (vor allem an den Rändern); zahlreiche tiefe Risse an den Rändern; trockener, pulvriger Belag ohne Wurzel.

Tafel 35 — Derselbe Patient wie Tafel 34, jedoch zwei Jahre später (man beachte das Fehlen der Risse!).

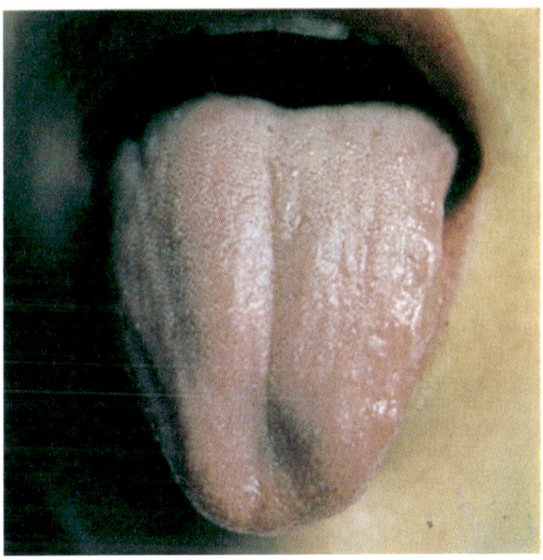

Tafel 32

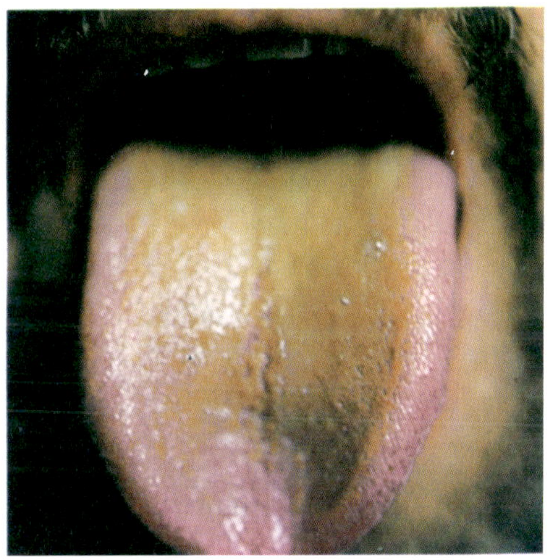

Tafel 33

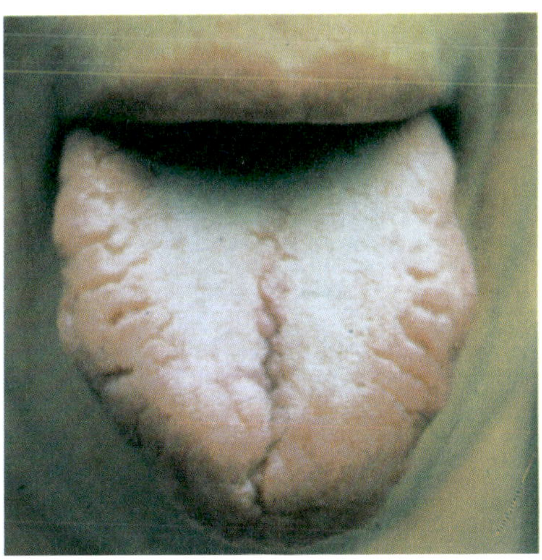

Tafel 34

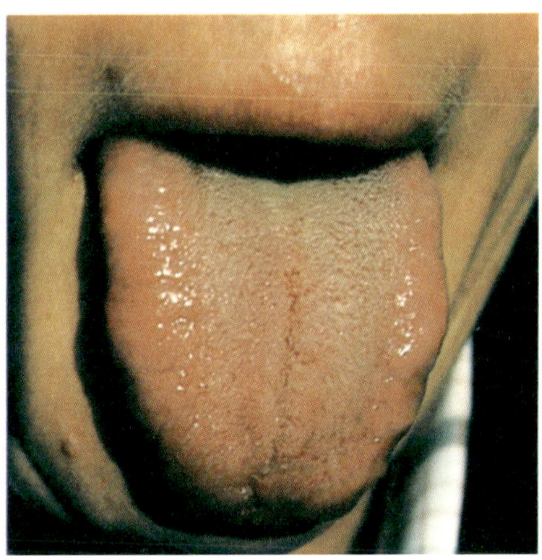

Tafel 35

Tafel 36 — (1) Normale Farbe; rote Punkte an der Spitze und den Rändern; gelber, klebriger Belag.

Tafel 37 — (2) Wie Tafel 36, der Belag ist jedoch schlüpfriger.

Tafel 38 — (3) Normale Farbe; blaßrote Punkte (nicht so erhaben); dünner, weißer Belag.

Tafel 39 — Rot, etwas purpurn an den Rändern; purpurne und gespannte Vene auf der rechten Seite.

Tafel 40 — Normale Zungenunterseite.

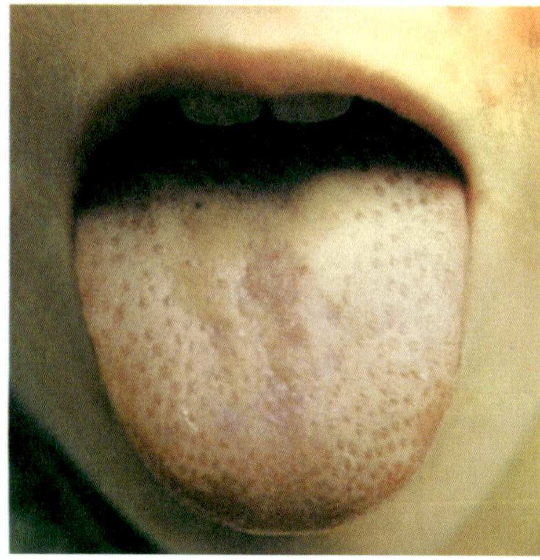

Tafel 36

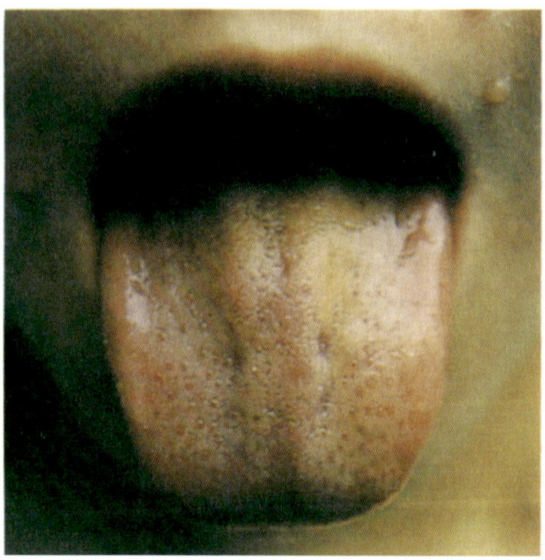

Tafel 37

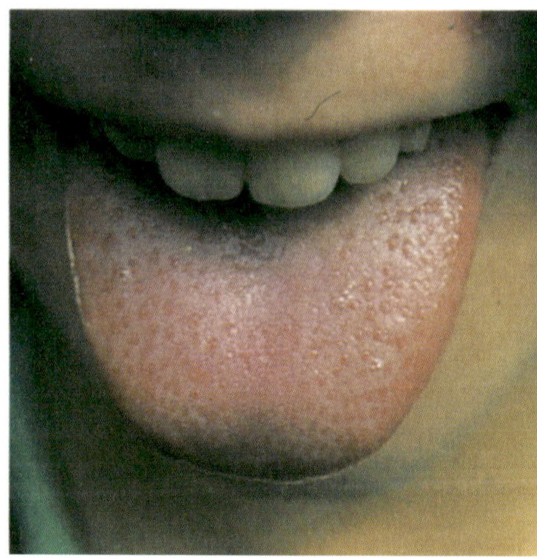

Tafel 38

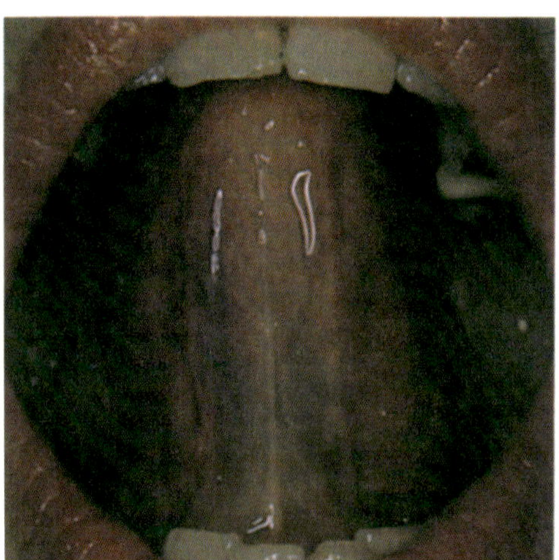

Tafel 39

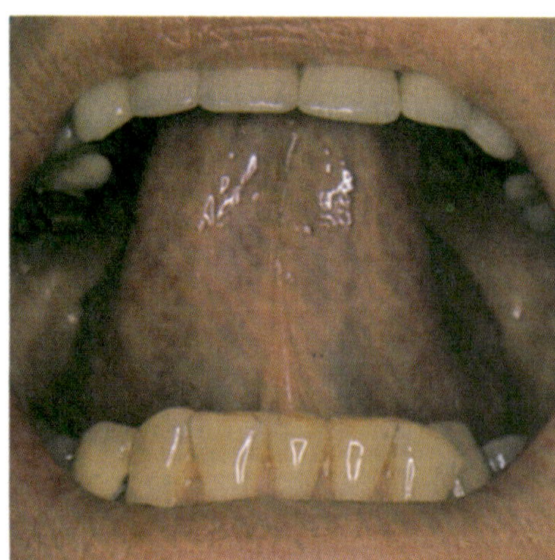

Tafel 40

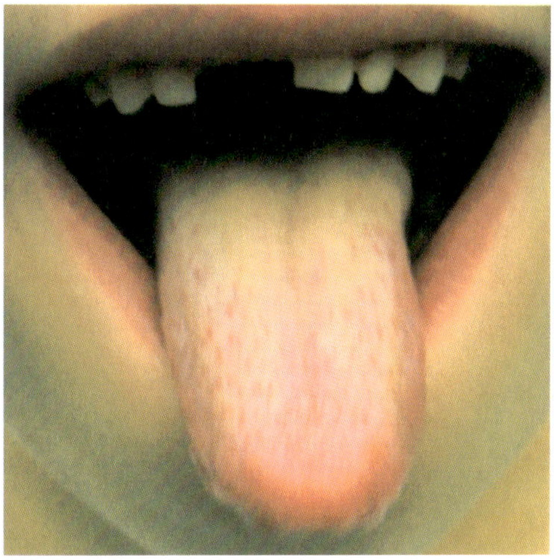

Tafel 41

Tafel 41 — Rot, vor allem im vorderen, geschwollenen Anteil; rote Punkte um das Zentrum herum; Belag dick, gelb, mit Wurzel.

Tafel 42 — Derselbe Patient, vier Tage später (man beachte das Fehlen des Belages im vorderen Abschnitt).

Tafel 43 — Blaß, jedoch am Zungengrund gerötet; geschwollen; dünner, weißer Belag, fehlend am Zungengrund, der geschält ist.

Tafel 44 — Normal gefärbt mit roten Punkten im vorderen Abschnitt; Zahneindrücke; stellenweise geschält („Landkartenzunge").

Tafel 45 — Blaß; geschwollen, Zahneindrücke; mittelständiger Riß; klebriger und weißer Belag auf der gesamten Zunge, im Zentrum zum Zungengrund hin etwas gelblich.

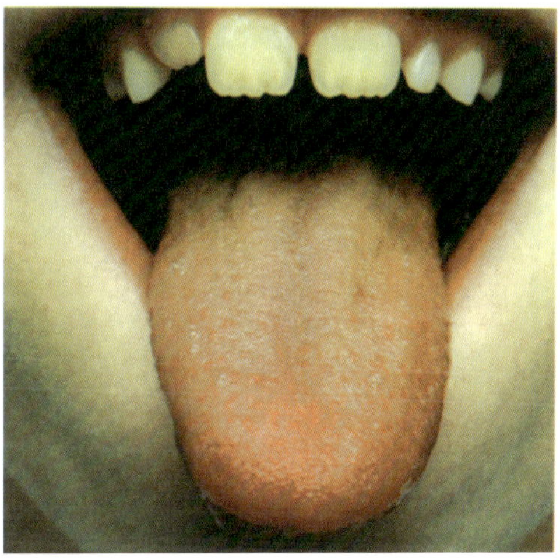

Tafel 42

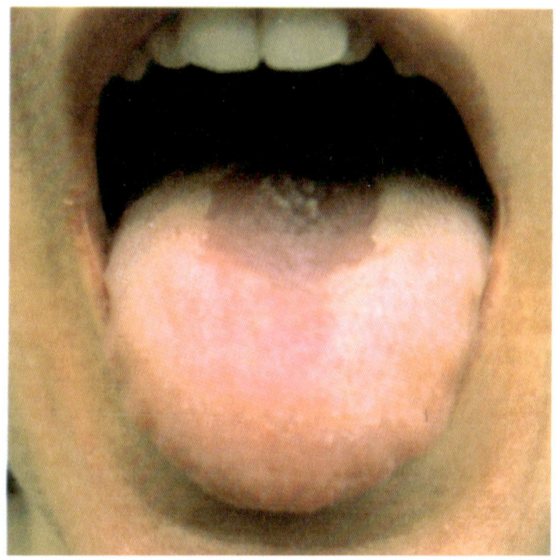

Tafel 43

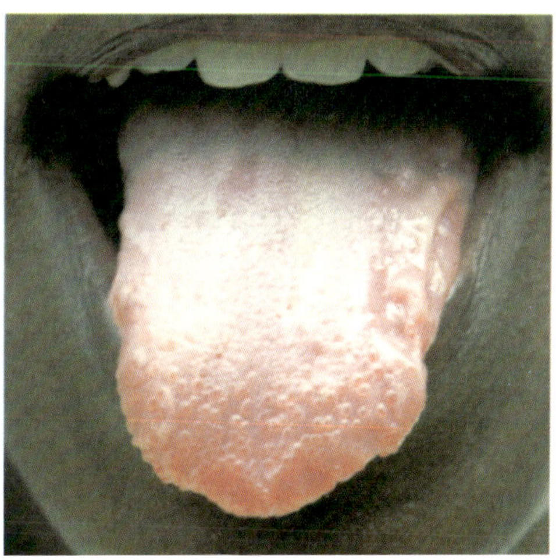

Tafel 44

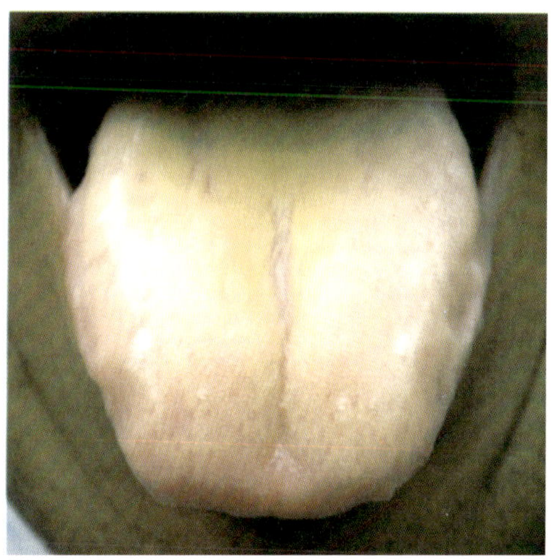

Tafel 45

Tafel 46 — Blaß; geschwollen, vor allem im vorderen Bereich; Zahneindrücke; klebriger, weißer Belag.

Tafel 47 — Rot; rote Spitze mit roten Punkten; steif; dikker, gelber, sehr trockener Belag.

Tafel 48 — Rot; leicht geschwollene Ränder; verstreute Risse; geschält.

Tafel 49 — Purpurrot; rote Punkte im vorderen Anteil; zentraler Riß; Zahneindrücke; klebriger, weißer Belag (innerhalb des Risses gelb); stellenweise geschält; vor allem vorne.

Tafel 50 — Etwas blaß, vor allem an den Rändern; leicht geschwollen, vor allem vorn; etwas klebriger Belag.

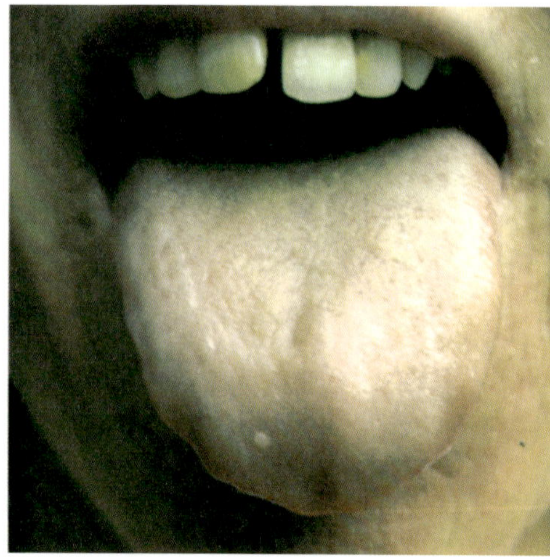

Tafel46

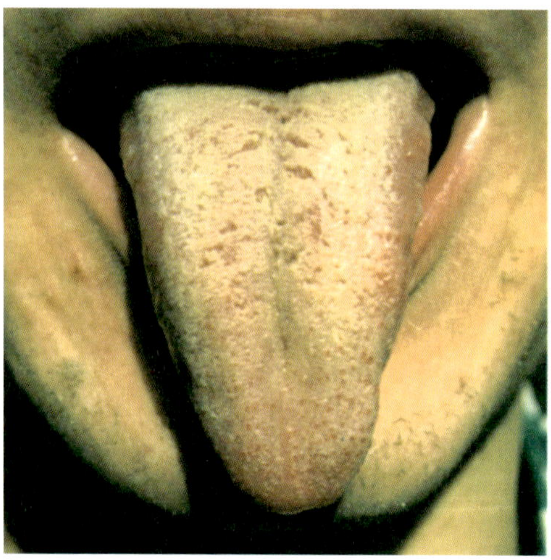

Tafel 47

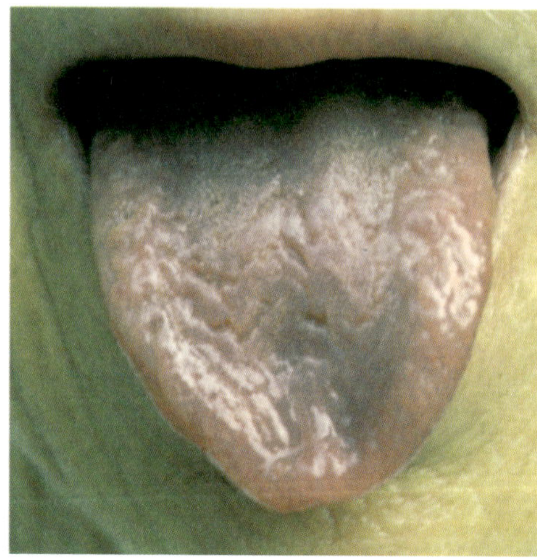

Tafel 48

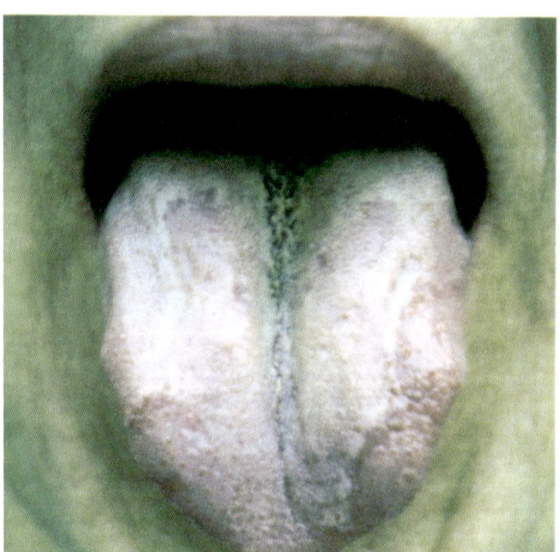

Tafel 49

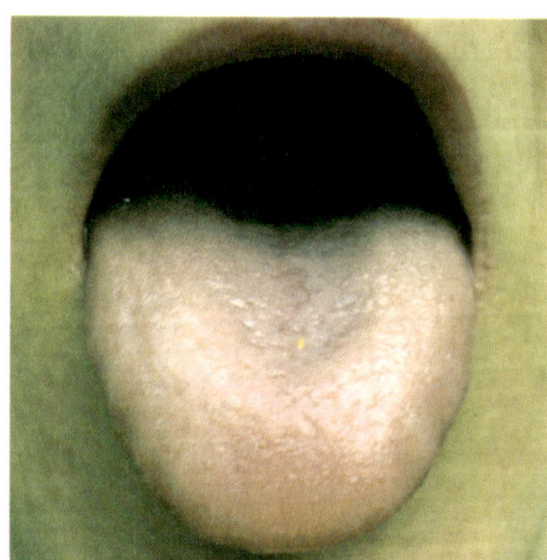

Tafel 50

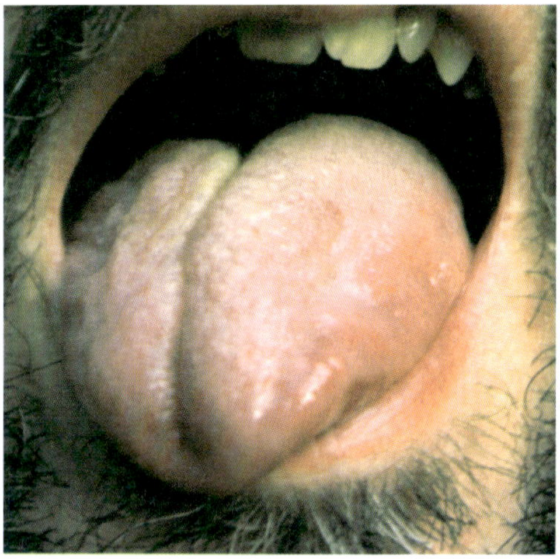

Tafel 51

Tafel 51 — Normal gefärbt; zur Seite abweichend, geschwollen; tiefer *Herz*-Riß; klebriger, weißer Belag (innerhalb des Risses gelb).

Tafel 52 — (1) Normal gefärbt; tiefe, verstreute Risse; geschwollen; einige Querrisse an den Rändern; kein Belag.

Tafel 53 — (2) Rot, vor allem vorn; geschwollen; tiefe Risse; dicker, klebriger gelber Belag.

Tafel 54 — (3) Normal, leicht gerötet; weiße Bläschen im vorderen Bereich; geschwollen; tiefe Risse; nur vereinzelte Inseln eines wurzellosen Belags.

Tafel 55 — Dünn; rot, gelbliche Venen an der Unterseite mit purpurnen Venolen; kein Belag.

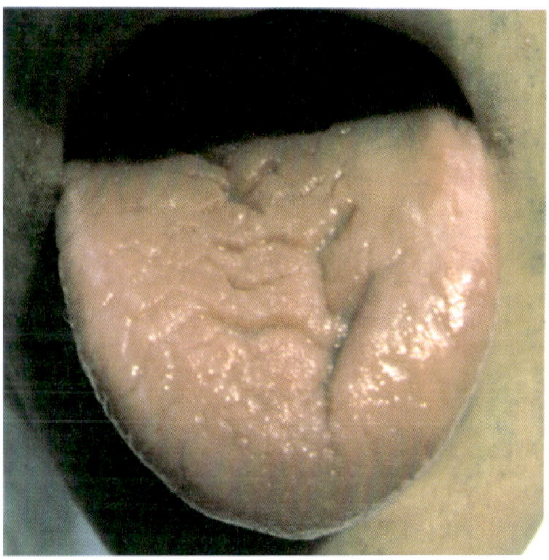

Tafel 52

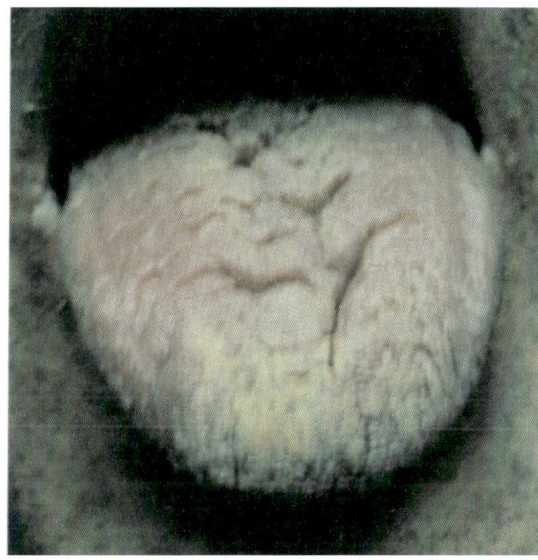

Tafel 53

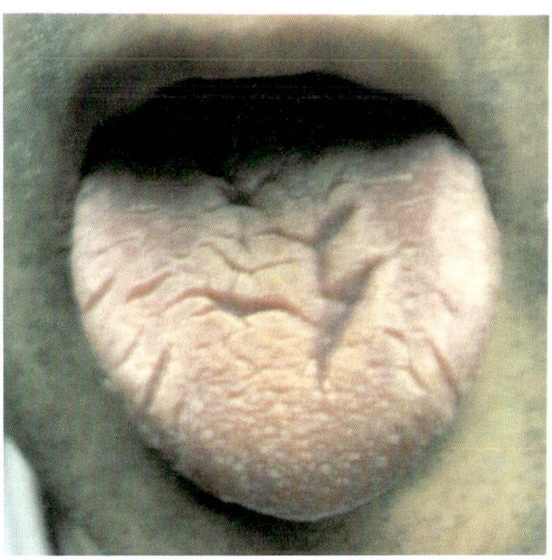

Tafel 54

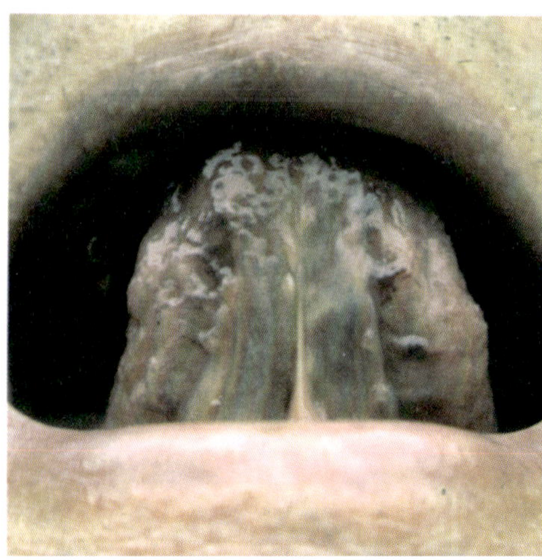

Tafel 55

Tafel 56 — Blaß; naß; leicht geschwollen; kein Belag.

Tafel 57 — Normal mit gerötetem Zungengrund; etwas trocken; leicht geschwollen, vor allem vorn; Querrisse an den Rändern; stellenweise geschält („Landkartenzunge").

Tafel 58 — Derselbe Patient drei Monate später: der Zungengrund ist weniger gerötet, der Zungenkörper nicht mehr so trocken, die Risse sind weniger tief; am Zungengrund taucht ein neuer Belag auf.

Tafel 59 — Purpurrot; trocken; lange, tiefe Risse; Belag nur stellenweise vorhanden, dick, gelb und ohne Wurzel.

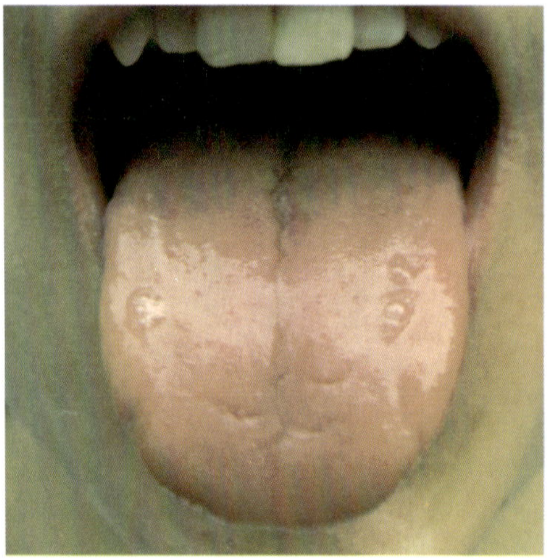

Tafel 56

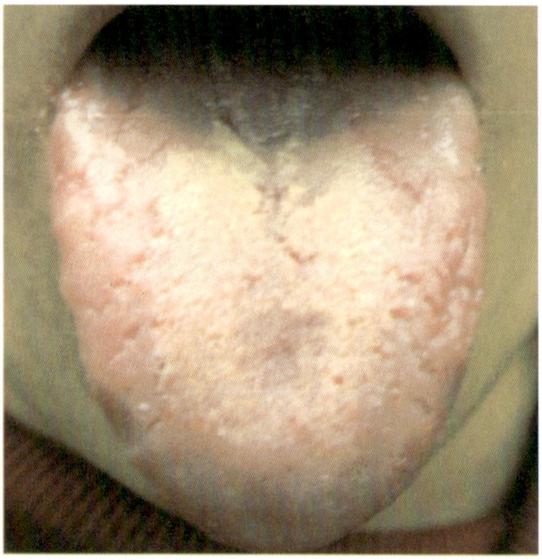

Tafel 57

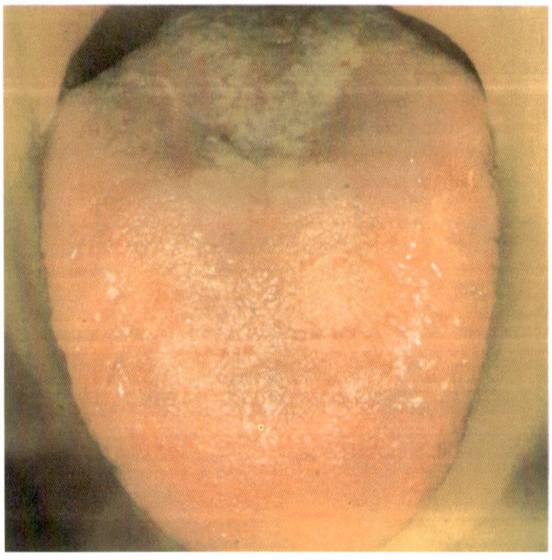

Tafel 58

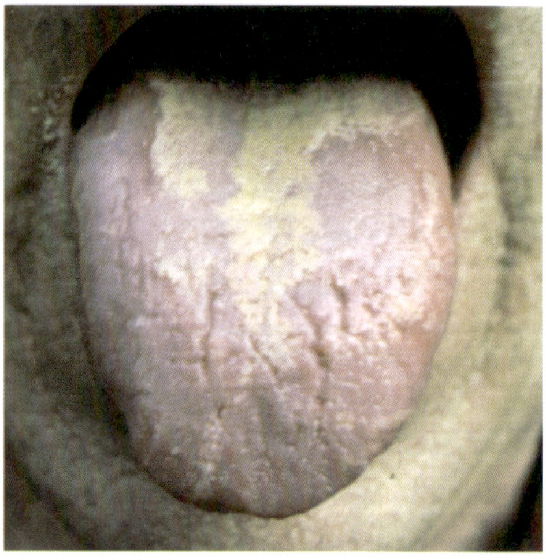

Tafel 59

Patientin sehr dünn ist und eine trockene Haut hat. Eine solche Zunge weist in der Regel auf eine schlechte Prognose hin, langfristig ist dieser Zustand nicht mehr zu therapieren.

Tafel 4: 25jähriger Mann

Erscheinungsbild der Zunge

Farbe des Zungenkörpers: rot mit roten Punkten auf der linken Seite

Form des Zungenkörpers: normal

Belag: dick, gelb, fettig und klebrig

Anamnese

Der Patient litt an Schmerzen im Hypochondrium, Verstopfung, Schwindel, bitterem Mundgeschmack und Reizbarkeit. Sein Puls war voll und gespannt.

Diagnose

Alle Symptome weisen auf *Leber*-Feuer hin. Dies wird durch das Erscheinungsbild der Zunge bestätigt: Der Zungenkörper ist rot und weist rote Punkte auf der linken Seite auf, die mit der *Leber* korrespondiert. Da ein Belag vorhanden ist, muß es sich um Fülle/Hitze handeln. Der dicke, fettige und klebrige Belag weist darüber hinaus auf Feuchtigkeit oder Schleim hin, die auf die *Gallenblase* übergegriffen haben. Daß auch die *Gallenblase* mitbetroffen ist, läßt sich aus dem dicken Belag ableiten, der Ausdruck einer Störung in einem Yang-Organ ist. Es handelt sich hier um einen Belag mit Wurzel.

Tafel 5: 80jährige Frau

Erscheinungsbild der Zunge

Farbe des Zungenkörpers: rot

Form des Zungenkörpers: geschwollen

Belag: ohne Wurzel, schimmelig, teilweise geschält

Anamnese

Die Patientin litt an Rheuma der Handgelenke und der Knie. Abgesehen davon war sie relativ gesund.

Diagnose

Die Zunge gibt eindeutige Hinweise auf Hitze und Leere des *Magen*-Yin. In diesem Fall ist die Schwellung des Zungenkörpers hitze-bedingt. Der teilweise geschälte Belag ist ein Zeichen der *Magen*-Yin-Leere. Der schimmelige Belag (in diesem Fall nur schwach ausgeprägt) läßt Hitze im *Magen* vermuten (verursacht durch *Magen*-Yin-Leere), die zur Verdampfung der Flüssigkeiten des *Magens* führt, so daß diese zur Zunge aufsteigen. Der schimmelige Belag hat das Aussehen von bröckeligem Bohnenquark, Hüttenkäse oder Haferschleim.
Die Patientin war relativ gesund, obwohl ihre Zunge einen weit fortgeschrittenen pathologischen Zustand des *Magens* vermuten ließ. Dieser offensichtliche Widerspruch läßt sich durch das Alter der Patientin erklären. Im fortgeschrittenen Alter wird das Yin grundsätzlich schwächer (in diesem Fall vor allem das *Magen*-Yin), somit zeigt die Zunge notwendig bestimmte Veränderungen, auch wenn der Patient im Grunde symptomfrei ist.

Tafel 6: 65jährige Frau

Erscheinungsbild der Zunge

Farbe des Zungenkörpers: blaß

Form des Zungenkörpers: geschwollen, einige Risse

Belag: dünn, weiß und trocken

Anamnese

Die Patientin litt seit über dreißig Jahren an chronischem Asthma, wobei vor allem die Einatmung erschwert war. Sie hatte erhebliche Schleimansammlungen in der Brust, die von Zeit zu Zeit abgehustet wurden. Der Schleim war weiß und wäßrig. Ihr Puls war schwach, vor allem in der proximalen Position.

Diagnose

Der blasse und geschwollene Zungenkörper ist Ausdruck einer *Milz*-Yang-Leere mit Feuchtigkeitsansammlung. Auch das *Nieren*-Yang ist geschwächt, was sich im schwachen Puls in der proximalen Position äußert. Weitere Hinweise auf *Nieren*-Yang-Leere sind die Dauer der Erkrankung und ihr Erscheinungsbild. Langanhaltende *Milz*-Leere kann im Laufe der Zeit zur *Nieren*-Leere führen. Beim chronischen Asthma älterer Menschen sind die *Nieren* fast immer mitbetroffen. Dies wird dadurch bestätigt, daß die Einatmung stärker betroffen ist als die Ausatmung: Ursache ist die Unfähigkeit der *Nieren*, das Qi zu ergreifen.

Der Zungenbelag der Patientin ist trocken und weist einige Risse auf, was die langanhaltende Leere des Yang widerspiegelt. Bei lange anhaltender Yang-Leere werden die Flüssigkeiten nicht mehr fortbewegt, so daß sie nicht mehr zur Zunge gelangen; somit wird der Belag trocken und rissig. Eine blasse und trockene Zunge kann auch Ausdruck einer Blut-Leere sein. Woran erkennen wir nun, daß es sich in diesem Fall um eine Yang-Leere handelt? Entscheidend ist hier die Schwellung des Zungenkörpers, der auf die Akkumulation von Feuchtigkeit hinweist, die eine Folge der *Milz*-Yang-Leere ist. Im Falle der Blut-Leere wäre der Zungenkörper eher dünn oder normal.

Tafel 7: 67jähriger Mann

Erscheinungsbild der Zunge

Farbe des Zungenkörpers: dunkelrot, stärker gerötete Ränder

Form des Zungenkörpers: dünn, leicht geschwollene Ränder, mittelständiger Riß bis zur Zungenspitze, leichte Schwellung im thorakalen Areal (zwischen Spitze und Zentrum), etwas schlaff

Belag: dünn und weiß

Anamnese

Der Patient litt an chronischer Lumbago und Tinnitus. Der Puls war voll, schnell und gespannt.

Diagnose

Der dunkelrote Zungenkörper legt den Verdacht auf Hitze nahe. Die Ränder sind noch stärker gerötet und leicht geschwollen: Somit handelt es sich um Hitze in der *Leber*. Dies wird durch den schnellen und gespannten Puls bestätigt. Der mittelständige Riß, der sich bis zur Zungenspitze hinzieht, zeigt, daß das *Leber*-Feuer bereits auf das *Herz* übergegriffen und somit auch *Herz*-Feuer angefacht hat. Der Zungenkörper ist dünn, da die Hitze bereits die Flüssigkeiten des Körpers geschädigt und ausgetrocknet hat, wobei es bisher noch nicht zur Yin-Leere gekommen ist. Die leichte Schwellung zwischen Spitze und Zentrum ist Ausdruck einer Qi-Stagnation in der Brust (wahrscheinlich durch emotionale Probleme bedingt, die ja auch Ursache des *Herz*-Feuers sein können). Die Schwellung in diesem Bereich führt zur Seitenabweichung des Risses, wir schließen daraus, daß die Qi-Stagnation das *Herz* einengt.

Tafel 8: 62jähriger Mann

Erscheinungsbild der Zunge

Farbe des Zungenkörpers: normal

Form des Zungenkörpers: geschwollene Zungenränder, mittelständiger Riß bis zur Spitze, Schwellung beidseits des Risses

Belag: klebrig und schmutzig mit Dornen in dem mittelständigen Riß

Anamnese

Der Patient litt an epigastrischen Schmerzen, Verdauungsstörungen und rheumatischen Schmerzen in den Handgelenken und den Knien. Der Puls war tief und schwach, mit Ausnahme des *Herz*-Pulses, der überflutend, aber leer war.

Diagnose

Bei diesem Patienten stehen die Form des Zungenkörpers und der Belag im Vordergrund gegenüber der Farbe des Zungenkörpers, die keine pathologischen Veränderungen zeigt. Die seitlichen Schwellungen weisen auf eine schon länger bestehende *Milz*-Qi-Leere hin, die *Milz* ist nicht mehr in der Lage, die Flüssigkeiten umzuwandeln und weiterzuleiten. Der zentrale Riß bis zur Zungenspitze ist Ausdruck einer konstitutionellen Schwäche des *Herzens*, die Schwellung beidseits des Risses legt den Verdacht nahe, daß das *Herz*-Qi zusätzlich durch ein emotionales Trauma geschädigt wurde. Die Schwellung auf beiden Seiten des zentralen Risses spiegelt eine Erweiterung des Herzens wider. Dies wird durch den überflutenden und leeren *Herz*-Puls bekräftigt, der Anzeichen eines geschwächten *Herz*-Qi ist (daher der leere Puls) und der aussagt, daß der Patient sich zu sehr beansprucht und daß er einigen emotionalen Problemen ausgesetzt ist (daher der überflutende Puls).
Der schmutzige Belag und die Dornen in dem zentralen Riß sind durch eine langanhaltende Nahrungsretention im *Magen* bedingt, die sich nun in *Magen*-Schleim und Feuer umgewandelt hat. Der Schleim spiegelt sich in der Klebrigkeit des Belages wider.
Zusammenfassend sehen wir eine schon länger bestehende *Magen*- und *Milz*-Leere, die zur Ansammlung von Feuchtigkeit und zur Bildung von Schleim und Feuer im *Magen* geführt hat. Möglicherweise führen Schleim und Feuer zu mentalen Störungen, wenn der Geist „getrübt" wird. Dies wird an den Dornen innerhalb des zentralen Risses, der mit dem *Herz* in Zusammenhang steht, sichtbar.

Tafel 9: 51jährige Patientin

Erscheinungsbild der Zunge

Farbe des Zungenkörpers: blaß

Form des Zungenkörpers: geschwollen

Belag: naß

Anamnese

Die Patientin litt an ständigem Schütteln des Kopfes, das zwei Jahre zuvor begonnen hatte. Zusätzlich litt sie an Herzjagen, Schlaflosigkeit und häufigem, vor allem nächtlichem Wasserlassen. Ihr Puls war tief und schwach. Nach westlicher Medizin wurde ihr Zustand als *Parkinson*sche Erkrankung diagnostiziert.

Diagnose

Der blasse Zungenkörper weist uns auf eine Yang-Leere hin, was durch die Schwellung des Körpers und die Nässe des Belags bestätigt wird. In diesem Fall hat die Leere des Yang-Qi zur Akkumulation von Feuchtigkeit geführt, die in der geschwollenen und nassen Zunge ihren Ausdruck findet. Die Leere des Yang bezieht sich auf *Milz* und *Niere*, wie am Puls und dem Wasserlassen ersichtlich wird. Die *Milz*-Yang-Leere bringt es mit sich, daß die *Milz* nicht mehr ausreichend Blut produzieren kann, was sich in der Blut-Leere widerspiegelt. Sie manifestiert sich in Herzjagen und Schlaflosigkeit. Die Blut-Leere läßt ihrerseits *Leber*-Wind aufkommen, der die Ursache für das Schütteln des Kopfes ist. Wichtig ist die Feststellung, daß es sich um Leere/Wind handelt, da er in der Blut-Leere seine Ursache hat. Beurteilt man den Puls und die Zunge, so liegt hier in erster Linie ein Leere-Muster vor, das die Tonisierung von *Milz* und *Nieren* erfordert.

Tafel 10: 10jähriges Mädchen

Erscheinungsbild der Zunge

Farbe des Zungenkörpers: normal, mit roten Punkten auf der rechten Seite

Form des Zungenkörpers: normal

Belag: dünner weißer Belag auf der rechten Seite

Anamnese

Das Kind litt zum Untersuchungszeitpunkt an einem akuten Infekt der oberen Atemwege mit Halsschmerzen und einseitigen Ohrenschmerzen.

Diagnose

Diese Zunge ist ein klassisches Beispiel eines äußeren Angriffs von Wind-Hitze im Shao-Yang-Stadium. Beim Shao-Yang-Syndrom finden wir typischerweise einen dünnen weißen Belag ausschließlich auf der rechten Seite, wie er auch in diesem Fall zu sehen ist. Zusätzlich finden sich auf der rechten Seite rote Punkte, die darauf hinweisen, daß die Hitze im Begriff ist, nach innen vorzudringen.

Tafel 11: 64jähriger Patient

Erscheinungsbild der Zunge

Farbe des Zungenkörpers: rot, vorne glänzend

Form des Zungenkörpers: etwas steif und abweichend, tiefer zentraler Riß bis zur Spitze, leichte Schwellung der rechten Seite

Belag: dünn, etwas trocken und schmutzig, Mitte ohne Belag

Anamnese

Der Patient litt an chronisch-rheumatoider Arthritis, vor allem in Schulter-, Ellbogen- und Handgelenken. Vier Jahre zuvor war es zu einer Perforation eines Magengeschwürs gekommen. Der Puls war insgesamt gespannt und schnell, etwas weniger jedoch an der rechten Hand, wo in der mittleren Position ein etwas schwacher und oberflächlicher Puls auffiel.

Diagnose

Die rote Zunge ist ein Hinweis auf Hitze, in diesem Fall auf Hitze in der Schicht des Blutes, da die Zunge etwas trocken ist. Die Steifigkeit und die Seitabweichung der Zunge machen das Aufkommen von Leber-Wind deutlich, der möglicherweise durch die Blut-Hitze geweckt wurde. Das Fehlen des Belages im Zentrum ist Ausdruck der Leere des *Magen*-Yin, der tiefe, bis zur Spitze reichende zentrale Riß steht für eine konstitutionelle Schwäche des *Herzens*, die sich im Verlaufe der Jahre durch die Hitze verschlimmert hat. Aus der leichten Schwellung der rechten Seite schließen wir, daß auf dieser Seite die Hitze stärker ist; wir haben hier ein Beispiel für den Fülle-Typ einer Schwellung, Beleg dafür ist der rote Zungenkörper. Die Schmerzen in Schultern, Ellbogen und Handgelenken könnten gemäß der chinesischen Terminologie als schmerzhafte Obstruktion (bi) interpretiert werden, wobei es sich um das Eindringen von äußerer Kälte und Feuchtigkeit in die Meridiane handelt; in diesem Falle sind die Schmerzen jedoch auch durch den inneren Zustand beeinflußt. Blut-Hitze und *Leber*-Wind legen den Schluß nahe, daß das Blut in den Blutgefäßen „aufgewühlt" wurde; hierdurch werden Gefäße und Meridiane sehr empfindlich gegenüber Angriffen durch äußere pathogene Faktoren. Aufgrund der Hitze des Blutes wird sich der äußere pathogene Faktor rasch in Hitze umwandeln, wie es bei diesem Patienten geschehen ist. Das Problem des Magens (Magengeschwür) schlägt sich eindeutig in der Beschaffenheit von Zunge und Puls nieder, hierin wird die *Magen*-Yin-Leere manifest.

Tafel 12: 66jähriger Patient

Erscheinungsbild der Zunge

Farbe des Zungenkörpers: rot, mit roten Flecken am Zungengrund

Form des Zungenkörpers: geschwollen, vor allem kurz hinter der Spitze und an den Rändern, zarte Risse an den Rändern, Mulde im *Lungen*-Areal

Belag: kein Belag im Zentrum, etwas naß an den Rändern, sehr naß in der Mulde im *Lungen*-Areal

Anamnese

Der Patient litt seit zehn Jahren an Asthma und Emphysem mit Kurzatmigkeit und Schmerzen in der Brust. Viele Jahre zuvor waren eine Pleuritis und ein Duodenalulkus aufgetreten. Der Puls war schnell und gleitend, auf der rechten Seite relativ schwach.

Diagnose

Dieser Zunge liegt eine einigermaßen komplizierte Pathologie zugrunde. Deutlich sind hier Fülle- und Leere-Muster miteinander verknüpft. Der rote Zungenkörper weist auf Hitze hin, der schnelle Puls bestätigt diese Annahme. Die Schwellung vornehmlich im *Lungen*-Areal ist Ausdruck einer Feuchtigkeits- und Schleimretention in der *Lunge*. Zusätzlich Belege hierfür sind der gleitende Puls und vor allem die tiefe Mulde im *Lungen*-Areal mit Flüssigkeit darin. Die Schwellung und die zarten Risse an den Rändern spiegeln die schon lange bestehende Qi-Leere der *Milz* wider, die nicht mehr in der Lage ist, die Flüssigkeiten umzuwandeln, so daß diese sich in Form von Feuchtigkeit und Schleim in der *Lunge* ansammeln. Ein Merksatz der chinesischen Medizin lautet folgendermaßen: „Die *Milz* produziert Schleim, die *Lunge* bewahrt ihn auf." Der

geschälte Belag im Zungenzentrum erstreckt sich bis zum Zungengrund, er weist eindeutig auf eine Yin-Leere des *Magens* hin, die auf die *Därme* übergegriffen hat, was an den roten Flecken am Zungengrund deutlich wird. Diese Zeichen sind ebenso Ausdruck der Hitze und der Stagnation im *Darm*, die schon vor langer Zeit die Ursache des Duodenalulkus gewesen waren. Der gelbe Belag an der Zungenwurzel ist ein weiterer Beleg für die Hitze im Unteren Erwärmer (*Darm*).
Zusammenfassend gesehen, zeigt diese Zunge eine Kombination aus Fülle- und Leere-Mustern. Die Leere-Muster sind *Milz*-Qi-Leere und *Magen*-Qi-Leere. Als Fülle-Muster erweisen sich die Retention von Schleim und Feuchtigkeit in der *Lunge* und Hitze und Stagnation im *Darm*.

Tafel 13: 41jährige Frau

Erscheinungsbild der Zunge

Farbe des Zungenkörpers: dunkelrot, rote Flecken zwischen Spitze und Zentrum, leicht orange gefärbte Ränder, vor allem rechtsseitig

Form des Zungenkörpers: viele „eisschollenförmige" Risse

Belag: kein Belag

Anamnese

Die Patientin litt an migräneartigen temporalen Kopfschmerzen, extremer Müdigkeit, Angst und Verdauungsstörungen. Seit zwei Jahren fiel ihr Haar zunehmend aus, sie litt unter Verstopfung. Der Puls war dünn und etwas schnell.

Diagnose

Der dunkelrote Zungenkörper ohne Belag und die vielen Risse geben einen eindeutigen Hinweis auf eine Yin-Leere, in diesem Falle von *Magen* und *Nieren*. Die leichte Orangefärbung der Ränder läßt eine schwere, schon länger bestehende Blut-Leere vermuten, die sich zur Yin-Leere weiterentwickelt hat. Die roten Flecken zwischen Zungenspitze und Zentrum sind Ausdruck einer Blut-Stagnation in der Brust. Die Leere des *Nieren*-Yin hat aufsteigendes *Leber*-Yang hervorgerufen, was an den migräneartigen temporalen Kopfschmerzen deutlich wird. Die extreme Müdigkeit, der Haarausfall und die Angst sind alles Manifestationen der *Nieren*-Yin-Leere. Es handelt sich hier um ein ernstes Krankheitsbild (roter Zungenkörper ohne Belag, Risse), zumal die Patientin noch jung ist.

Tafel 14: 52jährige Frau

Erscheinungsbild der Zunge

Farbe des Zungenkörpers: bläulich-purpurn, mit blaß-roten und konkaven Flecken

Form des Zungenkörpers: Zahneindrücke

Belag: trocken, schmutzig

Anamnese

Die Patientin litt an chronischen frontalen Kopfschmerzen, Verspannungen und Steifigkeit der Nackenmuskulatur und an Hochdruck. Der Puls war dünn, langsam und schwach.

Diagnose

Die bläulich-purpurne Färbung des Zungenkörpers ist Ausdruck einer Kälte-Stagnation im Innern aufgrund einer schon lange bestehenden Yang-Leere. Diese Zunge muß ursprünglich einmal blaß gewesen sein, im Verlauf der sich zunehmend verschlimmernden Yang-Leere kam es zur Stagnation, so daß die Zunge schließlich bläulich-purpurn wurde. In diesem Fall ist die Trockenheit des Belags Folge der Leere des Yang-Qi, das nicht mehr in der Lage ist, die Flüssigkeiten weiterzubewegen. Die konkaven, blaß-roten Flecken sind ein Zeichen innerer Kälte. Die Zahneindrücke spiegeln die Leere des *Milz*-Qi wider, der schmutzige Belag ist Ausdruck der Nahrungsretention, die ebenfalls durch die *Milz*-Qi-Leere bedingt ist. Zusammenfassend gesehen, leidet die Patientin an einer schweren und langanhaltenden Leere von *Magen* und *Milz*, die zur Blut-Stagnation und zu innerer Kälte geführt hat.
Die frontalen Kopfschmerzen sind der *Magen*-Leere zuzuordnen. Interessant an diesem Fall ist außerdem, daß der Hochdruck als Folge von Blut-Stagnation aufgrund innerer Kälte auftritt, und nicht etwa als Folge von aufsteigendem *Leber*-Yang wie in den meisten Fällen.

Tafel 15: 28jährige Frau

Erscheinungsbild der Zunge

Farbe des Zungenkörpers: blaß, gerötete Spitze, blaßrote konkave Flecken um das Zentrum herum, erhabene rote Punkte im vorderen Abschnitt

Form des Zungenkörpers: geschwollen

Belag: im Zentrum gelb, ansonsten weiß

Anamnese

Die Patientin klagte über Müdigkeit, Durchfälle, Depressionen und Schweregefühl im Kopf. In der Vergangenheit hatte sie in Indien einen Sonnenstich mit hohem Fieber und Delirium erlitten. Der Puls war schwach.

Diagnose

Der blasse und geschwollene Zungenkörper läßt auf eine *Milz*-Yang-Leere mit Flüssigkeitsretention schließen. Die blaßroten Punkte um das Zentrum herum signalisieren Kälte im *Magen*. Im Widerspruch hierzu steht der dünne gelbe Belag, ein Hitze-Zeichen. Eine einfache Erklärung wäre ein temporärer leichter Hitze-Zustand, der seinerseits durch bestimmte Nahrungsmittel oder durch Rauchen verursacht worden sein könnte. Die erhabenen roten Punkte im vorderen Abschnitt entsprechen dem Areal des Oberen Erwärmers, sie stehen mit dem Sonnenstich, den die Frau früher erlitten hatte, in Zusammenhang. Damals war Hitze in den Oberen Erwärmer, vor allem in das *Perikard*, eingedrungen, was zu dem deliranten Zustand geführt hatte. Die abgelaufene Erkrankung spiegelt sich nach wie vor an der Zungenspitze wider.

Tafel 16: 52jährige Frau

Erscheinungsbild der Zunge

Farbe des Zungenkörpers: blaß, mit blaßroten Punkten auf der linken Seite

Form des Zungenkörpers: leichte Schwellung auf der linken Seite

Belag: dünn, gelb und schmutzig, an den Rändern naß

Anamnese

Die Patientin litt seit über fünfzehn Jahren an chronischen Nacken- und Kreuzschmerzen. Die Untersuchungen nach der westlichen Medizin ergaben eine schwere Arthrose der Halswirbelsäule. Weiterhin klagte sie über Schwindel und Müdigkeit. In der Vergangenheit war es zu mehreren Stürzen und Unfällen gekommen. Vor fünfzehn Jahren hatte sie sich wegen sehr starker Menstruationsblutungen einer Hysterektomie unterzogen. Vor zehn Jahren war eine akute Episode mit hohem Fieber und heftigen Kopfschmerzen aufgetreten, die wieder verschwand, ohne daß eine Diagnose gestellt worden wäre, die aber als Meningitis interpretiert werden könnte. Folge war ein Schwächezustand der linken Seite gewesen, der einer linksseitigen Lähmung nahekam, die Symptome verflüchtigten sich spontan nach einigen Wochen. Der Puls war schwach, vor allem an beiden proximalen Positionen.

Diagnose

Die blasse Zunge mit den nassen Rändern zeigt, daß die *Milz* aufgrund einer Yang-Leere nicht mehr in der Lage ist, die Flüssigkeiten umzuwandeln und weiterzuleiten. Zusätzlich manifestiert sich eine *Nieren*-Yang-Leere in starkem Schwindel und in dem schwachen Puls auf beiden *Nieren*-Positionen. Die *Niere* kontrolliert die Knochen; in diesem Falle trägt also die *Nieren*-Leere zur Entstehung der Arthrose bei. Die Nackenschmerzen stellen eine Form des Syndroms der schmerzhaften Obstruktion (bi) dar, verursacht durch feuchte Kälte. Auch die Unfälle und Stürze sind hier mitbeteiligt, sie verursachen eine zusätzliche Qi-Stagnation in den Muskeln, die sich schmerzverstärkend auswirkt. Schließlich sind nach meiner Erfahrung Nackensteifigkeit und Nackenschmerzen häufige Erscheinungen nach Hysterektomien.
Das Erscheinungsbild der Zunge ist einigermaßen widersprüchlich, denn der Körper ist blaß (ein Kälte-Zeichen), während der Belag gelb ist (ein Hitze-Zeichen). Für diese Widersprüche wären mehrere Erklärungen zu finden, in unserem Fall ist sie relativ einfach: Obwohl es sich insgesamt um ein Kälte- und Yang-Leere-Muster handelt, liegt im Bereich des *Magens* doch eine leichte Hitze vor, wie der gelbe Belag verdeutlicht. Eine langanhaltende *Milz*-Qi- und *Milz*-Yang-Leere geht häufig mit einer langfristigen Nahrungsretention einher, die ihrerseits eine gewisse Hitze im *Magen* hervorrufen kann. Dies ist hier offensichtlich geschehen.
Die Schwellung und die blaßroten Punkte auf der linken Seite sind Ausdruck der Schwäche und der Unterversorgung der Meridiane dieser Seite. Es handelt sich um ein Relikt der Episode mit hohem Fieber, das die Flüssigkeiten auf der linken Seite ausgebrannt und zur temporären linksseitigen Lähmung geführt hatte. Obwohl die Patientin von diesem Zustand genesen ist, blieb ihr doch eine leichte Schwäche des linken Armes und Beines, die sich an der Zunge in der Schwellung und in den blaßroten Punkten auf der linken Seite wiederspiegelt. Bei der Nadelung ist die „Ankunft des Qi" auf der linken Seite verzögert. Die *Milz*-Leere (die *Milz* kontrolliert die Muskeln) wird zu diesem Schwächezustand der Muskeln auf der linken Seite einen weiteren Beitrag leisten.

Tafel 17: 38jährige Frau

Erscheinungsbild der Zunge

Farbe des Zungenkörpers: normal

Form des Zungenkörpers: normal bis auf die leicht geschwollenen Ränder

Belag: dünn und gelb, ohne Wurzel, stellenweise geschält

Anamnese

Die Patientin klagte über Schmerzen im Hypochondrium, Spannungsgefühl im Abdomen, teilweise epigastrische Schmerzen, mäßigen Durst und trockenen Stuhl. Der Puls war dünn, dabei etwas schwach und oberflächlich in der mittleren Position der rechten Hand.

Diagnose

Diese Zunge ist ein eindeutiger Hinweis auf *Magen*-Yin-Leere, denn der wurzellose Belag ist stellenweise geschält. Die meisten Symptome sind Ausdruck der *Magen*-Yin-Leere (Durst, trockener Stuhl, epigastrische Schmerzen, etwas schwacher und oberflächlicher *Magen*-Puls).

Tafel 18: 23jähriger Mann

Erscheinungsbild der Zunge

Farbe des Zungenkörpers: rot, Spitze stärker gerötet

Form des Zungenkörpers: Spitze nach oben gerollt und geschwollen

Belag: dick, gelb und trocken

Anamnese

Bei dem Patienten traten in der Ellenbogenregion rezidivierende Furunkel auf, die sehr heiß, stark gerötet und schmerzhaft waren. Weitere Beschwerden bestanden nicht, der Puls war schnell und voll.

Diagnose

Wir haben hier ein ausgezeichnetes Beispiel dafür, wie man aus der Zunge eine Menge Informationen über den gegenwärtigen Stand und die Ursache einer Erkrankung entnehmen kann, selbst wenn der Patient nur wenige Symptome aufweist. In diesem Fall deuten alle Zeichen der Zunge auf Hitze hin: der rote Zungenkörper und der trockene, gelbe Belag. Die gerötete. geschwollene und nach oben gerollte Zungenspitze legen den Verdacht auf *Herz*-Feuer nahe. Ursache sind möglicherweise, wie so oft, emotionale Probleme. Der gelbe, dicke und trockene Belag ist ein Hinweis auf Schleim und Feuer in *Magen* und *Darm.* Offensichtlich ist dies auch die Ursache der rezidivierenden schmerzhaften Furunkel, die entlang des *Dickdarm*-Meridians auftraten.

Tafel 19: 61jährige Frau

Erscheinungsbild der Zunge

Farbe des Zungenkörpers: dunkelrot mit Stich ins Purpurrot, Spitze stärker gerötet, Punkte an den Rändern

Form des Zungenkörpers: im vorderen Bereich geschwollen (einschließlich Spitze)

Belag: geschält bis auf einen dünnen weißen Belag an den Rändern

Anamnese

Die Patientin litt seit dreißig Jahren an schwerem Asthma bronchiale. Beim Husten produzierte sie dickes gelbes Sputum. Die Einatmung war stärker beeinträchtigt als die Ausatmung, im Liegen fiel ihr das Atmen noch schwerer. Sie schlief schlecht und hatte wenig Appetit. Zusätzlich litt sie an Kreuzschmerzen, abends klagte sie häufig über Hitzeempfindungen. Zum Zeitpunkt, an dem dieses Foto aufgenommen wurde, litt sie an einer akuten Bronchitis. Der Puls war gleitend und schnell.

Diagnose

Die Patientin befand sich schon über einen längeren Zeitraum in Behandlung, wobei in der Regel kein dünner weißer Belag zu sehen gewesen war. Dieser Belag nun ist ein eindeutiges Zeichen eines akuten Wind-Kälte- oder Wind-Hitze-Angriffs. Die tiefrote Färbung des Zungenkörpers und das völlige Fehlen eines Belags (zu anderen Untersuchungszeitpunkten) sind Ausdruck einer schweren *Nieren*-Yin-Leere mit leere-bedingter Hitze. Die Schwellung des vorderen Zungenabschnitts und die hellrote Färbung der Zungenspitze signalisieren einerseits die Schleimretention in der *Lunge*, andererseits die leere-bedingte Hitze im *Herzen*. Auch der gleitende Puls ist ein Beleg für das Vorhandensein von Schleim. Schleim bildet sich aufgrund des Versagens der *Milz* bei der Umwandlung und Weiterleitung der Flüssigkeiten, hieraus erklärt sich auch der mangelnde Appetit (*Milz*-Qi-Leere). Alle weiteren Symptome sind Ausdruck der *Nieren*-Yin-Leere (Kreuzschmerzen, erschwerte Einatmung, Hitzegefühl am Abend) und der leere-bedingten Hitze im *Herzen* (Schlaflosigkeit).
Die roten Punkte an den Rändern und der leicht purpurne Einschlag der Farbe des Zungenkörpers legen zudem den Verdacht auf Blut-Stagnation in der *Leber* nahe.

Tafel 20: 37jährige Frau

Erscheinungsbild der Zunge

Farbe des Zungenkörpers: normal, im Zentrum leicht gerötet

Form des Zungenkörpers: geschwollen

Belag: im Zentrum ohne Wurzel und geschält; gelber Belag zwischen Zungenspitze und Zentrum

Anamnese

Seit der Geburt ihres ersten Kindes litt die Patientin an schwerer Migräne, vor allem im Bereich der Schläfen. Häufig mußte sie während der Migräneattacken erbrechen. Zudem klagte sie über zeitweilige starke Bauchschmerzen, gefolgt von Durchfall. Der Puls war schwach und oberflächlich, in beiden proximalen Positionen jedoch tief und schwach, in der mittleren Position der linken Hand war der Puls dagegen gespannt.

Diagnose

Aus dieser Zunge entnehmen wir in erster Linie eine schwere *Magen*-Yin-Leere, da der Belag nur fleckenweise angelegt ist und aussieht, als ob er über die Zungenoberfläche verstreut worden und nicht darauf gewachsen wäre. Im Zentrum und zum Zungengrund hin fehlt der Belag völlig. Dies alles sind Zeichen einer schweren *Magen*-Yin-Leere. Aus der Tatsache, daß das Schälen des Belages sich bis zum Zungengrund erstreckt, schließen wir, daß auch der *Darm* mitbetroffen ist. Da die *Magen*-Yin-Leere häufig einer *Nieren*-Yin-Leere vorangeht (und diese Zunge zeigt ein fortgeschrittenes Stadium der *Magen*-Yin-Leere), und da der Puls in beiden *Nieren*-Positionen schwach und tief ist, muß man auch von einer Leere des *Nieren*-Yin ausgehen. Auch aus der Vorgeschichte läßt sich die *Nieren*-Yin-Leere ableiten: Die Migräne begann nach der Geburt des ersten Kindes, bei Schwäche des *Nieren*-Qi ist dies häufig zu beobachten, Schwangerschaft und Geburt führen dann zu einer Verschlechterung. Offensichtlich ist die *Nieren*-Yin-Leere hier der Anlaß für aufsteigendes *Leber*-Yang, was sich in der an den Schläfen lokalisierten Migräne äußert. Die Stagnation des *Leber*-Qi hat auf den *Magen* übergegriffen, was das Erbrechen erklärt, und auf die *Milz*, was für die Bauchschmerzen und die Durchfälle verantwortlich zu machen ist.
Die Schwellung des Zungenkörpers läßt außerdem auf Feuchtigkeit schließen (eine Folge der *Milz*-Qi-Leere). Dem dünnen, gelben Belag zwischen Spitze und Zentrum entnehmen wir, daß sich in der *Lunge* Schleim angesammelt hat; Ursache wird eine kürzlich abgelaufene Grippe oder Erkältung sein, die nicht richtig oder mit Antibiotika behandelt wurde.

Tafel 21: 67jähriger Mann

Erscheinungsbild der Zunge

Farbe des Zungenkörpers: rötlich-purpurn

Form des Zungenkörpers: geschwollene Spitze, die Zunge bewegt sich, Schwellung der Ränder und des vorderen Abschnitts

Belag: dünn, weiß

Anamnese

Wir haben hier ein gutes Beispiel für den Wert der Zungendiagnostik bei der Prognosestellung. Abgesehen von ab und zu in der Brust auftretenden Schmerzen war der Patient nahezu beschwerdefrei. Er kam nur ein- oder zweimal im Jahr zur Akupunkturbehandlung, wenn er an einer Erkältung, Grippe oder an Halsschmerzen litt. Seine Zunge und sein Puls ließen jedoch den Verdacht auf einen sehr gefährlichen Zustand aufkommen. Der Puls war voll, schnell, gespannt und unregelmäßig. Kurze Zeit später starb er an einem Herzinfarkt.

Diagnose

Die rötlich-purpurne Farbe ist ein sicheres Anzeichen für Blut-Stagnation und Hitze. Hitze und Stagnation müssen im Bereich von *Herz* und *Leber* lokalisiert sein, was an der Schwellung der Zungenränder und der Spitze sowie an der geröteten Spitze sichtbar wird. Auch der schnelle, gespannte und unregelmäßige Puls weist darauf hin. Die sich bewegende Zunge (die für die leicht unscharfe Abbildung verantwortlich ist) läßt darauf schließen, daß *Leber*-Feuer zum Aufkommen von *Leber*-Wind geführt hat. Aufgrund der Schwellung des vorderen Zungenabschnitts müssen wir eine schwere Blut-Stagnation in der Brust annehmen.
Gemeinsam haben alle diese Faktoren (Hitze, Blut-Stagnation und innerer Wind) zum Herzinfarkt geführt.

Tafel 22: 56jährige Frau

Erscheinungsbild der Zunge

Farbe des Zungenkörpers: bläulich-purpurn

Form des Zungenkörpers: ohne Besonderheiten

Belag: dick, gelb

Anamnese

Seit fünfundzwanzig Jahren litt diese Patientin an multipler Sklerose. Sie konnte zwar noch gehen, jedoch nur sehr langsam unter Hinterherziehen des einen Fußes. Der eine Fuß war schlaff, beide Füße geschwollen. Die Beweglichkeit der Hände war eingeschränkt, vor allem feinere Bewegungsabläufe, wie sie etwa beim Nähen notwendig sind, fielen der Patientin sehr schwer. In den Beinen traten Krämpfe und Schmerzen auf, die Beine selbst waren kalt und livide. Zudem litt sie an Taubheitsgefühl in den Gliedmaßen, an Benommenheit, einem dumpfen Gefühl im Kopf und an Sehstörungen. Der Puls war langsam und rauh.

Diagnose

Die bläulich-purpurne Zungenverfärbung ist Ausdruck einer Kältestagnation im Innern. Offensichtlich muß die Patientin seit langer Zeit unter einer Yang-Leere gelitten haben, die damit verbundene innere Kälte führte zur Blut-Stagnation. Die langanhaltende Yang-Leere hatte auf die *Nieren* und die *Leber* übergegriffen, wodurch die Knochen und die Sehnen geschwächt wurden. Dies muß als eine Ursache ihrer multiplen Sklerose gesehen werden. Ein zusätzlicher Faktor ist Schleim, der am dicken Belag deutlich erkennbar ist. Schleim ist bei der multiplen Sklerose häufig mit im Spiel, wobei er für Symptome wie Taubheitsgefühl, Benommenheit und verschwommenes Sehen verantwortlich zu machen ist.
Der gelbe Belag als Hitze-Zeichen steht in krassem Widerspruch zu den übrigen eindeutigen Kälte-Zeichen: die bläulich-purpurne Zunge, der langsame Puls und das subjektive Kältegefühl der Patientin. Die *Milz*-Leere (als Ursache des Schleimes) zieht Verdauungsstörungen und Nahrungsretention nach sich; halten diese Störungen lange Zeit an, so kann die Nahrungsretention im *Magen* Anlaß einer Hitze-Entwicklung sein.

Tafel 23: 59jähriger Mann

Erscheinungsbild der Zunge

Farbe des Zungenkörpers: tiefrot, stärker gerötete Ränder

Form des Zungenkörpers: an den Rändern und im vorderen Abschnitt geschwollen

Belag: weiß, pulvrig, trocken und ohne Wurzel

Anamnese

Der Patient litt seit dem dritten Lebensjahr an chronischem Asthma bronchiale. Vor allem die Ausatmung war erschwert. Zudem litt er an Schmerzen im Hypochondrium, sein Schlaf war durch Träume gestört. Zwei Jahre zuvor war Aszites aufgetreten. Auf weiteres Nachfragen gab er an, daß er auch an Kopfschmerzen im Bereich der Schläfen leide und daß er manchmal „Blitze“ sehe. Sein Gesicht war stark gerötet. Der Puls war schnell, gespannt und gleitend.

Diagnose

Die tiefrote Farbe läßt intensive Hitze vermuten. Da die Ränder stärker gerötet und leicht geschwollen sind, muß es sich um *Hitze* in der *Leber* handeln (*Leber*-Feuer). Diese Annahme wird durch den Puls (gespannt und schnell) und durch einige der anderen Symptome (Schläfenkopfschmerz, Schmerzen im Hypochondrium, gerötetes Gesicht, Sehen von Blitzen, traumgestörter Schlaf) bestätigt. Die Schwellung im vorderen Zungenabschnitt läßt auf Schleimretention in der *Lunge* schließen, der Schleim hat seine Ursache in einer *Milz*-Qi-Leere, die vermutlich auch der Grund für die Aszitesbildung vor zwei Jahren gewesen war. Auch der gleitende Puls deutet auf eine Schleimretention hin.
Der Belag ist von besonderem Interesse: Wir haben hier einen der seltenen Fälle, in denen ein weißer Belag Hitze signalisiert. Tatsächlich ist ein weißer, pulvriger Belag ein Hinweis auf Hitze in den Drei Erwärmern. Zudem hat dieser Belag keine Wurzel, er scheint nicht auf der Zunge gewachsen zu sein, sondern ähnelt eher einem über die Zunge verstreuten Pulver. Hieraus entnehmen wir, daß das *Magen*-Yin sich schon seit langer Zeit im Leere-Zustand befindet. Der Belag ist trocken, da die Hitze die Körperflüssigkeiten ausgetrocknet hat.
Aus dem Obengesagten ist die Schlußfolgerung zu ziehen, daß das Asthma des Patienten durch Schleimretention in der *Lunge* verursacht worden ist, und durch *Leber*-Feuer, das auf die *Lunge* übergegriffen und sich in der Brust festgesetzt hat. Es handelt sich hier um einen relativ seltenen Asthma-Typ, der dem Lebermeridian zuzuordnen ist.

Tafel 24: 36jähriger Mann

Erscheinungsbild der Zunge

Farbe des Zungenkörpers: tiefrot

Form des Zungenkörpers: tiefer zentraler Riß bis zur Zungenspitze mit vielen davon ausstrahlenden Rissen, Schwellung parallel zum zentralen Riß

Belag: geschält

Anamnese

Zum Untersuchungszeitpunkt stand ein Nierenstein im linken Harnleiter im Vordergrund. Der Patient litt an stechenden, anfallsartigen Schmerzen in der linken Leiste.

Der spärliche Urin war sehr dunkel. Sein Mund war trocken, nachts schwitzte er stark. Vom 14. bis zum 34. Lebensjahr hatte er immer wieder an asthmatischen Beschwerden gelitten. Der Puls war, vor allem auf der linken Seite, gespannt, aber schwach in beiden proximalen Positionen.

Diagnose

Diese Zunge stellt ein deutliches Abbild einer *Nieren*-Yin-Leere dar, denn sie ist tiefrot, hat keinen Belag, und wir sehen einen sehr tiefen Riß mit mehreren kleinen Rissen darum herum. Bei dieser Zunge liegt die Diagnose der *Nieren*-Yin-Leere näher als die der *Magen*-Yin-Leere aufgrund der tiefroten Färbung und des sehr tiefen zentralen Risses, der sich über die gesamte Länge der Zunge erstreckt. Zudem hat die *Nieren*-Yin-Leere auf das *Herz* übergegriffen: Das *Herz*-Yin entbehrt die Versorgung durch das *Nieren*-Yin, was zur Entstehung von Leere/Hitze im *Herzen* geführt hat. Dies ist deutlich an der Schwellung parallel zu dem zentralen Riß zu erkennen.

Tafel 25: 61jähriger Mann

Erscheinungsbild der Zunge

Farbe des Zungenkörpers: normal

Form des Zungenkörpers: breiter mittelständiger Riß, der nicht bis zur Spitze reicht; feine Risse an den Rändern

Belag: kein Belag

Anamnese

Der Patient litt an chronischen frontalen Kopfschmerzen, an Verdauungsproblemen und an Hämorrhoiden. Sein Puls war schwach.

Diagnose

Bei dieser Zunge handelt es sich um ein typisches Beispiel einer *Magen*-Yin-Leere, was deutlich wird an dem breiten Riß, der nicht bis zur Spitze reicht, und am Fehlen des Belages. Der Riß verdient eine genauere Betrachtung: Er ist eindeutig der *Magen*-Yin-Leere zuzuordnen, da er breit und relativ flach ist, und da er sich nicht bis zur Zungenspitze erstreckt. (Wäre er tief und schmal und würde er bis zur Spitze verlaufen, müßte man eine konstitutionelle Schwäche des Herzens annehmen.) Die feinen Risse an den Zungenrändern sind als chronische *Milz*-Qi-Leere zu deuten. Somit befindet sich das gesamte Verdauungssystem, einschließlich *Milz* und *Magen*, seit längerer Zeit im Zustand der Leere, was alle weiteren Symptome erklärt: Frontale Kopfschmerzen stehen mit *Magen*-Leere in Zusammenhang. Die Hämorrhoiden sind in Verbindung mit der *Milz*-Qi-Leere zu sehen.

Tafel 26: 78jährige Frau

Erscheinungsbild der Zunge

Farbe des Zungenkörpers: rot, stärker gerötete Spitze

Form des Zungenkörpers: zentraler Riß bis zur Zungenspitze, weitere kleine Risse

Belag: geschält, trockene Spitze, nasser Zungengrund

Anamnese

Die Patientin war seit mehreren Jahren taub, sie litt an chronischer Verstopfung. In ihrer Vorgeschichte finden sich eine Lungentuberkulose und eine Mastektomie bei Mammakarzinom. Zudem klagte sie über trockene Augen. Ihr Puls war oberflächlich, leer und etwas beschleunigt.

Diagnose

Die rote Färbung und das Fehlen des Belags signalisieren eine *Nieren*-Yin-Leere, die sich zudem in den Rissen widerspiegelt. Auch die weiteren Symptome (frühere und jetzige) deuten auf *Nieren*-Yin-Leere hin (Taubheit, Verstopfung und Lungentuberkulose). Der oberflächliche, leere und schnelle Puls ist für die *Nieren*-Yin-Leere ebenfalls typisch. Da sich der zentrale Riß bis zur Zungenspitze erstreckt, vermuten wir eine Schwäche des *Herzens*. Auch eine Leere des *Herz*-Yin erscheint wahrscheinlich, da die Zungenspitze stärker als der Zungenkörper gerötet und trocken ist. An dieser Zunge sehen wir somit eine erhebliche Pathologie in den Funktionskreisen *Niere* und *Herz*, was durch das Ungleichgewicht der Flüssigkeiten zwischen Zungengrund und Spitze bestätigt wird. Der Zungengrund ist naß, die Spitze dagegen trocken: Hier spiegelt sich das Ungleichgewicht in der Bewegung der Flüssigkeiten zwischen *Herz* und *Niere* wider. *Niere* und *Herz* stehen nicht mehr miteinander in Einklang, da die *Nieren*-Yin-Leere auf das *Herz*-Yin übergreift, woraus die Leere/Hitze im *Herzen* entsteht. Die traditionelle Bezeichnung für diesen Zustand lautet: „*Niere* und *Herz* harmonisieren nicht miteinander“. Die trockenen Augen sind ebenfalls eine Manifestation der *Nieren*-Yin-Leere.

Tafel 27: 63jährige Frau

Erscheinungsbild der Zunge

Farbe des Zungenkörpers: rötlich-purpurn

Form des Zungenkörpers: leicht geschwollen, zentraler Riß bis zur Spitze, etwas steif

Belag: am Zungengrund gelb, sonst dünn und ohne Wurzel, gelbe Körner innerhalb des Risses, insgesamt trocken

Anamnese

Seit achtzehn Jahren litt die Patientin an chronisch-rheumatoider Arthritis und Psoriasis. Im Jahr zuvor war ein Duodenalulkus diagnostiziert worden. Der Puls war schnell, voll und gleitend.

Diagnose

Die rötlich-purpurne Farbe und die Schwellung weisen auf Hitze und Blut-Stagnation hin, die auch der Grund für die Psoriasis waren. Rötlich-purpurne und geschwollene Zungen sind häufig ein Indiz auf Alkoholismus. (Auch wenn die Patientin nicht als Alkoholikerin zu bezeichnen war, so nahm sie doch täglich Whiskey und Wein, also gewiß zuviel Alkohol, zu sich.) Der tiefe zentrale Riß, der sich bis zur Zungenspitze erstreckt, ist nicht nur Hinweis auf eine konstitutionelle Schwäche des Herzens, sondern hier auch auf *Herz*-Feuer, da der Zungenkörper gerötet ist. Die gelben Körner innerhalb des Risses spiegeln Schleim-Feuer im *Magen* wider; da sie sich innerhalb des Risses befinden, können sie auch Ausdruck einer Neigung zu mentalen Störungen sein („Schleim-Feuer trübt den Geist“).

Tafel 28: 93jährige Frau

Erscheinungsbild der Zunge

Farbe des Zungenkörpers: rot

Form des Zungenkörpers: normal

Belag: dick, gelb, schwarz und trocken; versprengter weißer, schimmeliger Belag auf der linken Seite

Anamnese

Die Patientin litt an Kreuzschmerzen und Verdauungsstörungen mit saurem Aufstoßen und Verstopfung.

Diagnose

Die rote Farbe der Zunge ist ein Hitze-Zeichen. Anhand des dicken, gelben, schwarzen und trockenen Belages läßt sich die Hitze in *Magen* und *Darm* lokalisieren, die für die Austrocknung des Stuhls im Darm verantwortlich war. Der versprengte, weiße und

schimmelige Belag auf der linken Seite spiegelt ebenfalls die Hitze im *Magen* wider, der *Magen* verdampft seine Flüssigkeiten. Aus der Beschränkung des schimmeligen Belages auf die linke Seite könnte man auch auf *Leber*-Hitze schließen. Die Verdauungsstörungen und die Verstopfung sind Folgen der Hitze in *Magen* und *Darm*.
Obwohl diese Zunge ziemlich schlimm aussieht, so ist sie doch angesichts des Alters der Patientin tatsächlich recht günstig zu beurteilen. Sie ist nicht zu stark gerötet, sie hat noch „Geist", die Probleme beschränken sich auf *Magen* und *Darm*. Bei der Dame handelt es sich in der Tat um eine junggebliebene und aktive Dreiundneunzigjährige.

Tafel 29: 46jähriger Mann

Erscheinungsbild der Zunge

Farbe des Zungenkörpers: normal

Form des Zungenkörpers: zentraler Riß, Risse an den Rändern, weitere verstreute Risse

Belag: kein Belag

Anamnese

Der Patient litt an migräneartigen Kopfschmerzen im Bereich der Schläfen und über den Augenbrauen. Die Attacken wurden durch Sehstörungen, Übelkeit und Schwindel begleitet. Er klagte außerdem über Schlafstörungen. Der Puls war lederartig, d. h. gedehnt und straff an der Oberfläche, in der Tiefe leer. Dieser Puls ist Ausdruck einer Leere des *Nieren*-Yin oder der *Nieren*-Essenz.

Diagnose

Der fehlende Belag und die Risse sind eindeutige Hinweise auf die Leere des *Magen*-Yin. Die Risse an den Rändern sind Ausdruck einer *Milz*-Qi-Leere. In diesem Fall liegt zudem eine leichte *Nieren*-Yin-Leere vor, die sich noch nicht an der Zunge manifestiert hat. Die *Nieren*-Yin-Leere führt zum Aufsteigen des *Leber*-Yang, das für die Kopfschmerzen verantwortlich ist.
Noch ist die *Nieren*-Yin-Leere nicht ausgeprägt genug, um die Zunge rot erscheinen zu lassen. Die Kopfschmerzen persistierten für die Dauer von achtzehn Monaten und verschwanden dann.

Tafel 30: 53jährige Frau

Erscheinungsbild der Zunge

Farbe des Zungenkörpers: bläulich-purpurn

Form des Zungenkörpers: leicht geschwollen, zentraler Riß

Belag: dünn und weiß

Anamnese

Die Patientin litt an chronischen Kopfschmerzen im Bereich der Stirn und des Scheitels, der Schmerzcharakter war eher dumpf. Zusätzlich klagte sie über Durchfälle und Bauchschmerzen. Der Puls war tief, etwas gleitend und schwach, vor allem in beiden proximalen Positionen.

Diagnose

Die bläulich-purpurne Zunge ist ein eindeutiges Indiz auf durch innere Kälte bedingte Blut-Stagnation. Der zentrale Riß spiegelt *Magen*-Qi-Leere wider. Die Schwellung des Zungenkörpers ist Folge der chronischen Leere des *Milz*-Yang und des *Nieren*-Yang. Diese Annahme wird durch den tiefen und schwachen Puls in beiden proximalen Positionen bestätigt. Zusammenfassend läßt sich sagen, daß die Kopfschmerzen der *Magen*-Qi-Leere zuzuordnen sind, während Durchfälle und Bauchschmerzen mit der Retention von feuchter Kälte im Inneren zusammenhängen.

Tafel 31: 65jähriger Mann

Erscheinungsbild der Zunge

Farbe des Zungenkörpers: rötlich-purpurn, rote Spitze

Form des Zungenkörpers: geschwollen (vor allem an der Spitze) und steif

Belag: dünn und weiß, ohne Wurzel, kleine geschälte Flecken am Zungengrund

Anamnese

Der Patient hatte einen kleinen Schlaganfall bzw. eine transitorische ischämische Attacke erlitten, die keine bleibende Lähmung hinterlassen hatte. Aus der Sicht der chinesischen Medizin handelte es sich hier um einen Angriff inneren Windes, der sich aber auf die Meridiane beschränkte (keine Beteiligung der *Organe*).

Diagnose

Die rötlich-purpurne Zunge legt den Verdacht auf Hitze mit Blut-Stagnation nahe. Die gerötete Spitze ist ein Ausdruck von *Herz*-Feuer. Die Schwellung des Zungenkörpers ist in diesem Fall hitze-bedingt. Der steife Zungenkörper legt den Schluß nahe, daß durch innere Hitze auch innerer Wind aufgekommen ist. Hieraus ist abzuleiten, daß die Hitze auch die *Leber* betrifft, wo sie den Wind erzeugt hat, und daß das *Leber*-Blut stagniert. Auch das *Herz*-Feuer ist möglicherweise eine Folge des *Leber*-Feuers. Der Belag ohne Wurzel und die geschälten Flecken am Zungengrund sind Ausdruck einer *Magen*-Yin-Leere, die auf den *Darm* übergegriffen hat.
Diese Zunge spiegelt also einen chronischen Zustand wider, der drei der vier Bedingungen erfüllt, die zum Schlaganfall führen: Innerer Wind, Feuer und Stagnation (die vierte ist Schleim).

Tafel 32: 29jährige Frau

Erscheinungsbild der Zunge

Farbe des Zungenkörpers: normal

Form des Zungenkörpers: normal, bis auf eine oberflächliche Schwellung der rechten Hälfte

Belag: normal

Anamnese

Vor zwei Jahren war es bei der Patientin zum Kollaps eines Lungenflügels (aufgrund eines Pneumothorax; Anmerkung des Übersetzers) gekommen.

Diagnose

Diese Zunge wurde vor allem deswegen mit aufgenommen, um die einseitige oberflächliche Schwellung einer Zungenhälfte zu demonstrieren. Die Schwellung hat Leere-Charakter und ist durch den damaligen Kollaps der rechten Lunge bedingt.

Tafel 33: 30jähriger Mann

Erscheinungsbild der Zunge

Farbe des Zungenkörpers: normal bis auf leichte Rötung der linken Seite und der Spitze

Form des Zungenkörpers: normal bis auf leichte Schwellung auf der linken Seite

Belag: gelb und schlüpfrig auf der linken Seite

Anamnese

Der Patient hatte zwei Monate zuvor eine Hepatitis durchgemacht. Zudem litt er unter nervlicher Anspannung und unter von Träumen gestörtem Schlaf. Der Puls war voll, schnell und gleitend.

Diagnose

Alle vom Normalzustand abweichenden Erscheinungen der Zunge sind auf die linke Seite beschränkt (roter Zungenkörper, leichte Schwellung und gelber, schlüpfriger Belag). Sie weisen somit eindeutig auf ein Problem der *Leber* hin. In diesem speziellen Falle handelt es sich um die Retention feuchter Hitze in *Leber* und *Gallenblase.*

Tafel 34: 54jährige Frau

Erscheinungsbild der Zunge

Farbe des Zungenkörpers: normal

Form des Zungenkörpers: stark geschwollen (vor allem an den Rändern), zahlreiche tiefe Risse an den Rändern

Belag: trocken, pulvrig, ohne Wurzel

Anamnese

Die Patientin klagte über multiple Gelenk- und Muskelschmerzen im Bereich der Finger, Hüfte, Knie und im oberen Anteil des Rückens. Bei diesen Schmerzen handelte es sich um eine Form des Syndroms der schmerzhaften Blockierung (bi), bedingt durch feuchte Kälte, weiteren Schaden hatten hier mehrere Stürze vom Pferd im Laufe der Jahre angerichtet. Diese Stürze hatten zur Qi-Stagnation in den Gelenken und Muskeln und zur Verlangsamung der Zirkulation des Blutes geführt, was sich schmerzverstärkend auswirkte. Die Probleme blieben alle auf die Meridiane beschränkt und spiegelten sich somit nicht auf der Zunge wider. Zudem klagte sie jedoch über Verdauungsstörungen, Appetitmangel, Durchfälle und dumpfe Kopfschmerzen. Der Puls war langsam und gleitend.

Diagnose

In diesem Fall ist die Form des Zungenkörpers von herausragender Bedeutung. Der insgesamt, vor allem jedoch an den Rändern, stark geschwollene Zungenkörper und die sehr tiefen Risse an den Rändern lassen eine schwere chronische Leere des *Milz*-Qi vermuten, das die Flüssigkeiten nicht mehr zirkulieren läßt (deutlich sichtbar an der Trockenheit des Belags). Gleichzeitig finden wir jedoch Feuchtigkeit, die sich in der Schwellung des Zungenkörpers und im langsamen und gleitenden Puls widerspiegelt. Bei dem pulvrigen Belag handelt es sich um eine extreme Form des Belages ohne Wurzel, der auf eine schwere *Magen*-Yin-Leere hinweist.
Bemerkenswert ist hier, wie schnell die Risse verschwinden können, wie das folgende Bild verdeutlicht, das bei derselben Patientin zwei Jahre später aufgenommen wurde.

Tafel 35: wie oben, zwei Jahre später

Tafel 36, 37 und 38: 10jähriges Mädchen

Diese Bilderfolge demonstriert das Fortschreiten und den Rückzug des pathogenen Faktors bei Windpocken eines 10jährigen Kindes.

Tafel 36

Erscheinungsbild der Zunge

Farbe des Zungenkörpers: normal mit roten Punkten an den Rändern und an der Zungenspitze

Form des Zungenkörpers: normal

Belag: gelb und klebrig

Anamnese

Wir sehen hier einen Angriff von Wind-Feuchtigkeit und Hitze im ersten Stadium. Der pathogene Faktor befindet sich noch in den äußeren Schichten, da die roten Punkte auf die Zungenränder und die Spitze beschränkt sind; aus dem schlüpfrigen Belag schließen wir auf Feuchtigkeit; der gelbe Belag und die roten Punkte machen das Vorhandensein von Hitze wahrscheinlich. Die Feuchtigkeit äußert sich zudem in dem Eiter, der sich in den Pusteln befindet; die Tatsache, daß die Pusteln rot gerändert, erhaben und schmerzhaft sind, sind zusätzliche Indizien auf Hitze.

Tafel 37

Erscheinungsbild der Zunge

Farbe des Zungenkörpers: wie oben, die roten Punkte sind noch zu sehen

Form des Zungenkörpers: normal

Belag: nach wie vor gelb, schlüpfriger als in Tafel 36

Diagnose

Der schlüpfrige Belag weist auf die Zunahme der Feuchtigkeit hin, was sich auch in der zunehmenden Eiterfüllung der Pusteln äußert, die kurz vor dem Platzen stehen. Die Differenzierung zwischen diesem Stadium (wenn die Pusteln aufbrechen) und dem vorangehenden (zu Beginn, wenn die Pusteln gerade auftauchen und noch fest sind) ist in der chinesischen Medizin von allerhöchster Bedeutung, da für jedes Stadium eine andere Therapie indiziert ist. Im ersten Stadium kommt das therapeutische Prinzip der Beseitigung des Feuers zum Tragen, im zweiten Stadium (wenn die Pusteln weich sind und aufbrechen) besteht das Behandlungsprinzip in der Auflösung des Schleims. Bei der Rezeptur von chinesischen Kräutern wären für jedes Stadium völlig unterschiedliche Kräuter zu verschreiben.

Tafel 38

Erscheinungsbild der Zunge

Farbe des Zungenkörpers: normal, die roten Punkte blassen ab und sind weniger erhaben

Form des Zungenkörpers: normal

Belag: dünn und weiß, weder klebrig noch schlüpfrig

Diagnose

Diese Zunge zeigt definitiv, daß sich der Zustand gebessert hat und daß sich der pathogene Faktor zurückzieht. Die roten Punkte sind nur noch blaßrot und nicht mehr so erhaben, die Hitze hat somit abgenommen. Der Belag ist weiß anstatt gelb und nicht mehr klebrig, was ebenfalls auf das Schwinden der Hitze und auf die Auflösung der Feuchtigkeit hinweist.

Tafel 39: 41jährige Frau

Erscheinungsbild der Zunge

Farbe des Zungenkörpers: rot, die Zungenränder sind leicht purpurn

Form des Zungenkörpers: normal

Unterseite: die rechte Unterzungenvene ist purpurn und gespannt

Anamnese

Die Patientin litt im Rahmen eines prämenstruellen Spannungssyndroms an Reizbarkeit, Depressivität und Spannungsgefühl in den Brüsten vor Einsetzen der schmerzhaften Menstruation. Zudem klagte sie seit mehreren Jahren über Kopfschmerzen im Bereich der rechten Schläfe, die von Schwindel und Tinnitus begleitet wurden. Ab und zu traten stechende Schmerzen in der Brust auf. Weitere Probleme waren Verstopfung und rezidivierende Blasenentzündungen mit häufigem, brennendem Wasserlassen. Dazu kam eine chronische Müdigkeit. Der Puls war tief, links etwas gespannt und rechts etwas rauh.

Diagnose

Der rote Zungenkörper und die leichte Purpurfärbung der Ränder sind klare Hinweise auf Blut-Stagnation und Hitze. Die Annahme einer Blut-Stagnation wird durch die purpurne Verfärbung und durch die Spannung der rechten Vene an der Zungenunterseite erhärtet. Die Tatsache, daß nur die rechte Vene gespannt ist (die linke zeigt an der Basis gerade erste Anzeichen der Spannung), läßt darauf schließen, daß sich die Blut-Stagnation weitgehend auf die Meridiane der rechten Seite konzentriert. Hieraus wären auch die rechtsseitigen Kopfschmerzen zu erklären. Die meisten Symptome der Patientin stehen mit *Leber*-Blut-Stagnation in Zusammenhang (prämenstruelle Spannungen, Kopfschmerzen und stechende Schmerzen in der Brust). Schwindel und Tinnitus werden durch Aufsteigen des *Leber*-Yang bedingt, die Verstopfung und die Anfälligkeiten für Blasenentzündungen sind dadurch zu erklären, daß das *Leber*-Feuer sich auch nach unten hin ausbreitet. Die gespannte Pulsqualität auf der linken Seite ist ein Zeichen der *Leber*-Blut-Stagnation, während die rauhe Pulsqualität auf der rechten Seite den Verdacht auf *Magen*- und *Milz*-Leere nahelegt und auf eine schon länger bestehende Blut-Leere. Letztere wäre auch für die chronische Müdigkeit verantwortlich zu machen.

Tafel 41: 7jähriger Junge

Erscheinungsbild der Zunge

Farbe des Zungenkörpers: vor allem im vorderen Anteil gerötet, rote Punkte um die Zungenmitte herum

Form des Zungenkörpers: im vorderen Anteil geschwollen

Belag: dick, gelb, mit Wurzel

Anamnese

Der Junge hatte sich vier Tage vor dem Untersuchungszeitpunkt einen Infekt der oberen Atemwege eingefangen. Primäre Symptome waren Halsschmerzen, Drüsenschwellung, Schüttelfrost, Fieber und Gliederschmerzen. Zum Zeitpunkt, als das Foto aufgenommen wurde, hatten sich die Symptome verändert, jetzt standen Husten mit gelbem Sputum, Fieber, subjektives Hitzegefühl, Durst und Unruhe im Vordergrund.

Diagnose

Im Initialstadium finden sich die zu diesem Zeitpunkt typischen Symptome eines äußeren Wind-Hitze-Angriffs auf das Abwehr-Qi der Lunge. Zum Zeitpunkt, als das Foto aufgenommen wurde, ist der pathogene Faktor bereits tiefer nach innen vorgedrungen und hat die *Lunge* in Mitleidenschaft gezogen. Gemäß der Differenzierung nach den vier Schichten würde dieses Stadium der *Lungen*-Hitze in der Schicht des Qi entsprechen.
Der rote Zungenkörper steht für Hitze, die Konzentration der Rötung auf den vorderen Anteil der Zunge spiegelt die Lokalisation in der *Lunge* wider. Die roten Punkte um die Zungenmitte herum sind Relikte eines vorangegangenen, (äußeren) Stadiums, als sie noch an den Zungenrändern konzentriert waren. Die Schwellung im vorderen Zungenabschnitt deutet darauf hin, daß wir es nicht nur mit *Lungen*-Hitze, sondern darüber hinaus mit Schleim-Hitze in der *Lunge* zu tun haben. Der dicke, gelbe Belag mit Wurzel ist als weiterer Hinweis auf innere Fülle/Hitze zu werten.

Tafel 42: 9jähriger Junge

Erscheinungsbild der Zunge

Farbe des Zungenkörpers: rot, im vorderen Abschnitt stärker gerötet, rote Punkte im Zentrum

Form des Zungenkörpers: im vorderen Abschnitt geschwollen

Belag: fehlender Belag im vorderen Abschnitt und im Bereich des Zentrums, ansonsten gelber, dünner und kaum verwurzelter Belag

Anamnese

Dieser Patient (es handelt sich um denselben Jungen wie im vorigen Fallbeispiel) hatte acht Tage vor dem Untersuchungszeitpunkt einen akuten Infekt der oberen Atemwege eingefangen. Initialsymptome waren Halsschmerzen, Gliederschmerzen und Fieber. Daraus entwickelte sich eine Beteiligung der tieferen Atemwege mit Fieber, Abhusten von gelbem Sputum, Tonsillitis und subjektivem Hitzegefühl. In diesem Stadium wurden Antibiotika eingesetzt, die zwar den Infekt der tieferen Atemwege und den Husten erfolgreich beseitigten, ohne daß sich jedoch sein Gesamtzustand besserte. Das Fieber hielt an (vor allem am Abend), er litt immer noch an subjektivem Hitzegefühl, war durstig und unruhig, so daß er nicht schlafen konnte, die Tonsillen waren nach wie vor geschwollen.

Diagnose

Die Initialsymptome entsprechen einem Wind-Hitze-Angriff, das zweite Stadium (Infekt der tieferen Atemwege) ist typisch für Schleim-Hitze in der *Lunge* in der Schicht des Qi. Zum Untersuchungszeitpunkt, als auch das Foto aufgenommen wurde, war bereits eine Beteiligung der Schicht des Ernährungs-Qi eingetreten. Die Rötung des Zungenkörpers weist in Zusammenhang mit dem Fehlen des Belags im vorderen Abschnitt und im Zentrum eindeutig auf Leere/Hitze hin. Somit ist der pathogene Faktor bereits in die Schicht des Ernährungs-Qi eingedrungen. In der Tat gibt die Zunge die zuverlässigsten Hinweise auf die Progression von der Schicht des Qi zur Schicht des Ernährungs-Qi: In der Schicht des Qi finden wir einen dicken gelben Belag auf einem geröteten Zungenkörper (als Hinweis auf Fülle/Hitze), in der Schicht des Ernährungs-Qi ist der Zungenkörper noch stärker gerötet und ohne Belag (als Hinweis auf Leere/Hitze).
Im Falle dieses Jungen war die Erkrankung gerade erst in die Schicht des Ernährungs-Qi eingedrungen; bei Kindern verläuft der Wechsel von einer Schicht zur anderen sehr rasch. Es bleibt anzumerken, daß die hier beschriebenen Zeichen und Symptome einer Beteiligung der Schicht des Ernährungs-Qi als sehr ernst anzusehen sind, doch bei Kindern sehen wir häufig eine etwas mildere Verlaufsform. Bei einem Kind kann sich eine Zunge, wie sie auf dem Foto dargestellt ist, innerhalb eines Tages fast wieder normalisieren, wie es dann auch bei diesem Jungen der Fall war.

Tafel 43: 32jährige Frau

Erscheinungsbild der Zunge

Farbe des Zungenkörpers: insgesamt blaß, nur am Zungengrund gerötet

Form des Zungenkörpers: geschwollen, Zahneindrücke

Belag: dünn, klebrig, insgesamt weiß bis auf den Zungengrund, der geschält ist

Anamnese

Die Patientin litt an Morbus *Addison.* Die im Vordergrund stehenden Symptome und Zeichen waren ausgeprägte Mattigkeit, Verstopfung, Appetitlosigkeit, Hautpigmentierungen, trockene Haut, Nachtschweiß und sujektive Hitzeempfindung im Gesicht, vor allem am Abend. Der Puls war an beiden proximalen Positionen schwach.

Diagnose

Die Rötung und die Schälung des Zungengrundes weisen eindeutig auf eine *Nieren*-Yin-Leere mit Leere/Hitze hin. Bei dieser Zunge handelt es sich jedoch um eine Abweichung vom normalen Verlauf einer Yin-Leere, denn bei der allmählichen Ausbildung der *Nieren*-Yin-Leere ist in der Regel die gesamte Zunge rot und geschält (siehe Kapitel 5). In diesem Fall ist jedoch nur der Zungengrund gerötet und geschält. Eine mögliche Erklärung ist die Tatsache, daß es sich nicht nur um eine Schwäche der Niere im Sinne der chinesischen Medizin handelt, sondern auch um eine echte Nierenerkrankung aus der Sicht der Schulmedizin (die Nebennierenrinde gehört zur Niere). Die Diagnose der *Nieren*-Leere wird durch den an beiden proximalen Positionen schwachen Puls und durch weitere Symptome, wie Nachtschweiß, trockene Haut, trockener Mund und ausgeprägte Müdigkeit, erhärtet.

Tafel 44: 30jährige Frau

Erscheinungsbild der Zunge

Farbe des Zungenkörpers: normal, rote Punkte im vorderen Anteil

Form des Zungenkörpers: etwas dünn, Zahneindrücke

Belag: stellenweise geschält („Landkartenzunge“)

Anamnese

Diese Patientin litt an Sarkoidose, die sich in folgenden klinischen Symptomen manifestierte: trockener Husten, Kurzatmigkeit, Keuchen, trockener Hals und Nachtschweiß. Der Puls war oberflächlich und leer.

Diagnose

Alle Symptome und Zeichen sind Ausdruck einer *Lungen*-Yin-Leere: trockener Husten, trockener Hals, Kurzatmigkeit und Nachtschweiß. Auch die oberflächlich-leere Beschaffenheit des Pulses weist auf eine Yin-Leere hin.
Die Zahneindrücke legen den Verdacht auf *Milz*-Qi-Leere nahe, während der stellenweise geschälte Belag auf eine *Magen*-Yin-Leere hindeutet. Somit spiegelt die Zunge zwei Muster wider (*Milz*-Yin-Leere und *Magen*-Yin-Leere), die sich nicht in den Symptomen offenbaren und dennoch mit der Pathologie dieses Zustandes in engem Zusammenhang stehen. Denn nach der Fünf-Elemente-Lehre sind *Milz* und *Magen* die „Mutter" der *Lunge*, so daß die Leere ersterer häufig die Grundlage für Leere-Muster der *Lunge* bilden. Insbesondere die *Magen*-Yin-Leere ist häufig Auslöser für eine *Lungen*-Yin-Leere.

Tafel 45: 45jähriger Mann

Erscheinungsbild der Zunge

Farbe des Zungenkörpers: blaß

Form des Zungenkörpers: geschwollen, Zahneindrücke, *Magen-Herz*-Riß

Belag: gesamter Belag klebrig und weiß, gelblich im Zentrum auf der zum Zungengrund gewandten Seite

Anamnese

Dieser Patient litt seit vielen Jahren unter schweren Angstzuständen. Vor fünfzehn Jahren hatte man begonnen, ihn mit Tranquilizern zu therapieren, seitdem war er davon abhängig. Seine Ängste wurden schlimmer, so daß er zunehmend zu höheren Dosen greifen mußte. Schließlich versuchte man, ihn komplett zu entziehen, hierbei erlitt er einen Nervenzusammenbruch. Danach nahm er erneut Tranquilizer ein, wenn auch in einer geringeren Dosis. Zu diesem Zeitpunkt kam er in meine Sprechstunde.
Die schweren Angstzustände des Mannes manifestierten sich in Herzjagen, Schwitzen und Zittern. Er litt an Schlaflosigkeit und häufigem Stuhlgang. Eine Besonderheit seiner Angstzustände lag darin, daß sie immer dann stärker wurden (er „zerbrach in Stücke"), wenn seine in derselben Stadt wohnende Schwester in Ferien ging.

Diagnose

Die stark geschwollene Zunge und der klebrige Belag lassen eindeutig auf Schleim schließen. Die Blässe des Zungenkörpers und die Zahneindrücke signalisieren *Milz*-Qi-Leere, auf deren Grundlage es offensichtlich zur Schleimbildung gekommen ist. Seine Angstzustände sind also auf Schleim zurückzuführen, der den Geist blockiert und verwirrt.

Tafel 46: 53jährige Frau

Erscheinungsbild der Zunge

Farbe des Zungenkörpers: blaß

Form des Zungenkörpers: geschwollen, vor allem im vorderen Abschnitt, Zahneindrücke

Belag: klebrig und weiß auf der ganzen Zunge

Anamnese

Die Patientin war manisch-depressiv. Während der depressiven Phasen fühlte sie sich vollkommen niedergeschlagen und sehr müde, während der manischen Phasen stürzte sie sich mit Begeisterung in hektische Aktivitäten, ohne irgend etwas zum Abschluß zu bringen. Ansonsten fror sie ständig und war dauernd müde, darüber hinaus litt sie an Durchfällen.

Diagnose

Auch hier handelt es sich um eine Obstruktion bzw. Blockade des Geistes durch Schleim. Der geschwollene Zungenkörper und der klebrige Belag sind eindeutige Indizien auf die Existenz des Schleims. Die blasse Färbung des Zungenkörpers und die Zahneindrücke sind als Hinweise auf *Milz*-Qi-Leere zu werten, die ihrerseits die Grundlage für die Schleimentstehung bildet.

Tafel 47: 28jähriger Mann

Erscheinungsbild der Zunge

Farbe des Zungenkörpers: rot, Spitze stärker gerötet mit roten Punkten

Form des Zungenkörpers: etwas steif

Belag: dick, gelb, trocken

Feuchtigkeit: sehr trocken

Anamnese

Der Patient klagte über Schlaflosigkeit, Angst und subjektives Hitzegefühl. Bei näherer Befragung stellte sich heraus, daß er darüber hinaus an Verstopfung, Durst und Herzjagen litt. Der Puls war voll und etwas überflutend in der linken distalen Position.

Diagnose

Diese Zunge ist ein klassisches Beispiel für Fülle/Hitze: Sie ist rot und hat einen gelben Belag mit Wurzel, der sehr trocken ist. Die stärker gerötete Zungenspitze mit roten Punkten läßt die Zuordnung der Fülle/Hitze zum Funktionskreis *Herz* zu. Der dicke, gelbe und trockene Belag (und die Verstopfung) machen deutlich, daß die Hitze auch den *Magen* und den *Darm* betrifft, denn der Belag spiegelt mehr den Zustand der Yang-Organe als den der Yin-Organe wider. Der Zungenkörper ist etwas steif, da die Hitze bereits die Körperflüssigkeiten in Mitleidenschaft gezogen hat, bestätigt wird dies durch die ausgeprägte Trockenheit.
Die weiteren Symptome, wie Herzjagen, Angst, Schlaflosigkeit und Hitzeempfindung, sind eindeutige Hinweise auf *Herz*-Feuer.
Eine solche Zunge mit roten Punkten auf einer leuchtend roten Zungenspitze legt immer den Verdacht auf eine schwere emotionale Störung als Ursache des Musters nahe, wie es auch bei diesem Patienten zutraf.

Tafel 48: 72jährige Frau

Erscheinungsbild der Zunge

Farbe des Zungenkörpers: rot

Form des Zungenkörpers: etwas dünn, doch an den Rändern leicht geschwollen, zahlreiche verstreute Risse

Belag: geschält bis auf einen kleinen Bezirk am Zungengrund

Anamnese

Die Patientin hatte ein *Menière*sches Syndrom: Sie litt seit zehn Jahren unter starkem Schwindel, Übelkeit und Tinnitus. Darüber hinaus klagte sie über Durchfälle, Bauchschmerzen, Spannungsgefühl im Abdomen, Kreuzschmerzen und Nachtschweiß. Der Puls war insgesamt dünn, rechts etwas schwächer, und auf der linken Seite leicht gespannt.

Diagnose

Die Rotfärbung des Zungenkörpers und das Fehlen des Belags weisen eindeutig auf eine Yin-Leere mit Leere/Hitze hin. Die Symptome Kreuzschmerzen, Tinnitus und Nachtschweiß legen den Verdacht nahe, daß es sich um eine *Nieren*-Yin-Leere handelt. Der starke Schwindel und die Übelkeit werden durch aufsteigendes *Leber*-Yang bedingt, das seinerseits in der Leere des *Nieren*-Yin seine Ursache hat.
Ein positiver Aspekt ist an dieser Zunge zu vermerken: Sie ist nicht trocken. Dies ist als günstiges Zeichen zu werten, da es deutlich macht, daß die Yin-Leere noch nicht die Körperflüssigkeiten geschädigt hat. Der dünne Zungenkörper bestätigt die Diagnose der Yin-Leere. An der Zunge weist nur die leichte Schwellung der Zungenränder auf eine *Milz*-Leere hin, die sich ansonsten in den Durchfällen manifestiert. Schmerzen und Spannungsgefühl im Abdomen lassen sich durch das auf die *Milz* übergreifende stagnierende *Leber*-Qi erklären. (Das zuletzt genannte Muster läßt sich nur aus den Symptomen und der Pulstastung ableiten, nicht jedoch aus der Untersuchung der Zunge.)

Tafel 49: 54jährige Frau

Erscheinungsbild der Zunge

Farbe des Zungenkörpers: purpurrot, rote Punkte im vorderen Anteil

Form des Zungenkörpers: geschwollen, *Herz*-Riß, Zahneindrücke

Belag: insgesamt klebrig und weiß, innerhalb des Risses im Bereich des Zungengrundes klebrig und gelb (gelbe Dornen), stellenweise geschält, vor allem an den Rändern im vorderen Abschnitt (Thoraxregion)

Anamnese

Die Patientin litt schon seit mehreren Jahren unter Angina pectoris. Folgende Symptome und Zeichen standen im Vordergrund: Druckgefühl und stechende Schmerzen in der Brust, Husten mit gelbem Sputum, Schlaflosigkeit, Nachtschweiß, Hitzeempfindungen am Abend, Mattigkeit, Spannungs- und Völlegefühl im Epigastrium. Ihr Puls war insgesamt gleitend, doch in der Tiefe, besonders links, fand sich ein Leere-Puls.

Diagnose

Es handelt sich hier um einen ziemlich komplexen Fall, dem eine komplizierte Pathologie zugrunde liegt. Im Vordergrund steht die purpurrote Färbung des Zungenkörpers, die auf Hitze und Blut-Stagnation schließen läßt. Rötung und Schälung des vorderen Zungenabschnitts (Thoraxareal) legen den Verdacht nahe, daß Hitze und Blut-Stagnation in erster Linie den Thorax betreffen. Die roten Punkte in diesem Areal weisen auf die Schwere der leere-bedingten *Lungen*-Hitze hin. Die stellenweise geschälten Bereiche sind Ausdruck der Leere des *Magen*-Yin, während der klebrige Belag und die Schwellung des Zungenkörpers schleimbedingt sind. Die gelben Dornen im *Herz*-Riß machen deutlich, daß Schleim-Hitze auf das *Herz* übergegriffen hat. Die Zahneindrücke sind ein Zeichen der *Milz*-Qi-Leere, die für die Schleimbildung verantwortlich zu machen ist.

Auf dieser Zunge spiegelt sich somit eine komplexe Kombination von Fülle- und Leere-Mustern wider: *Milz*-Qi-Leere, *Magen*-Yin- und *Lungen*-Yin-Leere; und Schleim-Hitze-Exzeß, Leere/Hitze und Blut-Stagnation.

Der Schleim manifestiert sich in diesem Fall in Druckgefühl in der Brust, Husten mit gelbem Sputum und Völlegefühl und Spannung im Epigastrium. Die Schmerzen in der Brust sind Ausdruck der Blut-Stagnation; Schlaflosigkeit, Nachtschweiß und Hitzeempfindungen am Abend sind Zeichen der Leere/Hitze, während für die Mattigkeit *Milz*-Qi-Leere verantwortlich zu machen ist.

Tafel 50: 53jährige Frau

Erscheinungsbild der Zunge

Farbe des Zungenkörpers: etwas blaß, besonders an den Rändern

Form des Zungenkörpers: insgesamt leicht geschwollen, stärker im vorderen Anteil; leichte Zahneindrücke

Belag: normal, etwas klebrig

Anamnese

Die Patientin litt unter spät einsetzendem Asthma, also einem Asthma-Typ, der im mittleren Lebensalter einsetzt und nicht mit Ekzemen in Zusammenhang steht. Er ist abzugrenzen gegen das früh einsetzende Asthma, das bereits in der frühen Kindheit beginnt und normalerweise mit allergischen Ekzemen einhergeht. Diese Patientin litt relativ häufig unter Luftnot und mußte sich etwa dreimal täglich mit einem nichtsteroidalen Spray (Ventolin) behelfen. Darüber hinaus klagte sie über Druckgefühl in der Brust und im Epigastrium, zudem fühlte sie sich sehr müde und abgeschlagen. Sie empfand ein Schweregefühl ihres Körpers, ihre Brust schien durch Katarrhe beständig blockiert zu sein. Der Puls war insgesamt gleitend, doch auf der rechten Seite eher schwach.

Diagnose

Die Zunge spiegelt eindeutig den Schleim wider (die Schwellung und der leicht klebrige Belag); die ausgeprägtere Schwellung des vorderen Zungenabschnittes macht deutlich, daß der Schleim die *Lunge* blockiert. Die Zahneindrücke sind ein Hinweis auf *Milz*-Qi-Leere, die für die Schleimbildung verantwortlich ist. Auch die anderen Symptome sind Ausdruck der Schleimansammlung: Druckgefühl und Schwere, Katarrhe der Brust und Keuchen (Luftnot). Der Müdigkeit liegen gleichermaßen Schleim und *Milz*-Qi-Leere zugrunde.

Tafel 51: 45jähriger Mann

Erscheinungsbild der Zunge

Farbe des Zungenkörpers: normal

Form des Zungenkörpers: Seitenabweichung, geschwollen, tiefer *Herz*-Riß

Belag: klebrig, weiß; gelb innerhalb des Risses

Anamnese

Der Patient hatte vor sechs Monaten einen Schlaganfall erlitten; Folge waren eine Hemiplegie und Taubheitsgefühl der Gliedmaßen auf der betroffenen Seite. Die Sprache war etwas verwaschen, insgesamt fühlte er sich sehr müde. Dazu kamen Sehstörungen (verschwommenes Sehen), nächtliche Krämpfe in den Beinen und ein Leere-Puls in der Tiefe.

Diagnose

An der Zunge lassen sich zwei pathogene Faktoren ablesen, die an der Entstehung des Schlaganfalls mitbeteiligt waren. Die Seitenabweichung der Zunge ist eindeutig durch *Leber*-Wind bedingt, während der Schwellung der Zunge und dem klebrigen Belag ohne Zweifel Schleim zugrunde liegt: Wind und Schleim sind die beiden wichtigsten pathogenen Faktoren, die zum Schlaganfall führen. Darüber hinaus muß auch eine gewisse *Milz*-Qi-Leere bestanden haben, welche die Schleimentstehung gefördert hat, und eine *Leber*-Blut- oder *Leber*-Yin-Leere, auf deren Grundlage *Leber*-Wind entsteht. Diese beiden Leere-Zustände lassen sich jedoch nicht an der Zunge ablesen. Sehstörungen, Krämpfe in den Beinen und Pulsbefund (Leere-Puls in der Tiefe) lassen sich aus der *Leber*-Yin-Leere erklären, während die starke Müdigkeit der *Milz*-Qi-Leere zuzuordnen ist.

Tafel 52: 37jähriger Mann

Erscheinungsbild der Zunge

Farbe des Zungenkörpers: normal

Form des Zungenkörpers: tiefe, verstreute Risse, geschwollen, einige Querrisse (*Milz*-Risse) an den Rändern

Belag: kein Belag

Anamnese

Dieser Patient litt an AIDS. Vom Zeitpunkt der Diagnose an war er etwa drei Jahre weitgehend symptomfrei gewesen. In den letzten Monaten jedoch waren rezidivierend mäßiges Fieber und Infekte aufgetreten. Er litt an Hitzeempfindungen und schwitzte nachts stark, dazu kamen trockener Husten und Trockenheit im Hals. Sein Stuhl war sehr dünn, er hatte keinen Appetit und fühlte sich sehr müde. Sein Puls war insgesamt gleitend und leer.

Diagnose

Die Zunge spiegelt deutlich die Leere des *Magen*-Yin wider (sie ist komplett geschält). Die tiefen, verstreuten Risse verdeutlichen das Ausmaß der *Magen*-Yin-Leere. Einige Querrisse an den Rändern lassen auf eine *Milz*-Yin-Leere schließen. Die Schwellung des Zungenkörpers legt den Verdacht auf Feuchtigkeit oder Schleim nahe, die in der *Milz*-Yin-Leere ihre Ursache haben. Seine Symptome jedoch weisen darüber hinaus auf *Lungen*-Yin-Leere (trockener Hals und trockener Husten) hin. Zu den weiteren Symptomen der allgemeinen Yin-Leere gehören Nachtschweiß, Hitzeempfindungen und der gleitende und leere Puls. Lose Stühle, schlechter Appetit und Müdigkeit sind Ausdruck der *Milz*-Qi-Leere.

Tafel 53: 37jähriger Mann (derselbe Patient wie in Tafel 52)

Erscheinungsbild der Zunge

Farbe des Zungenkörpers: rot, vor allem im vorderen Bereich

Form des Zungenkörpers: geschwollen, tiefe Risse

Belag: dicker, klebriger gelber Belag, im vorderen Anteil ohne Wurzel

Anamnese

Diese Aufnahme wurde drei Tage nach der vorangehenden (Tafel 52) gemacht, nachdem eine akute Lungenentzündung ausgebrochen war. Die Form des Zungenkörpers ist noch dieselbe: Schwellung und Risse sind unverändert. Der Zungenkörper hat sich jedoch rot gefärbt als Ausdruck innerer Hitze. Das plötzliche Auftauchen des dicken gelben Belages deutet auf eine Verschlechterung des Zustandes hin infolge der Entwicklung starker innerer Schleim-Hitze in der *Lunge*; die Konzentration dieses Belags auf das vordere Drittel entspricht der Lokalisation der Erkrankung in der *Lunge*. Dieser Belag hat jedoch keine Wurzel, denn zuvor war die Zunge komplett geschält gewesen. Die Tatsache, daß dieser plötzlich auftauchende Belag dick, gelb und ohne Wurzel ist, muß eindeutig als Verschlechterung des Zustandes gewertet werden. Es wäre ein großer Fehler, das Erscheinen eines solchen Belages auf einer zuvor geschälten Zunge als prognostisch günstiges Zeichen anzusehen (siehe Kapitel 7).

Tafel 54: 37jähriger Mann (derselbe Patient wie in den Tafeln 52 und 53)

Erscheinungsbild der Zunge

Farbe des Zungenkörpers: normal bis leicht gerötet, weiße Bläschen im vorderen Abschnitt

Form des Zungenkörpers: geschwollen, tiefe Risse

Belag: kein Belag bis auf verstreute Reste eines wurzellosen Belags

Anamnese

Diese Aufnahme wurde vier Tage nach der vorangehenden (Tafel 53) gemacht. Der Patient hatte sich von der Pneumonie erholt, das Fieber war zurückgegangen.

Diagnose

Die Zunge hat hinsichtlich der Rotfärbung ihr ursprüngliches Aussehen wiedererlangt, doch nun finden sich einige neue Merkmale. Die weißen Bläschen im vorderen Abschnitt weisen auf die Retention von Feuchtigkeit in der *Lunge* hin, offensichtlich ein Relikt der Schleim-Hitze. Die verstreuten Inseln des wurzellosen Belags sind die Reste des ehemals dicken gelben Belags, der im Akutstadium zu sehen war; sie machen deutlich, daß sich noch Reste des pathogenen Faktors im Innern befinden.

Tafel 55: 75jähriger Mann

Erscheinungsbild der Zunge

Farbe des Zungenkörpers: rot, gelbliche Venen an der Unterseite mit purpurnen Venolen

Form des Zungenkörpers: dünn

Belag: kein Belag

Anamnese

Dieser Mann litt an chronisch-rezidivierender Angina pectoris. Die im Vordergrund stehenden Symptome waren Druckgefühl und Schmerzen in der Brust, Belastungsdyspnoe, Hitzeempfindung, Durst und ein gespannter Puls.

Diagnose

Die Zungenunterseite zeigt eine Rötung des Zungenkörpers als Hitze-Zeichen. Die Venen spiegeln jedoch in den Oberen Erwärmer aufsteigende Feuchtigkeit wider, während die purpurnen Venolen Ausdruck einer Blut-Stagnation sind. Der Zustand dieses Patienten, der in der chinesischen Medizin als „schmerzhafte Obstruktion der Brust" bezeichnet wird, ist also die Folge einer durch Schleim und Blut-Stagnation bedingten Obstruktion des thorakalen Qi.

Tafel 56: 28jährige Frau

Erscheinungsbild der Zunge

Farbe des Zungenkörpers: blaß, naß

Form des Zungenkörpers: leicht geschwollen

Belag: kein Belag

Anamnese

Die Patientin litt vordergründig nur an einer von ihr beklagten großen Erschöpfung. Bei weiterem Nachfragen ergab sich, daß ihre Menstruation äußerst spärlich war und jeweils nur einen Tag dauerte. Häufig fühlte sie sich benommen, von Zeit zu Zeit sah sie nur noch verschwommen. Sie hatte wenig Appetit, ihr Stuhl war in der Regel dünn, und sie fror ständig. Rechts war der Puls schwach, links dünn.

Diagnose

Die blasse und geschälte Zunge (wie ein „gerupftes Huhn") ist ein deutliches Zeichen einer schweren Blut-Leere, die sich darüber hinaus in spärlicher Menstruation, Erschöpfung, Benommenheit, verschwommenem Sehen und dünnem Puls manifestiert. Die Nässe der Zunge widerspricht dieser Diagnose insofern, als die Zunge bei Blut-Leere eigentlich trocken sein müßte. Die Zunge ist hier jedoch naß, da bei der Patientin auch eine *Milz*-Yang-Leere vorliegt, wie auch durch das Frieren, die losen Stühle, den fehlenden Appetit und den schwachen Puls deutlich wird.

Tafel 57: 38jährige Frau

Erscheinungsbild der Zunge

Farbe des Zungenkörpers: normal, am Zungengrund rot, etwas trocken

Form des Zungenkörpers: vor allem im vorderen Abschnitt leicht geschwollen, Querrisse (*Milz*-Risse) an den Rändern

Belag: stellenweise geschält („Landkartenzunge"), am Zungengrund fehlt der Belag

Anamnese

Die Patientin litt an Migräne und Verdauungsstörungen. Ihre Migräne war durch stechende Schmerzen an den Schläfen, begleitet von Schwindel und Übelkeit, charakterisiert. Die Verdauung war schlecht, sie litt an Verstopfung (wobei die Stuhlportionen normal groß waren) und an Schmerzen und Spannungsgefühl im Abdomen.

Diagnose

Es handelt sich hier um ein komplexes Krankheitsbild, wobei das Erscheinungsbild der Zunge und die klinischen Manifestationen auf verschiedene Aspekte des Störungsmusters hinweisen. Die Zunge spiegelt die Leere des *Magen*- und *Nieren*-Yin wider: Der stellenweise geschälte Belag ist ein Indiz auf *Magen*-Yin-Leere, während der am Zungengrund fehlende Belag Ausdruck der *Nieren*-Yin-Leere ist. Die Querrisse an den Zungenrändern lassen darüber hinaus eine *Milz*-Yin-Leere vermuten, die Schwellung ist auf *Milz*-Qi-Leere zurückzuführen.
Die Symptome weisen auf aufsteigendes *Leber*-Yang (stechende Migräne-Kopfschmerzen an den Schläfen mit Schwindel und Übelkeit) und eine gewisse *Leber*-Qi-Stagnation (Schmerzen und Spannungsgefühl im Abdomen) hin. Die Verstopfung ist auf Yin-Leere zurückzuführen; auch eine *Leber*-Qi-Stagnation könnte hier ursächlich mitbeteiligt sein, doch dies trifft in diesem Fall nicht zu, da die Stuhlportionen nicht zu klein sind.

Tafel 58: 38jährige Frau (dieselbe Patientin wie in Tafel 57)

Erscheinungsbild der Zunge

Farbe des Zungenkörpers: normal, am Zungengrund leicht gerötet

Form des Zungenkörpers: leicht geschwollen, Querrisse (*Milz*) an den Rändern

Belag: stellenweise geschält

Anamnese

siehe vorheriges Fallbeispiel (Tafel 57).

Diagnose

Diese Aufnahme wurde drei Monate nach der vorangegangenen gemacht, sie zeigt eine deutliche Verbesserung. Die Rotfärbung des Zungengrundes ist etwas abgeblaßt, der Zungenkörper ist weniger trocken, die *Milz*-Risse sind nicht mehr so tief, besonders bedeutsam ist jedoch die Tatsache, daß der Belag am Zungengrund wiedergekehrt ist. Dies sind alles Indizien dafür, daß die Yin-Leere nicht mehr so ausgeprägt ist.

Tafel 59: 72jähriger Mann

Erscheinungsbild der Zunge

Farbe des Zungenkörpers: purpurrot, trocken

Form des Zungenkörpers: geschwollen, lang, tiefe verstreute Risse

Belag: fehlend bis auf einige Flecken eines dicken, gelben Belages ohne Wurzel

Anamnese

Bei diesem Patienten war seit Jahren eine chronisch asthmoide Bronchitis bekannt. Er litt an häufiger Dyspnoe und einem chronischen Husten, bei dem er spärliches, gelbes und zähes Sputum produzierte. Darüber hinaus klagte er über Kreuzschmerzen, Schwindel, Tinnitus, Nachtschweiß und trockenen Hals bei Nacht. Sein Puls war schnell, oberflächlich und leer.

Diagnose

Die Zunge zeigt eine ausgeprägte Yin-Leere von *Magen, Niere* und *Lunge*. Die *Magen*- und *Nieren*-Yin-Leere wird an der roten und geschälten Zunge deutlich, die

Lungen-Yin-Leere offenbart sich dagegen in den großen tiefen Rissen im vorderen Abschnitt der Zunge (*Lungen*-Areal). Diese Befunde werden ergänzt durch den nachts trockenen Hals und den chronischen Husten. Das zuletzt genannte Symptom ist pathognomonisch für Yin-Leere und für Schleim: das spärliche zähe Sputum ist ein Hinweis auf trockenen Schleim, es handelt sich hier um chronischen Schleim, wie er nur bei älteren Menschen mit Yin-Leere und Schleim zu finden ist.
Rückenschmerzen, Schwindel, Tinnitus, Nachtschweiß und der oberflächliche leere Puls bringen die *Nieren*-Yin-Leere deutlich zum Ausdruck.
Die Purpurfärbung der Zunge ist ein Indiz für eine Blut-Stagnation. Wahrscheinlich ist diese in der Brust lokalisiert, wo die chronische Schleim-Retention die Zirkulation von Blut und Qi blockiert hat.
Der dicke gelbe Belag ist Ausdruck der Schleim-Hitze, das Fehlen der Wurzel des Belags macht deutlich, daß hier eine Yin-Leere zugrunde liegt. Ein dicker Belag ohne Wurzel ist prognostisch sehr ungünstig zu werten, denn das Fehlen der Wurzel ist Zeichen der Yin-Leere, während die Dicke des Belags darauf schließen läßt, daß ein starker pathogener Faktor wirksam ist; es handelt sich hier also um ein kombiniertes Muster aus Fülle (Exzeß) und Leere.

ANHANG

I. Differenzierung der Krankheitsmuster nach den Sechs Stadien

Einleitung

Die Differenzierung der Krankheitsmuster nach den Sechs Stadien stellt eines der wichtigsten theoretischen Grundgerüste der klinischen Diagnose und der Praxis in der chinesischen Medizin dar. Die Grundzüge dieser Theorie wurden von dem berühmten Arzt *Zhang Zhong-Jin* in seinem Buch „Discussion of Cold-induced Disorders" (ca. 220 n. Chr.) formuliert. Einerseits liegt der Schwerpunkt dieses Werkes fast ausschließlich auf der Symptomatologie und der Behandlung der durch Kälte verursachten Erkrankungen, andererseits umfaßt es doch auch Grundlegendes, was die klinische Symptomatologie und Behandlungsweise der chinesischen Medizin sowohl von inneren als auch von äußeren bzw. von kälte- als auch von hitze-bedingten Erkrankungen angeht.

Zhang Zhong-Jin wurde während der Han-Dynastie zwischen 158 und 166 v. Chr. geboren. Das Originalwerk über die kälte-bedingten Erkrankungen wurde in sechzehn Bänden veröffentlicht, später wurde es in zwei Teile aufgeteilt: „Discussion of Cold-induced Disorders" und „Essentials of the Golden Cabinet". Teile seines Originalwerkes, die erstmals von *Wang Shu-He*, dem berühmten Pulsdiagnostiker der Jin-Dynastie, veröffentlicht wurden, sind später verlorengegangen. Die heute am meisten verwendete Ausgabe stammt aus der Song-Dynastie (960-1279).

Das Werk „Discussion of Cold-induced Disorders" verschafft einen grundlegenden Überblick über die Diagnose und die Behandlung von Erkrankungen, die durch äußere Kälte hervorgerufen werden und die in der Regel mit Fieber einhergehen. In der Einleitung zu seinem Buch erwähnt *Zhang Zhong-Jin*, daß mehr als zwei Drittel der Bewohner seines Dorfes im Verlauf der letzten zehn Jahre gestorben seien. Siebzig Prozent davon seien fieberhaften Magen-Darm-Erkrankungen zum Opfer gefallen. *Zhangs* bedeutendes Werk stammt also aus einer Zeit, in der Epidemien und verschiedenste Arten von fieberhaften Magen-Darm-Erkrankungen an der Tagesordnung waren. Doch das Werk „Discussion of Cold-induced Disorders" läßt sich durchaus auch auf unsere Zeit und unsere Lebensbedingungen anwenden. Es beschreibt die grundlegenden Merkmale und die Muster verschiedenster Fiebererkrankungen und äußerer Erkrankungen im allgemeinen.

Die klinischen Erscheinungsformen der Erkrankungen, die durch den Angriff äußerer Kälte hervorgerufen werden, hat *Zhang* in sechs Stadien eingeteilt, die den sechs Meridianen entsprechen: Tai Yang (*Dünndarm* und *Blase*); Yang Ming (*Dickdarm* und *Magen*); Shao Yang (Dreifacher Erwärmer und *Gallenblase*); Tai Yin (*Lunge* und *Milz*); Shao Yin (*Herz* und *Niere*) und Jue Yin (*Perikard* und *Leber*). Nur das Tai-

Yang-Stadium spiegelt einen äußeren Zustand wider (Kälte), alle anderen Stadien beziehen sich auf innere Zustände.

Grundlegend für das Verständnis des Fortschreitens einer Erkrankung entsprechend diesen Stadien ist das Konzept der Auseinandersetzung zwischen dem äußeren pathogenen Faktor und dem Qi des Körpers. Die meisten klinischen Erscheinungen sind Ausdruck dieses Kampfes und des ständig wechselnden Kräfteverhältnisses zwischen diesen beiden Faktoren. Ausschlaggebend für das Vorliegen eines Leere- oder Fülle-Musters ist also die relative Schwäche oder Stärke des pathogenen Faktors und des Qi des Körpers.

Ein Fülle-Muster ist durch einen starken pathogenen Faktor charakterisiert, aber auch durch ein relativ starkes Qi. Der Kampf zwischen diesen beiden Kräften bedingt die einigermaßen heftigen Symptome, die typisch sind für ein Fülle-Muster. Ein Leere-Muster dagegen ist durch einen langfristig einwirkenden pathogenen Faktor charakterisiert, und durch die Schwäche des Qi des Körpers, das nicht mehr auf den pathogenen Faktor reagiert. Die Symptome eines Leere-Musters sind viel schwächer ausgeprägt als die eines Fülle-Musters.

Ein weiteres wichtiges Konzept in diesem diagnostischen System ist das der Tiefe einer Erkrankung. Eines der Hauptziele dieses Differenzierungssystems besteht darin, ein Raster zu erstellen, womit die Tiefe einer Erkrankung bestimmt werden kann. In den drei Yang-Stadien ist sie noch einigermaßen oberflächlich, sie betrifft die Yang-Meridiane oder Yang-Organe. In den drei Yin-Stadien ist die Erkrankung bereits tiefer eingedrungen und hat die Yin-Organe befallen. Genau so wie die klinischen Erscheinungen entsprechend der Schwäche oder Stärke des pathogenen Faktors und des Qi des Körpers variieren, so verändern sie sich auch bei zunehmender Tiefe der Erkrankung. In den drei Yang-Stadien dominiert der pathogene Faktor, das Qi des Körpers ist aber noch ziemlich kräftig, wir sehen somit Zeichen von Fülle/Hitze, Behandlungsziel ist die Vertreibung des pathogenen Faktors. In den drei Yin-Stadien ist der pathogene Faktor zwar noch vorhanden, er verliert jedoch an Bedeutung, das Qi des Körpers ist bereits geschwächt, wir finden Zeichen von Leere/Kälte, das Behandlungsziel ist hier die Kräftigung des Qi im Körper.

Diese ins kleinste Detail gehende Herangehensweise an komplexe klinische Erscheinungen ist eine der Stärken der chinesischen Medizin. Sie erlaubt die Identifizierung des vorherrschenden Musters und somit auch die angemessene Behandlung eines bestimmten Zustandes zu einem speziellen Zeitpunkt seiner Entwicklung.

In der nun folgenden Diskussion sollen, wo immer möglich, Parallelen aufgezeigt werden zu schulmedizinischen (westlichen) Diagnosen, wenn sie sich mit den genannten Mustern (zumindest teilweise) decken. Ich möchte jedoch daran erinnern, daß westlich definierte Krankheiten und chinesische Syndrome meistens nicht genau miteinander zur Deckung zu bringen sind. Ein Beispiel: Der Beginn einer einfachen Erkältung könnte mit dem Tai-Yang-Stadium der Differenzierung nach den Sechs Stadien verglichen werden, aber auch mit der Schicht des Abwehr-Qi gemäß der Differenzierung der Vier Schichten oder aber auch mit dem Stadium des Oberen Erwärmers gemäß der Differenzierung nach den Drei Erwärmern. Ebenso kann das Tai-Yang-Stadium mit einer Vielzahl an westlich definierten Erkrankungen in Zusammenhang gebracht werden. Solche Zusammenhänge sollen also nur dann aufgeführt werden, wenn sie für die klinische Praxis von Nutzen sind.

Tai-Yang-Stadium

Das Tai-Yang-Stadium bezeichnet den Beginn einer Erkrankung, die durch einen äußeren Kälte-Angriff hervorgerufen wurde. Nach den Acht Prinzipien handelt es sich um äußere Fülle/Kälte. Leitsymptome sind Abneigung gegen Kälte, außerdem Fieber, Nackensteifigkeit, Kopfschmerzen und ein oberflächlicher Puls.
Die Tai-Yang-Meridiane (die mit *Dünndarm* und *Blase* in Verbindung stehen) beherrschen die äußeren Anteile des Körpers. Es sind die Meridiane, die am oberflächlichsten verlaufen, sie sind reichlich mit Abwehr-Qi versorgt, dessen Funktion darin besteht, das Eindringen von äußeren pathogenen Faktoren zu bekämpfen. Beim Angriff von Wind-Kälte sind die Tai-Yang-Meridiane zuerst betroffen. Das Eindringen äußerer Wind-Kälte blockiert die Zirkulation des Abwehr-Qi, was sich in Schmerzen und Versteifungen im Bereich von Kopf und Nacken (Hinterkopf) äußert, also im Bereich des Verlaufs der Tai-Yang-Meridiane.
Die Auseinandersetzung zwischen äußerer Wind-Kälte und dem Abwehr-Qi geht mit Fieber einher. Wenn sich Wind-Kälte in den Muskeln festsetzt, versucht der Patient, Kälte zu meiden. Sobald äußere Wind-Kälte in die Bereiche des Körpers eindringt, die mit dem Abwehr-Qi in Verbindung stehen, kommt es zu einem Aufwallen sowohl des Abwehr-Qi als auch des Nahrungs-Qi, um dem äußeren pathogenen Faktor entgegenzutreten. Die gesamten Energien des Körpers steigen an die Oberfläche, was am oberflächlichen Puls deutlich wird. Die Farbe des Zungenkörpers bleibt unbeeinflußt, da sich die Erkrankung noch in den äußeren Anteilen des Körpers befindet. Eventuell finden wir einen dünnen weißen Belag im vorderen Abschnitt der Zunge oder an den Zungenrändern, was die äußere Lokalisation der Erkrankung widerspiegelt. Die weiße Farbe des Zungenbelages ist Ausdruck der Kälte-Natur des pathogenen Faktors.
Diese Beschreibung der klinischen Erscheinungen eines äußeren Wind-Kälte-Angriffes ist natürlich stark vereinfacht. In der Praxis ist es durchaus von Bedeutung, zwischen einem Kälte-Angriff und einem Wind-Angriff zu differenzieren, da in jedem einzelnen Falle unterschiedliche Behandlungen zum Tragen kommen, obwohl beispielsweise Fieber und Schmerzen oder Steifigkeit im Bereich von Kopf und Nacken wichtige Symptome beider Muster sind.

Wind-Angriff

Steht Wind gegenüber Kälte im Vordergrund, zeigen sich folgende Symptome: Fieber, Schwitzen, Aversion gegen Zugluft und Wind, Schmerzen und Steifigkeit im Bereich von Kopf und Nacken und ein oberflächlicher, langsamer Puls.
Dieses Syndrom ist durch eine relative Schwäche des Ernährungs-Qi und des

Abwehr-Qi charakterisiert. Hieraus erklärt sich das Schwitzen, denn die Funktion der Poren ist gestört, wenn das Nahrungs-Qi und das Abwehr-Qi in den äußeren Bereichen schwach sind. Es handelt sich jedoch nur um leichtes, nicht um profuses Schwitzen. Da das geschwächte Abwehr-Qi die Muskeln und die Haut nicht mehr ausreichend erwärmt, ist der Patient empfindlich gegenüber Zugluft und Wind. Wind- und Kälteempfindlichkeit ähneln sich grundsätzlich in ihrem Charakter, sie unterscheiden sich jedoch in ihrer Intensität. Die Windempfindlichkeit ist weniger stark als die Kälteempfindlichkeit, sie kommt nur dann zum Tragen, wenn sich der Patient im Freien aufhält. Die Kälteempfindlichkeit ist weit stärker und kann sich auch beim Aufenthalt in geschlossenen Räumen äußern.
Der Puls ist oberflächlich, da das Qi des Körpers an die Oberfläche steigt, um den pathogenen Wind zu bekämpfen. Er ist langsam, da das Qi des Körpers relativ schwach ist.
Aus der Perspektive der westlichen Medizin können Erkrankungen wie einfache Erkältungen und Infekte der oberen Atemwege die Merkmale dieses Musters aufweisen.

Kälte-Angriff

Steht die Kälte gegenüber dem Wind im Vordergrund, finden wir folgende klinische Erscheinungen: Fieber, kein Schwitzen, Kälteempfindlichkeit, Schmerzen und Steifigkeit im Bereich von Kopf und Nacken, Lumbalgie, Kurzatmigkeit und ein oberflächlicher, straffer Puls.
Äußere Kälte führt zu einer Blockade der Zirkulation des Qi in Haut und Muskeln, was sich unter anderem in Lumbalgien und Schmerzen im gesamten Körper äußert. Die Lumbalgien insbesondere haben ihre Ursache in einer Stagnation des Qi im Tai-Yang-Meridian im unteren Rückenbereich. Kälte kontrahiert, somit sind die Poren geschlossen, der Patient schwitzt nicht. Die kälte-bedingte Kontraktion beeinträchtigt die verteilende und herabführende Funktion der *Lunge*, somit wird der Patient kurzatmig.
Der Puls ist oberflächlich, da das Qi des Körpers an die Oberfläche tritt, um dem pathogenen Faktor entgegenzutreten; er ist straff aufgrund der kontrahierenden Eigenschaft der Kälte.
Die Kälte in den äußeren Bereichen des Körpers, die geschlossenen Poren und die in ihren Funktionen des Herabführens und Verteilens blockierte *Lunge* lassen sich über eine äußere Entlastung behandeln, indem durch Schwitzenlassen die Poren geöffnet und die Funktionen der *Lunge*, das Herabführen und Verteilen, unterstützt werden.
Die Behandlung eines Kälte-Angriffs muß kräftiger sein als die eines Wind-Angriffs. Letztere sollte etwas milder sein, da der Patient bereits schwitzt und da eine relative Leere des Ernährungs- und des Abwehr-Qi vorliegt. In anderen Worten: Obwohl Wind- und Kälte-Angriff beides Fülle-Muster sind, so haben wir beim Wind-Angriff doch eine Leere-Komponente, da Ernährungs- und Abwehr-Qi relativ schwach sind. Die praktische Bedeutung liegt darin, daß man beim Kälte-Angriff durchaus kräftig behandeln soll, um Schwitzen hervorzurufen (so sollte zum Beispiel bei der Anwendung von Akupunktur eine sedierende Technik angewandt werden). Beim Wind-Angriff sollte dagegen eine etwas mildere Methode zur Anwendung kommen.

Stellen wir Wind-Angriff und Kälte-Angriff noch einmal einander gegenüber, so finden wir folgende Unterschiede im klinischen Erscheinungsbild: Schwitzen beim Wind-Angriff, keines beim Kälte-Angriff. Der Puls ist langsam und oberflächlich beim Wind-Angriff, straff und oberflächlich beim Kälte-Angriff. Bei letzterem finden wir Kurzatmigkeit und Schmerzen im gesamten Körper, diese Symptome treten beim Wind-Angriff nicht auf.
Aus der Sicht der westlichen Medizin weisen Erkrankungen wie die einfache Erkältung, die Grippe oder Pneumonien Erscheinungen auf, die diesem Muster entsprechen.

Yang-Ming-Stadium

Das Yang-Ming-Stadium entwickelt sich aus dem Tai-Yang- oder dem Shao-Yang-Stadium einer äußeren Erkrankung, die durch einen Kälte-Angriff hervorgerufen wurde. Es ist dadurch charakterisiert, daß der pathogene Faktor nach innen vorgedrungen ist, vor allem zum *Magen*- und *Dickdarm*-Meridian (Yang-Ming-Meridiane) bzw. zu den Organen *Magen* und *Dickdarm*. Weiterhin ist dieses Syndrom durch die relative Stärke des pathogenen Faktors und der Energien des Körpers charakterisiert. Die Folge ist ein Fülle-Muster. Zudem hat sich im Yang-Ming-Stadium der pathogene Faktor in Hitze verwandelt.
Obwohl dieses Stadium im Zusammenhang mit der Differenzierung der Sechs Stadien bei Kälte-Krankheiten aufgeführt wird, handelt es sich doch bereits um ein inneres Krankheitsmuster. Daß es durch äußere Kälte verursacht wurde, ist hier nicht von Bedeutung; die klinischen Manifestationen sind gemäß der Analyse *Zhangs* zu interpretieren und entsprechend zu behandeln.
Wir kennen zwei Variationen des Yang-Ming-Stadiums: reine innere Hitze (oder Stadium der Yang-Ming-Meridiane) und innere Hitze mit Verstopfung (oder Stadium der Yang-Ming-Organe).

Stadium der Yang-Ming-Meridiane

Das Stadium der Yang-Ming-Meridiane betrifft ausschließlich die Yang-Ming-Meridiane, nicht aber die Yang-Ming-Organe. Klinisch manifestiert es sich in hohem Fieber, profusem Schwitzen, Durst, einem starken Verlangen nach kaltem Wasser, Rötung des Gesichts, Unruhe, gerötetem Zungenkörper, einem gelben, dicken, trockenen Zungenbelag und einem großen, überflutenden Puls.
Das hohe Fieber ist Ausdruck der heftigen Auseinandersetzung zwischen dem pathogenen Faktor und den Energien des Körpers. Rotes Gesicht und Ruhelosigkeit spiegeln die Hitze wider. Das Schwitzen wird durch innere Hitze bedingt, welche die Flüssigkeiten des Körpers an die Oberfläche treibt. Der Durst und die trockene Zunge haben in der Austrocknung der Körperflüssigkeiten, bedingt durch innere Hitze, ihre Ursache. In diesem Fall ist der Durst ein Leitsymptom, wobei der Patient unbedingt große Mengen kalten Wassers trinken möchte. Der überflutende Puls ist so zu deuten,

daß das Qi des Körpers noch relativ kräftig, der pathogene Faktor stark ist und daß Hitze mit im Spiel ist. Von Bedeutung erscheint es auch, daß die Zeichen der Hitze weniger offensichtlich sind, wenn der Patient stark schwitzt, die Hitze wird durch das Schwitzen gelindert. Die Leitsymptome dieses Stadiums werden auch die „Vier Großen“ genannt, bestehend aus großem (hohem) Fieber, großem (starkem) Durst, großem (profusem) Schwitzen und dem großen Puls.
Aus der Sicht der westlichen Medizin weisen Erkrankungen wie Grippe, Lungenentzündung oder B-Enzephalitis Zeichen dieses Musters auf.

Stadium der Yang-Ming-Organe

Das Stadium der Yang-Ming-Organe betrifft den *Magen* und den *Dickdarm*. Die klinischen Zeichen sind Fieber, das am Nachmittag ansteigt, Verstopfung, Völlegefühl und Bauchschmerzen, die sich bei Druck verschlimmern, Unruhe und Reizbarkeit, geröteter Zungenkörper, ein gelber, dicker, trockener Belag mit Körnern, und ein tiefer, voller Puls. In schweren Fällen kann es bis zum Delirium kommen.
Auch in diesem Stadium ist das Fieber Ausdruck der Auseinandersetzung zwischen dem pathogenen Faktor und den Energien des Körpers. Das Fieber hält den ganzen Tag über an, steigt jedoch am Nachmittag und Abend. Hierin unterscheidet es sich vom Yin-Leere-Fieber, das sich in der Regel nur am Nachmittag und am Abend zeigt. Verstopfung, Völlegefühl und Bauchschmerzen sind die Folge der pathogenen Hitze, die die Körperflüssigkeiten ausgetrocknet hat. Der im Darm verbleibende ausgetrocknete Stuhl blockiert die freie Zirkulation des Qi, was zu einer weiteren Verschlimmerung der Schmerzen führt. Innere Hitze zieht den Geist in Mitleidenschaft, was zu Reizbarkeit und Unruhe, oder sogar bis zum Delirium führen kann. Der trockene Zungenbelag ist Ausdruck des Verbrauches der Körperflüssigkeiten, der tiefe Puls spiegelt die innere Obstruktion durch den ausgetrockneten Stuhl wider. In diesem Stadium ist der Zungenbelag dicker als im Stadium der Yang-Ming-Meridiane.
Gemeinsamkeiten der Stadien der Yang-Ming-Organe bzw. -Meridiane sind innere Hitze mit Fieber, Durst und ein gelber, trockener Zungenbelag. Die deutlichen Unterschiede zwischen den beiden Stadien sind folgende: Im Stadium der Meridiane finden wir profuses Schwitzen und einen großen Puls. Das Stadium der Organe äußert sich in Verstopfung, Völlegefühl, Bauchschmerzen und einem tiefen Puls. Zur Behandlung des Stadiums der Meridiane sollte man die Hitze vertreiben, bei der Behandlung des Stadiums der *Organe* muß neben der Vertreibung der Hitze auch die Verstopfung in die Behandlung miteinbezogen werden.
Aus der Sicht der westlichen Medizin wären Erkrankungen wie Grippe, Pneumonie und Enteritis mit diesem Syndrom zu vergleichen.

Shao-Yang-Stadium

Das Shao-Yang-Stadium entwickelt sich in der Regel aus dem Tai-Yang-Stadium, wenn der pathogene Faktor in den *Gallenblasen*-Meridian eindringt (meistens handelt es sich um Hitze, die aus Kälte entstanden ist). Tai Yang entspricht dem Außen, Yang Ming dem Innen, Shao Yang ist eher dem Halb-außen-halb-innen zuzuordnen. Das Shao-Yang-Stadium steht also für eine mittlere Lokalisation des pathogenen Faktors zwischen Innen und Außen.

Symptome sind Wechsel zwischen Frösteln und Fieber, Druckgefühl im Bereich der Rippen und Völlegefühl im Hypochondrium, stumpfer Gesichtsausdruck, Appetitlosigkeit, Reizbarkeit, trockener Hals, Übelkeit, bitterer Mundgeschmack, Sehstörungen, ein weißer, schlüpfriger Zungenbelag ausschließlich auf der rechten Seite und ein gespannter Puls.

Hier spiegelt der Wechsel zwischen Fieber und Frösteln die Auseinandersetzung zwischen dem pathogenen Faktor und den Energien des Körpers wider. Die Abgrenzung gegenüber dem Fieber mit Abneigung gegen Kälte, wie wir sie im Tai-Yang-Stadium gesehen haben, ist sehr wichtig. Im Tai-Yang-Stadium bestehen das Fieber und die Abneigung gegen Kälte gleichzeitig nebeneinander, während im Shao-Yang-Stadium Fieber und Schüttelfrost abwechselnd nacheinander auftreten. Druckgefühl im Bereich der Rippen und Völlegefühl im Hypochondrium sind die Folge der Stagnation des Qi im *Gallenblasen*-Meridian, das durch den pathogenen Faktor blockiert wird. Der Patient zeigt einen stumpfen Gesichtsausdruck, da in den Shao-Yang-Meridianen das Qi nicht mehr richtig zirkulieren kann. Die Appetitlosigkeit wird durch die Ansammlung von innerer Hitze im Shao Yang verursacht, die eine Störung des *Magen*-Qi nach sich zieht. Bitterer Mundgeschmack, trockener Hals und Sehstörungen stehen mit dem Aufflackern der *Gallenblasen*-Hitze im Zusammenhang. Der auf die rechte Zungenhälfte beschränkte weiße, schlüpfrige Zungenbelag spiegelt die Tatsache wider, daß der pathogene Faktor zwischen Innen und Außen lokalisiert ist. Der gespannte Puls zeigt, daß sich der pathogene Faktor im Bereich des *Gallenblasen*-Meridians befindet. Leitsymptome sind der Wechsel zwischen Frösteln und Fieber, Völlegefühl im Hypochondrium, Appetitlosigkeit und ein bitterer Mundgeschmack.

Aus der Sicht der westlichen Medizin zeigen Erkrankungen wie Grippe, Mononukleose und Malaria dem Shao-Yang-Syndrom entsprechende Symptome. Zu erwähnen sind hier auch grippeähnliche Virusinfektionen, die sich über Wochen mit Frösteln und Fieberschüben hinziehen.

Tai-Yin-Stadium

Das Tai-Yin-Stadium bezeichnet das Eindringen des pathogenen Faktors in tiefere energetische Schichten, so daß die Yin-*Organe* mitbetroffen sind. In den drei Yang-Stadien werden nur die Yang-*Organe* oder Meridiane in Mitleidenschaft gezogen. Die drei Yin-Stadien sind im allgemeinen, aber nicht ausschließlich, durch Leere und Kälte charakterisiert.

Zum Tai-Yin-Stadium gehört das Eindringen von Kälte in den Mittleren Erwärmer (die *Milz*) und die *Milz*-Leere. Klinische Manifestationen sind Völlegefühl im Abdomen, Erbrechen, Appetitlosigkeit, Durchfälle, fehlender Durst, blasser Zungenkörper und weißer Zungenbelag und ein tiefer, langsamer Puls.

Dieses Stadium wird bei zugrundeliegender *Milz*-Yang-Leere durch einen direkten Kälte-Angriff auf die *Milz* verursacht. Bei *Milz*-Yang-Leere sind Umwandlungs- und Transportfunktion der *Milz* beeinträchtigt, was zu Völlegefühl im Abdomen, Erbrechen, Durchfall und Appetitlosigkeit führt. Die abdominellen Beschwerden werden durch Druck etwas gelindert. Der fehlende Durst ist Ausdruck des Kälte-Syndroms, ebenso die blasse Zunge und der langsame Puls.
Aus der Sicht der westlichen Medizin zeigen Erkrankungen wie virale Infektionen des Magen-Darm-Traktes die zu diesem Muster gehörenden Symptome.

Shao-Yin-Stadium

Auch beim Shao-Yin-Syndrom handelt es sich um ein inneres Muster, das die Yin-Organe, hier in erster Linie *Herz* und *Niere*, betrifft. Zwei Muster sind innerhalb des Shao-Yin-Syndroms zu unterscheiden: Verwandlung in Kälte (Shao-Yin-Kälte) und Verwandlung in Hitze (Shao-Yin-Hitze).

Shao-Yin-Kälte

Shao-Yin-Kälte manifestiert sich in Frösteln, Abneigung gegen Kälte, Antriebslosigkeit und Schläfrigkeit, kalten Gliedmaßen, Durchfällen mit Anteilen unverdauter Nahrung, fehlendem Durst, dem Bedürfnis nach warmen Flüssigkeiten, reichlich klarem Urin, einem blassen Zungenkörper und einem tiefen, dünnen Puls. In diesem Stadium liegt der Patient meistens in eingerollter Stellung.
Abneigung gegen Kälte, Kälte der Gliedmaßen, Antriebslosigkeit und die eingerollte Körperhaltung beim Liegen sind alles Anzeichen einer Yang-Leere. Dem gesamten Syndrom liegt vor allem eine *Nieren*-Yang-Leere zugrunde, die zum Beispiel auf die *Milz* übergreifen und für die Durchfälle mitverantwortlich sein kann. Reichlich klarer Urin spiegelt innere Kälte wider, der dünne Puls ist Ausdruck einer inneren Leere.

Shao-Yin-Hitze

Shao-Yin-Hitze manifestiert sich in Fieber, Reizbarkeit, Schlaflosigkeit, Trockenheit in Mund und Hals, spärlichem, gelbem Urin, einer roten Zunge ohne Belag, und einem dünnen, schnellen Puls.
Das Stadium ist durch *Nieren*-Yin-Leere charakterisiert. Fieber und Trockenheit von Mund und Hals sind ebenso eine Folge der *Nieren*-Yin-Leere wie Schlaflosigkeit und Reizbarkeit. Die zuletzt genannten Symptome erklären sich daraus, daß die *Nieren*-Yin-Leere zu leere-bedingter Hitze im *Herzen* geführt hat, die ihrerseits wiederum den Geist in Mitleidenschaft gezogen hat. Der spärliche, gelbe Urin, die rote Zunge und der schnelle Puls sind Ausdruck von Leere/Hitze, die die Austrocknung der Flüssigkeiten des Körpers nach sich zieht.

Jue-Yin-Stadium

Obwohl das Jue-Yin-Stadium häufig mit Problemen im Bereich von *Perikard* und *Leber* in Verbindung steht, ist es auch an manchen anderen pathologischen Vorgängen beteiligt. Es handelt sich um ein Syndrom, in dem Kälte und Hitze nebeneinander auftreten, darüber hinaus umfaßt es durch Parasitenbefall verursachte Erkrankungen. Klinische Manifestationen sind anhaltender Durst, das Gefühl einer in die Brust aufsteigenden Energie, Schmerzen und Hitzegefühl in der Brust, Hungergefühl ohne ein echtes Bedürfnis zu essen, kalte Gliedmaßen, Durchfälle und Erbrechen (einschließlich des Erbrechens von Rundwürmern).
Der anhaltende Durst ist durch *Leber*-Hitze bedingt, die die Körperflüssigkeiten verzehrt. Das Gefühl der in die Brust aufsteigenden Energie, die Schmerzen und das Hitzegefühl in der Brust sind durch das Aufsteigen des *Leber*-Yang zu erklären. Hunger ohne echtes Bedürfnis zu essen, Erbrechen und Durchfälle werden durch *Leber*-Hitze und durch Kälte-Retention in *Magen* und *Darm* verursacht. Die *Leber*-Hitze macht den Patienten zwar hungrig, die Kälte in *Magen* und *Darm* unterdrückt jedoch das Bedürfnis des Patienten zu essen. Das Erbrechen von Rundwürmern ist eine Folge der Kälte im *Darm*, da sich Würmer daran nicht anpassen können. Wir sehen eine Trennung der Yin- und der Yang-Energien voneinander, das Yang steigt auf in die oberen Anteile des Körpers und zieht sich aus den Extremitäten zurück, womit die Kälte der Gliedmaßen zu erklären ist.
Insgesamt ist dieses Syndrom durch eine Vielzahl sich widersprechender Zeichen von Leere/Kälte und Fülle/Hitze charakterisiert. Zeichen der Leere/Kälte sind das fehlende Bedürfnis zu essen, Erbrechen, Durchfälle und die kalten Gliedmaßen. Die Fülle/Hitze zeigt sich in anhaltendem Durst, Schmerzen in der Brust, dem Gefühl der in die Brust aufsteigenden Energie und Hunger.

II. Differenzierung der Krankheitsmuster nach den Vier Schichten

Einleitung

Die Differenzierung der Krankheitsmuster nach den Vier Schichten befaßt sich mit Fiebererkrankungen, die durch äußere Hitze hervorgerufen wurden. Sie wurde in der frühen Qing-Dynastie von *Ye Tian-Shi* entwickelt, obwohl Elemente dieses Konzeptes bereits im „Inner Classic“ und in „Discussion of Cold-induced Disorders“ zu finden sind.
Ye Tian-Shi, der wichtigste Vertreter dieser Schule, wurde im Jahre 1667 in der Stadt Suzhou geboren, er starb im Jahre 1746. In dieser Zeit waren Infektionskrankheiten in China weit verbreitet, aus der Sicht der chinesischen Medizin werden diese Erkrankungen durch äußere Hitze hervorgerufen. *Ye Tian-Shi* war der berühmteste Arzt der frühen Qing-Dynastie. Er schrieb mehrere Bücher, wobei „Discussion of Warm-Febrile Diseases“ (1) und „Clinical Guide of Case Histories“ (2) die bedeutendsten sind. *Ye Tian-Shi* war nicht nur eine Autorität auf dem Gebiet der durch äußere Hitze hervorgerufenen Erkrankungen, wie er durch die Entwicklung der Differenzierung der Krankheitsmuster nach den Vier Schichten bewiesen hatte, sondern er war auch ein Spezialist in der Behandlung von Masern und Kinderkrankheiten.
Ein weiteres Buch von ihm hat den Titel „Essentials of Pediatrics“ (3) (dt.: Grundzüge der Kinderheilkunde).
Die Differenzierung nach den Vier Schichten ist ausschließlich den Wärme- und Fiebererkrankungen gewidmet, d. h. den Erkrankungen, die durch äußere Hitze verursacht werden, sie sind durch folgende Aspekte charakterisiert:

- Sie werden immer durch äußere Hitze oder Wind-Hitze verursacht.
- Sie gehen immer mit Fieber als Hauptsymptom einher.
- Die Hitze ist sehr stark und neigt dazu, die Körperflüssigkeiten zu verbrennen und das Yin zu schädigen.
- Sie sind ansteckend.
- Der pathogene Faktor tritt über Mund oder Nase ein.

Es gibt natürlich auch Fiebererkrankungen, die durch äußere Kälte hervorgerufen werden, ihre Analyse beruht auf der Sechs-Stadien-Differenzierung und wurde bereits in Teil I des Anhangs behandelt.
Basis der Vier-Schichten-Differenzierung ist das Konzept der vier energetischen Schichten des Körpers. Diese vier Schichten (oder Stufen) sind jede für sich durch einen speziellen Energietyp charakterisiert, bezeichnet werden sie als Schicht des Abwehr-Qi, Schicht des Qi, Schicht des Ernährungs-Qi und Schicht des Blutes.
Nach der Tiefe geordnet, ist die Schicht des Abwehr-Qi die oberflächlichste und die

Schicht des Blutes die tiefste. In diesem Differenzierungssystem ist jede energetische Schicht durch ein komplexes Muster an Symptomen charakterisiert. Hat der Arzt die energetische Schicht, in der sich die Krankheit befindet, identifiziert, wird die angemessene Behandlung eingeleitet.
Obwohl das Differenzierungssystem für äußere Erkrankungen entworfen wurde, so ist es dennoch auch auf hitze-bedingte innere Erkrankungen anwendbar, denn die Hitze ist gewissermaßen internalisiert, sobald sie die Schicht des Abwehr-Qi und die Schicht des Qi durchdrungen hat.

Schicht des Abwehr-Qi (Abwehrschicht)

In der Schicht des Abwehr-Qi können sich vier verschiedene Muster manifestieren: Wind-Hitze, Sommer-Hitze, feuchte Hitze und trockene Hitze. Diese vier Muster haben zwar unterschiedliche klinische Erscheinungsformen, doch im Initialstadium weisen alle vier die Zeichen eines äußeren Wind-Hitze-Angriffs auf. Aus diesem Grund wird sich die nun folgende Darstellung der klinischen Erscheinungen hauptsächlich auf die Zeichen und Symptome des Wind-Hitze-Angriffs beziehen.
Ein Angriff äußerer Hitze betrifft primär die Abwehrschicht als oberflächlichste Schicht, es handelt sich also um ein Stadium, in dem sich die Symptome und Zeichen in der energetischen Schicht des Abwehr-Qi manifestieren. Dies entspricht in etwa dem Tai-Yang-Stadium der Sechs-Stadien-Differenzierung bis auf die Tatsache, daß es sich beim pathogenen Faktor hier um Hitze und nicht um Kälte handelt. Das Stadium der Abwehrschicht ist durch die Beeinträchtigung des Abwehr-Qi bzw. der Abwehrenergie charakterisiert. Die vier wichtigsten Funktionen des Abwehr-Qi sind: Abwehr von äußeren pathogenen Faktoren; Erwärmung und Ernährung von Haut und Muskeln; Kontrolle über Haut, Haare und das Öffnen und Schließen der Poren; und die Herstellung der Verbindung mit dem *Lungen*-Qi. Im Stadium der Abwehrschicht sind alle genannten Funktionen beeinträchtigt, was ein spezifisches klinisches Bild nach sich zieht.
Die klinischen Erscheinungen umfassen Fieber, Aversion gegen Kälte und Wind, fehlendes oder nur leichtes Schwitzen, Kopfschmerzen, Husten, Halsschmerzen, Durst, einen an der Spitze und an den Rändern leicht geröteten Zungenkörper, einen dünnen, weißen Zungenbelag und einen oberflächlichen, schnellen Puls.
Das in diesem Stadium zu beobachtende Fieber ist Ausdruck der Auseinandersetzung zwischen der äußeren pathogenen Hitze und dem Abwehr-Qi. Die Aversion gegen Wind und Kälte wird durch die Beeinträchtigung der Funktionen des Abwehr-Qi, hier das Erwärmen und Ernähren von Haut und Muskeln, bedingt. Da das Abwehr-Qi auch seiner Funktion der Kontrolle über das Öffnen und Schließen der Poren nicht mehr richtig nachkommen kann, findet sich gar kein oder nur leichtes Schwitzen. Die (vor allem okzipitalen) Kopfschmerzen werden durch die Blockade der Zirkulation des Abwehr-Qi verursacht. Auch der Husten wird durch die Blockade der Zirkulation des Abwehr-Qi hervorgerufen, da hier auch die herabführende Funktion der *Lunge* in Mitleidenschaft gezogen wird. Die Halsschmerzen sind eine Folge der Hitze im *Lungen*-

Meridian, der Durst erklärt sich aus der hitze-bedingten Austrocknung der Körperflüssigkeiten. Die leichte Rötung von Zungenspitze und -rändern spiegelt das Eindringen der Hitze in die äußeren energetischen Schichten wider. Der oberflächliche Puls ist Ausdruck der Auseinandersetzung zwischen dem Abwehr-Qi und dem äußeren pathogenen Faktor; die Schnelligkeit des Pulses ist ein weiterer Hinweis auf Hitze.
Aus der Sicht der westlichen Medizin weisen folgende Erkrankungen Merkmale dieses Musters auf: Infektionen der oberen Atemwege (vor allem in Verbindung mit Halsschmerzen), Tonsillitis, Frühstadien bei Pneumonien und Masern.

Schicht des Qi

Im zweiten Schritt dringt der äußere pathogene Faktor, die Hitze, in die Schicht des Qi ein. In diesem Zusammenhang steht der Begriff „Qi" nicht für einen speziellen Typ des Qi; die Bezeichnung ist vielmehr so zu verstehen, daß die äußere Hitze in die nächsttiefere Schicht vorgedrungen ist. Der Begriff der Schicht des Qi soll hier vor allem zwei Dinge verdeutlichen: erstens, daß der Körper noch über gute Abwehrkräfte verfügt, und zweitens, daß die normale Funktion der *Organe* bereits durch den pathogenen Faktor in Mitleidenschaft gezogen wurde, wenn auch nicht allzu schwerwiegend.
Folgende fünf Muster stehen mit dem Stadium des Qi in Zusammenhang: Hitze in der Brust und im Zwerchfell, Hitze im *Magen*-Meridian, trockene Hitze im *Darm*, feuchte Hitze in *Magen* und *Milz*, und Hitze im *Gallenblasen*-Meridian.

Hitze in Brust und Zwerchfell

Klinisch manifestiert sich die Hitze in Brust und Zwerchfell in Fieber, fehlender Abneigung gegen Kälte, Hitzeempfindungen, Kurzatmigkeit, Husten mit gelbem oder rostrotem purulentem Sputum; dazu kommen quälendes Brennen im Epigastrium, Durst, ein gleitender und schneller Puls und eine rote Zunge mit dickem gelben Belag (Tafel 41).
Die meisten klinischen Erscheinungen spiegeln die Ansammlung äußerer Hitze in der Brust und im Zwerchfell wider, was zur Qi-Blockade in diesem Bereich führt. Das Fieber ist nicht sehr hoch. Der gelbe Zungenbelag ist Ausdruck dafür, daß die Erkrankung über die Abwehrschicht hinaus tiefer eingedrungen ist. Der Belag ist jedoch nur leicht gelb, manchmal noch teilweise weiß. Der Patient ist durstig, da die Hitze die Flüssigkeiten der Körpers ausgetrocknet hat. Doch auch der Durst ist nicht allzu stark. Der produktive Husten hat seine Ursache in der durch die Hitze gestörten (*Lungen*-) Funktion des Herabführens.
Aus der Sicht der westlichen Medizin können Erkrankungen wie akute Bronchitis, Pneumonie und Lungenabszeß Merkmale dieses Musters aufweisen.

Hitze im Magen-Meridian

Klinische Erscheinungen der Hitze im *Magen*-Meridian sind hohes Fieber, fehlende Kälteaversion, profuses Schwitzen, Aversion gegen Hitze, Durst, ein gelber, trockener Zungenbelag auf einer roten Zunge und ein schneller, überflutender Puls.

Hier handelt es sich um ein Muster mit sehr starker Hitze, auch wenn das Qi des Körpers noch relativ stark ist. Das hohe Fieber ist Ausdruck des Kampfes zwischen der äußeren Hitze und dem Qi des Körpers. Das in diesem Fall profuse Schwitzen entsteht durch hitze-bedingte Verdampfung im Innern. Durst und gelber, trockener Zungenbelag sind Folgen des hitze-bedingten Verbrauchs der Köperflüssigkeiten. Der Durst ist so heftig, daß der Patient nach kaltem Wasser lechzt. Der überflutende und schnelle Puls spiegelt die Hitze im Innern wider. Dieses Muster ist vergleichbar mit dem Stadium der Yang-Ming-Meridiane der Sechs-Stadien-Differenzierung, wie es in Anhang I beschrieben wurde.
Nach der westlichen Medizin entsprechen Erkrankungen wie Grippe, Pneumonie und Enzephalitis diesem Muster.

Hitze im Darm

Trockene Hitze im *Darm* manifestiert sich in hohem Fieber am Nachmittag, Verstopfung, Brennen am Anus, Spannungs- und Völlegefühl mit Schmerzen im Abdomen, die sich bei Druck verschlimmern, in Reizbarkeit, einem Gefühl der Schwäche, in roter Zunge mit dickem, intensiv gelb, braun oder schwarz gefärbtem Belag und in einem tiefen, vollen und schnellen Puls.
Im Grunde ist das Muster mit dem Yang-Ming-Organ-Stadium der Sechs Stadien vergleichbar. Es ist durch starke Hitze in den *Därmen* charakterisiert, die zur Austrocknung des Stuhles und somit zu Verstopfung und Bauchschmerzen führt. Es hat Feuer-Eigenschaften (Feuer ist hier gegen Hitze abzugrenzen), wie sie in Kapitel 8 beschrieben werden. Feuer trocknet den Stuhl stärker aus als Hitze, woraus sich die Verstopfung und die äußerst trockene Zunge erklären. Feuer zieht auch den Geist in Mitleidenschaft, so daß wir Reizbarkeit oder sogar delirante Zustände finden. Der tiefe, volle Puls spiegelt die Tatsache wider, daß Feuer im Vergleich zur Hitze tiefer lokalisiert ist.
Aus der Sicht der westlichen Medizin wäre dieses Muster mit fieberhaften Darminfekten zu vergleichen.

Feuchte Hitze in Milz und Magen

Zu den klinischen Manifestationen dieses Musters gehören Fieber (Kontinua), das durch Schwitzen nicht abnimmt, Schweregefühl in Körper und Kopf, Druckgefühl in Thorax und Abdomen, Übelkeit, Durchfall, ein klebriger gelber Zungenbelag und ein gleitender, schneller Puls.
All diese Erscheinungen spiegeln die durch Feuchtigkeit und Hitze hervorgerufene Blockade im Mittleren und Unteren Erwärmer wider. Als typische Manifestationen der Feuchtigkeit sind hier der schlüpfrige, fettige oder klebrige Zungenbelag zu erwähnen.
Aus westlich-schulmedizinischer Sicht wären fieberhafte Darminfekte, Nahrungsmittelvergiftungen und Gastroenteritiden mit diesem Muster vergleichbar.

Hitze im Gallenblasen-Meridian

Klinisch äußert sich die Hitze im *Gallenblasen*-Meridian in Wechsel von Schüttelfrost und Fieber, wobei das Fieber überwiegt, bitterem Mundgeschmack, Durst, trockenem Hals, Schmerzen im Hypochondrium, Völlegefühl im Epigastrium, Übelkeit, einem gelben, klebrigen Zungenbelag auf einer Seite, und in einem gespannten, schnellen Puls.
Dieses Muster ist durchaus vergleichbar mit dem Shao-Yang-Stadium der Sechs-Stadien-Differenzierung, bis auf die Tatsache, daß hier Feuchtigkeit und Hitze, aber keine Kälte vorliegen. Die Analyse der klinischen Erscheinungen entspricht weitgehend der beim Shao-Yang-Syndrom, mit Ausnahme des Völlegefühls im Epigastrium und des gelben, klebrigen Belags, die Feuchtigkeit im Mittleren Erwärmer widerspiegeln.
Aus der Sicht der westlichen Medizin wären Erkrankungen wie Grippe, infektiöse Mononukleose (*Pfeiffer*sches Drüsenfieber), myalgische Enzephalomyelitis (chronisches Müdigkeitssyndrom), akute Cholezystitis und Malaria mit diesem Muster vergleichbar.

Ernährungsschicht

Das Nahrungs-Qi durchströmt die Meridiane und die Blutgefäße, um den Körper zu ernähren. Im Stadium der Ernährungsschicht ist der pathogene Faktor bis zur Ebene des Nahrungs-Qi vorgedrungen und hat somit auch auf die *Organe* übergegriffen. Da das Ernährungs-Qi mit dem Blut in engem Zusammenhang steht und auch die Blutgefäße durchströmt, werden bei diesem Syndrom auch *Herz* und *Perikard* mitbetroffen sein. Einige Symptome, die in dieser Schicht auftreten, spiegeln die Beeinträchtigung der Funktionen von *Herz* und *Perikard* wider.
An klinischen Erscheinungen finden sich Fieber, das in der Nacht ansteigt, Mundtrokkenheit, fehlender Durst, leichte Hautausschläge, Reizbarkeit, Schlaflosigkeit, ein tiefroter Zungenkörper mit wenig oder ohne Belag (Tafel 42) und ein dünner, schneller Puls. In schweren Fällen kommt es bis zum Delirium.
Die meisten Symptome sind aus dem Verbrennen des Yin zu erklären. Nächtliches Fieber tritt bei Yin-Qi-Leere auf. Der trockene Mund ist eine Folge des hitze-bedingten Verbrauchs an Flüssigkeiten, dennoch besteht kein Durst, da der Flüssigkeitsmangel noch nicht allzu schwerwiegend ist. Die Hautausschläge werden durch die Hitze in den Blutgefäßen verursacht. Reizbarkeit, Schlaflosigkeit und möglicherweise Delirium sind Ausdruck der Hitze, die auf das *Herz* und somit auch auf den Geist übergreift. Der rote Zungenkörper ohne Belag und der dünne, schnelle Puls spiegeln die Leere des Yin wider.
Aus der Sicht der westlichen Medizin entsprächen folgende Erkrankungen diesem Muster: Enzephalitis, Meningitis und Lobärpneumonie.

Schicht des Blutes

Bei der Schicht des Blutes handelt es sich um die letzte und tiefste Schicht, die von der vordringenden Hitze betroffen ist. Auf dieser Ebene sind die schwersten klinischen Erscheinungen zu beobachten. Der Begriff „Blut" steht hier nur für eine noch etwas tiefer liegende Schicht, denn das Nahrungs-Qi und das Blut stehen miteinander in sehr engem Zusammenhang und sind im Grunde untrennbar.

Die klinischen Erscheinungen bestehen in hohem Fieber, wobei sich die Haut sehr heiß anfühlt, in Hautausschlägen von purpurner oder schwarzer Farbe, Nasenbluten, Bluthusten, blutigen Stühlen, manischem Verhalten; der Zungenkörper ist dunkelrot und der Puls ist dünn und schnell. Auch hier kommt es in schweren Fällen zum Delirium. Die Mehrzahl der klinischen Erscheinungen, namentlich die Hautausschläge und die zahlreichen Blutungen, sind Folge der Blut-Hitze. Manisches Verhalten und Delirium erklären sich daraus, daß die Hitze das Blut aufwühlt und somit auch das *Herz* (das *Herz* regiert das Blut) und den Geist in Mitleidenschaft zieht.

Aus der Sicht der westlichen Medizin entsprechen Erkrankungen wie Enzephalitis, Meningitis und akute Leukämie diesem Muster.

ANMERKUNGEN

(1) *Ye Tian-Shi:* Discussion of Warm-Febrile Diseases (Wen Re Lun) (Mitte des 18. Jh.).
(2) *Ye Tian-Shi:* Clinical Guide of Case Histories (Ling Zheng Zhi Nan) (1766).
(3) *Ye Tian-Shi:* Essentials of Pediatrics (You Ke Yao Lue) (Mitte des 18. Jh.).

III. Differenzierung der Krankheitsmuster nach den Drei Erwärmern

Einleitung

Dieses Differenzierungssystem befaßt sich, ähnlich wie die Vier-Schichten-Differenzierung, mit Fiebererkrankungen, die durch äußere Hitze verursacht werden. Entwikkelt wurde es von *Wu Ju-Tong* (1758-1836), der aus der Provinz Jiangsu stammte. Zeit seines Lebens war Dr. *Wu* mit einer enormen Häufung an infektiösen Fiebererkrankungen, darunter Masern, Scharlach und Pocken, konfrontiert. Es war daher nur folgerichtig, daß sich das Augenmerk des medizinischen Spezialisten auf das Studium eben dieser Erkrankungen richtete.
Die Differenzierung von Krankheiten nach den drei Erwärmern wird in *Wus* Werk „A Systematic Differentiation of Febrile Diseases" vorgestellt. Obwohl in seinem Buch keine neuen Syndrome dargestellt werden, so hat er doch die Theorie der Wärme- und Fiebererkrankungen, wie sie von Vorgängern, hier vor allem *Ye Tian-Shi* (siehe Anhang II), formuliert worden war, erläutert und weiterentwickelt. Dr. *Wus* Werk leistet somit eine wichtige Systematisierung aller vorangegangenen Theorien über die Wärme- und Fiebererkrankungen.
Das Konzept der Drei Erwärmer beinhaltet eine Dreiteilung des Körpers in den Oberen, Mittleren und Unteren Erwärmer. Der Obere Erwärmer erstreckt sich auf den Bereich des Körpers vom Kopf bis zum Zwerchfell. Der Mittlere Erwärmer entspricht dem Bereich zwischen Zwerchfell und Nabel. Der Untere Erwärmer umfaßt den Bereich vom Nabel abwärts bis zu den Füßen. Die Dreiteilung wird in der Regel ausschließlich auf den Rumpf des Körpers angewendet. Nach diesem Konzept erstreckt sich der Obere Erwärmer vom Hals bis zum Zwerchfell, somit entspricht er den *Organen Herz* und *Lunge*. Der Mittlere Erwärmer erstreckt sich vom Zwerchfell bis zum Nabel, er bezieht die *Organe Magen* und *Milz* mit ein. Der Untere Erwärmer reicht vom Nabel bis zu den äußeren Genitalien, er vertritt somit die *Organe Leber, Niere, Blase, Darm* und bei Frauen die *Gebärmutter.*
Die Differenzierung der Krankheitsmuster nach den Drei Erwärmern teilt die klinischen Erscheinungen auf der Basis ihrer Lokalisation im Oberen, Mittleren oder Unteren Erwärmer ein. Dieses Schema findet bei durch äußeren Hitze-Angriff verursachten Krankheiten seine Anwendung, und es wird in Verbindung mit der Vier-Schichten-Differenzierung verwendet (siehe Anhang II). Der Unterschied liegt darin, daß die Vier-Schichten-Differenzierung den Schweregrad der pathogenen Hitze anhand der Eindringtiefe beurteilt, die Differenzierung nach den Drei Erwärmern identifiziert dagegen die Ebene, bis zu der die Hitze vorgedrungen ist, in einer vertikalen Anordnung des Körpers.

Oberer Erwärmer

Die *Organe* des Oberen Erwärmers sind *Herz* und *Lunge*, die Symptome einer Erkrankung in diesem Stadium entsprechen denen eines Hitze-Angriffs auf diese *Organe*. Nach der Theorie der chinesischen Medizin können jedoch äußere pathogene Faktoren nicht in das *Herz* eindringen, somit finden wir hier nur die Zeichen eines Hitze-Angriffs auf das *Perikard*.

Lunge

Ein Angriff äußerer Wind-Hitze auf die *Lunge* wird sich in der oberflächlichsten Schicht (Abwehr-Qi) oder in der *Lunge* selbst manifestieren. Diese Zuordnung beruht auf der Symptomanalyse entsprechend der Vier-Schichten-Differenzierung, so daß hinsichtlich der Differenzierung nach den Drei Erwärmern zwei Zustände auseinanderzuhalten sind: der Wind-Hitze-Angriff auf das Abwehr-Qi als Teil der *Lunge* und Hitze in der *Lunge* (in der Schicht des Qi).
Die klinischen Erscheinungen eines Angriffs auf die *Lunge* auf der Ebene des Abwehr-Qi sind identisch mit den Symptomen, die zum Stadium der Abwehrschicht nach der Vier-Schichten-Differenzierung gehören.
Also finden wir beim Angriff auf die *Lunge* folgende Symptome: Fiebern, Schwitzen, Husten, Keuchen, Durst mit starkem Verlangen zu trinken, Druckgefühl und Schmerzen in der Brust, einen roten Zungenkörper mit gelbem Belag, und einen schnellen Puls. Im Grunde entsprechen diese Erscheinungen genau denjenigen, wie sie für das Muster „Hitze in der Brust und im Zwerchfell" in der Schicht des Qi beschrieben werden.
Fieber und Schwitzen sind Folgen der Hitze, die in der *Lunge* verdampft. Das Druckgefühl und die Schmerzen in der Brust erklären sich ebenso wie der Husten und das Keuchen aus der Beeinträchtigung der herabführenden Funktion der *Lunge* durch die pathogene Hitze. Der Durst mit dem starken Verlangen zu trinken steht mit dem hitzebedingten Verbrauch der Körperflüssigkeiten in Zusammenhang. Ebenso sind der rote Zungenkörper mit gelbem Belag und der schnelle Puls Hinweise auf Hitze.
Aus der Sicht der westlichen Medizin entsprechen Erkrankungen wie akute Bronchitis, Pneumonie und Enzephalitis diesem Muster.

Perikard

Ein Angriff von pathogener Hitze auf das *Perikard* kann sich aus einem Hitze-Angriff auf die *Lunge* oder aus dem Syndrom der Abwehrschicht nach der Vier-Schichten-Differenzierung entwickeln. Die Weiterentwicklung aus einem der genannten Muster stellt eine Verschlechterung des Zustandes dar, häufig ist dabei eine relativ abrupte Änderung des Krankheitsbildes zu beobachten.
Klinische Manifestationen sind Fieber, brennende Empfindungen im Epigastrium,

Kälte der Gliedmaßen, Delirium, Aphasie, Bewegungseinschränkung der Zunge und ein tiefroter Zungenkörper mit roten Punkten an der Zungenspitze.
Das Fiebern und die Kälte der Gliedmaßen sind Ausdruck der Hitze, die auf das Innere beschränkt ist und nicht bis in die Extremitäten gelangt. Je mehr die Hitze auf die tieferen Körperbereiche begrenzt ist, desto kälter sind die Extremitäten. Delirium und Aphasie erklären sich daraus, daß die Hitze die Körperflüssigkeiten verbraucht und sich in Schleim umwandelt, der das *Herz* und den Geist trübt und das *Herz* daran hindert, die Zunge richtig zu bewegen. Die tiefrote Zunge steht mit Hitze in der Schicht des Nahrungs-Qi in Zusammenhang.
Aus der Sicht der westlichen Medizin entsprechen folgende Erkrankungen diesem Muster: Hitzschlag, Meningitis und Enzephalitis.

Mittlerer Erwärmer

Beim Angriff von pathogener Hitze auf den Mittleren Erwärmer sind zwei Formen bekannt: Hitze im Yang Ming und feuchte Hitze in der *Milz*. Die Hitze im Yang Ming ist identisch mit dem Syndrom der Yang-Ming-*Organe* nach der Sechs-Stadien-Differenzierung. Das Eindringen von feuchter Hitze in die *Milz* ist im Frühstadium von Erkrankungen, die durch äußere Hitze hervorgerufen werden, zu beobachten; es entspricht dem Muster „feuchte Hitze in *Magen* und *Milz*" auf dem Niveau der Abwehrschicht nach der Vier-Schichten-Differenzierung.
Klinische Erscheinungen sind Kälteempfindlichkeit, leichtes Fieber, ein Gefühl, als ob der Kopf in einen Sack eingewickelt wäre, Schweregefühl im gesamten Körper und in den Gliedern, Völlegefühl in der Brust und im Epigastrium, Übelkeit und Erbrechen, ein weißer, klebriger Zungenbelag, und ein oberflächlicher oder gleitender Puls.
Die Kälteempfindlichkeit ist eine Folge der Blockade des Yang-Qi durch feuchte Hitze. Auch das leichte Fieber hat in feuchter Hitze seine Ursache, wobei die Feuchtigkeit gegenüber der Hitze in den Vordergrund tritt. Das Schweregefühl im Kopf wird durch die Feuchtigkeit verursacht, die verhindert, daß das Yang-Qi zum Kopf aufsteigt. Das Schweregefühl im ganzen Körper und in den Gliedmaßen erklärt sich daraus, daß die Feuchtigkeit die Transport- und Umwandlungsfunktion der *Milz* blockiert und behindert, so daß die Zirkulation des Qi in den Muskeln (die der Kontrolle der *Milz* unterliegen) verlangsamt ist. Das dumpfe Gefühl in der Brust und im Epigastrium ist eine Folge der Blockade des Mittleren Erwärmers durch Feuchtigkeit und Hitze, die das Auf- und Absteigen des Qi im Mittleren Erwärmer beeinträchtigen. Der weiße, klebrige Belag und der gleitende Puls spiegeln die Feuchtigkeit wider.
Aus der Sicht der westlichen Medizin zeigen Erkrankungen wie infektiöse Mononukleose, Grippe und Enteritis Merkmale dieses Musters.

Unterer Erwärmer

Hitze im Unteren Erwärmer befällt entweder die *Niere* oder die *Leber*.

Niere

Wenn Hitze in die *Niere* eindringt, kommt es zur Austrocknung des *Nieren*-Yin, was wiederum leere-bedingte Hitze nach sich zieht. Klinisch manifestiert sie sich in leichtem, protahiertem Fieber, heißen Handflächen und Fußsohlen, Mundtrockenheit, Schwäche, Taubheit, einer roten, geschälten Zunge und einem oberflächlichen, leeren Puls.
Die Hitzeempfindungen in Handflächen und Fußsohlen, das leichte Fieber und die Mundtrockenheit sind die Folgen der durch Yin-Leere bedingten Hitze, welche die Flüssigkeiten des Körpers ausgetrocknet hat. Taubheit ist bei Schwäche des *Nieren*-Yin zu finden, wenn das *Nieren*-Yin nicht mehr zu den Ohren gelangt. Die rote, geschälte Zunge und der dünne, schnelle Puls spiegeln die leere-bedingte Hitze wider.

Leber

Obwohl die *Leber* anatomisch im Mittleren Erwärmer lokalisiert ist, so wird sie doch aufgrund ihrer engen funktionellen Beziehungen zur *Niere* dem Unteren Erwärmer zugeordnet. Das *Leber*-Muster ist durch Hitze, die *Leber*-Wind aufkommen läßt, charakterisiert. Teilweise stellt es eine Fortentwicklung des *Nieren*-Musters dar, wenn Hitze zur völligen Erschöpfung des Yin geführt hat.
Die klinischen Manifestationen umfassen mäßiges Fieber, Kälte der Gliedmaßen, trockene, schwarze Zähne, trockene und rissige Lippen, Krämpfe und Zittern, einen trockenen, rötlich-purpurnen Zungenkörper und einen tiefen, dünnen und schnellen Puls.
Das mäßige Fieber ist Folge der Hitze, die das Yin schädigt. Die Kälte der Gliedmaßen erklärt sich aus dem hitze-bedingten Verbrauch des *Nieren*-Yin, es kommt zur Trennung von Yin und Yang, die nicht mehr miteinander kommunizieren. Das Yin ist verbraucht, das Yang zirkuliert nicht mehr. Die Yin-Leere mit Leere/Hitze ist die Ursache der schwarzen, trockenen Zähne, der trockenen Lippen und des dünnen, schnellen Pulses. Krämpfe und Zittern sind Ausdruck des *Leber*-Windes, der durch den Verbrauch des Yin der *Leber* und der *Niere* hervorgerufen wurde.
Aus der Sicht der westlichen Medizin entsprechen Erkrankungen wie Enzephalitis und Meningitis diesem Muster.

IV. Überblick über die Zungenbilder bei äußerer Hitze oder Kälte

Tab. IX: Differenzierung nach den Sechs Stadien.

Muster	Zungenkörper	Zungenbelag
Tai Yang	unverändert	dünn und weiß, eventuell mehr um das Zentrum herum und im vorderen Drittel
Yang Ming	rot	gelb, dick und trocken
Shao Yang	unverändert	einseitig weiß und schlüpfrig, oder weiß und grau oder weiß und schwarz
Tai Yin	blaß	weiß
Shao Yin		
Kälte	blaß	weiß
Hitze	rot	kein Belag
Jue Yin	blaß	weiß und gelb (Nebeneinander von Kälte- und Hitze-Zeichen)

An dieser Stelle möchte ich noch einmal darauf hinweisen, daß in den drei Yang-Stadien der Zungenkörper im allgemeinen unverändert ist und daß hier die Veränderungen des Zungenbelags im Vordergrund stehen, während in den drei Yin-Stadien die Veränderungen des Zungenkörpers in den Vordergrund treten.

Tab. X: Differenzierung nach den Vier Schichten.

Muster	Zungenkörper	Zungenbelag
Schicht des Abwehr-Qi	an Spitze und Rändern leicht gerötet	dünn und weiß
Schicht des Qi	unverändert	gelb
Ernährungsschicht	tiefrot	kein Belag
Schicht des Blutes	tiefrot oder purpurrot	kein Belag

Tab. XI: Differenzierung nach den Drei Erwärmern.

Muster	**Zungenkörper**	**Zungenbelag**
Oberer Erwärmer:		
Wind-Hitze in der	an Spitze und Rändern	
Lunge	leicht gerötet	dünn, weiß
Lungen-Hitze	rot	gelb
Perikard	tiefrot, rote Punkte	unverändert
Mittlerer Erwärmer:		
Hitze im Yang Ming	rot	gelb, trocken
feuchte Hitze in der *Milz*	unverändert	gelb, klebrig
Unterer Erwärmer:		
Niere	dunkelrot	kein Belag
Leber	dunkelrot	kein Belag

V. Alarmierende Zungenbilder

Bestimmte Zungenbilder lassen auf einen besonders ernsten Zustand schließen, im allgemeinen wird angenommen, daß sie den kurz bevorstehenden Tod anzeigen, wenn sie plötzlich im Verlauf einer akuten Erkrankung auftauchen. Unter anderen Umständen können sie auch über mehrere Jahre zu beobachten sein, bevor der Patient stirbt. Aus diesen „gefährlichen Zungen" läßt sich in der Regel der Zusammenbruch des Yin oder des Yang ablesen. Ein solcher Zusammenbruch beinhaltet einen extremen und sehr ernsten Leere-Zustand bzw. die komplette „Trennung" von Yin und Yang. Grundsätzlich ist jede Zunge ohne Geist ein Ausdruck schwerwiegender Probleme. Wenn der Zungengrund dunkel, trocken und welk erscheint, so ist die Prognose besonders schlecht.

Es gibt verschiedene Zustände, die mit einem Zusammenbruch des Yin einhergehen. Hat die Zunge keinen Belag und zeigt das Aussehen einer Schweineniere bzw. spiegelt, so vermuten wir, daß Hitze eine schwere Schädigung des Yin hervorgerufen hat oder daß es zum Zusammenbruch des *Magen*-Qi gekommen ist. Wenn die Zunge aussieht, als ob sie mit Fischschuppen bedeckt wäre, wenn Körner auf der Zungenoberfläche zu finden sind und wenn sie trocken ist und verwitterte Risse aufweist, so muß man vom Verbrauch der Körperflüssigkeiten ausgehen. Ein weißer und schimmeliger Zungenbelag ist Zeichen einer *Nieren*- und *Magen*-Yin-Leere, die zur Entwicklung von Hitze mit im Innern verstecktem feuchten Gift führt. Dieser Zungentyp wird nur bei chronischen, langanhaltenden Mustern zu finden sein. Der Verdacht auf den Zusammenbruch des *Nieren*-Yin liegt nahe, wenn der Zungenkörper in der Mitte rot und an den Rändern schwarz ist.

Auch der Zusammenbruch des Yang läßt sich an der Zunge erkennen. Der Kollaps des *Milz*-Yang ist anzunehmen, wenn der Zungenkörper blaß ist und der Belag das Aussehen von Schneeflocken hat. Eine blaue Zunge ohne Belag ist stets ein Alarmsignal. Der blaue Zungenkörper ist Ausdruck der im Innern erstarrten Kälte und der Blutstagnation, das Fehlen des Belags signalisiert den völligen Zusammenbruch von Qi und *Blut*. Wir haben hier einen der seltenen Fälle, in denen das Fehlen des Belags eher auf eine extreme Yang-Leere als auf eine Yin-Leere hinweist.

Die Zunge kann schwere Probleme sowohl des Yin als auch des Yang widerspiegeln, abhängig vom sonstigen Gesamtbild des Patienten. Eine schwarze, trockene und rissige Zunge weist normalerweise auf den schweren und gefährlichen Verfall und die Erschöpfung des Yin hin. Doch in seltenen und ernsten Fällen kann dieses Erscheinungsbild der Zunge auch Ausdruck von echter Kälte im Innern mit Yang-Leere sein, selbst wenn die Zunge trocken ist. Dies wäre dann der Fall, wenn das Yang-Qi die Flüssigkeiten weder bewegen noch verdampfen kann, so daß der Zungenbelag trokken bleibt. Um diesen Zustand nicht fälschlicherweise als Hitze-Muster einzu-

ordnen, ist es unerläßlich, nach weiteren Zeichen, wie fehlendem Durst und spärlichem, klarem Urin, zu fahnden.
Auch einige andere Zungenbilder können den gefährlichen Kollaps wichtiger Körperfunktionen signalisieren. Ist die Zungenspitze eingezogen, während die Zunge selbst völlig trocken ist und wie Trockenfleisch aussieht, müssen wir eine Erschöpfung von Qi und Blut annehmen. Dieselbe Ursache läßt die Zunge trocken und rot wie eine Dattelpflaume oder eine Tomate erscheinen. Ein Zungenkörper, der kurz wie eine Niere ist, weist auf einen Kollaps des *Leber*-Qi hin. Ein plötzlicher Kollaps des *Magen*-Qi äußert sich darin, daß ein dicker Belag plötzlich dünn wird.
Auch bei der schweren Stase handelt es sich um einen gefährlichen Zustand, der sich deutlich im Aussehen der Zunge niederschlägt. Eine purpurrote Zunge, deren Spitze stärker gerötet und die im vorderen Abschnitt geschwollen ist, spiegelt eine Blut-Stase mit Hitze und eine schwere Blut-Stase in der Brust wider. Schließlich kann bei einer Schwangeren eine blaue Zunge den drohenden Abort ankündigen.

Verzeichnis der chinesischen Fachbegriffe

斑	ban	Flecken (auf der Zunge)
本	ben	Wurzel
痹	bi	schmerzhafte Obstruktion, Blockade
辨证	bian zheng	Differenzierung von Krankheitsmustern
标	biao	Manifestation
尺	chi	proximale oder hintere (Pulsposition)
刺	ci	Dornen (auf der Zunge)
寸	cun	distale oder vordere (Pulsposition)
点	dian	Punkte (auf der Zunge)
腑	fu	Yang-*Organe*
谷气	gu qi	Nahrungs-Qi
关	guan	mittlere (Pulsposition)
後天之气	hou Tian Zhi Qi	erworbenes Qi
滑	hua	schlüpfrig
筋	jin	Sehnen
津液	jin ye	Körperflüssigkeiten
精	jing	Essenz oder *Nieren*-Essenz
命门	ming men	Tor des Lebens
弄	nong	bewegliche (Zunge)
强	qiang	steife (Zunge)
三焦	san jiao	Drei Erwärmer (anatomische Einteilung) oder Dreifacher Erwärmer (Yang-*Organ*)
舌苔	she tai li	Zungenbelag
舌质	she zhi	Zungenkörper
神	shen	Geist
实	shi	Fülle, Exzeß, exzessiv
卫气	wei qi	Abwehr-Qi
痿软	wei ruan	schlaffe Zunge
痿证	wei zheng	Atrophiemuster
五行	wu xing	Fünf Wandlungsphasen
先天之气	xian tian zhi qi	ererbtes Qi

虚	xu	Leere, leer
营气	ying Qi	Nährenergie
原气	yuan Qi	Ursprungs-Qi
脏	zang	Yin-*Organe*
脏腑	zang fu	*Organe*
证	zheng	Muster, Krankheitsbild
中风	zhong feng	Wind-Schlag, Windangriff
中气	zhong qi	mittleres Qi
肿胀	zhong zhang	geschwollene Zunge

Ausgewählte Literaturangaben

Klassische Texte

1. Classic of the Spiritual Axis (Ling Shu Jing). People's Medical Publishing House, Beijing, 1963.
2. Classic of Difficulties with Explanations (Nan Jing Yi Shi). Herausgegeben von: Classic Research and Teaching Group of Nanjing College of Traditional Chinese Medicine. Shanghai Scientific Publishing House, Shanghai, 6. Ausgabe 1980.
3. Classic of Difficulties with Annotiations (Nan Jing Jiao Shi). Herausgegeben von: Nanjing College of Traditional Chinese Medicine. People's Medical Publishing House, Beijing, 1979.
4. Discussion of Cold-induced Disorders with Explanations (Shang Han Lun Yi Shi). Herausgegeben von: Cold-induced Diseases Research and Teaching Group of Nanjing College of Traditional Chinese Medicine. Shanghai Scientific Publishing House, Shanghai, 1980.
5. Essentials of the Golden Cabinet: A New Explanation (Jin Gui Yao Lue Xin Jie). Herausgegeben von *He Ren*. Zheijang Scientific Publishing House, Zheijang, 1981.
6. Yellow Emperor's Inner Classic: Simple Questions (Huang Di Nei Jing Su Wen). People's Medical Publishing House, Beijing, 1963 (im Deutschen erschienen unter: *Nguyen Van Nghi:* Hoang Ti, Nei King, So Ouenn. Medizinisch Literarische Verlagsgesellschaft, Uelzen, 1977.)

Moderne Texte

1. Academy of Traditional Chinese Medicine. A Concise Dictionary of Chinese Medicine (Jian Ming Zhong Yi Ci Dian). People's Medical Publishing House, Beijing, 2. Ausgabe 1980.
2. Beijing College of Traditional Chinese Medicine: Practical Chinese Medicine (Shi Yong Zhong Yi Xue). Beijing Publishing House, Beijing, 4. Ausgabe 1980.
3. Beijing College of Traditional Chinese Medicine: Tongue Diagnosis in Chinese Medicine (Zhong Yi She Zhen). People's Medical Publishing House, Beijing, 1976.
4. Guamgdong College of Chinese Medicine: Chinese Medical Diagnosis (Zhong Yi Zhen Duan Xue). Shanghai Scientific Publishing House, Shanghai, 6. Ausgabe 1979.
5. *Jian De Dao:* A Brief History Medicine in China (Zhong Guo Yi Xue Shi Lue). Shangxi People's Publishing House, Shangxi, 1979.
6. Nanjing College of Traditional Chinese Medicine: Study of Febrile Diseases (Wen Bing Xue). Shanghai Scientific Publishing House, Shanghai, 1978.

7. Shandong College of Traditional Chinese Medicine: Fundamentals of Chinese Medicine (Zhong Yi Ji Chu Xue). Shandong Scientific Publishing House, Shandong, 1978.

Zeitschriften

1. Academy of Traditional Chinese Medicine: Journal of Traditional Chinese Medicine (Zhong Yi Za Zhi).
2. Chinese Medical Association: Chinese Journal of Medical History (Zhong Hua Yi Shi Za Zhi).

Englischsprachige Quellen

1. *Lu Gwei-Djen, J. Needham:* Celestial Lancets, Cambridge University Press, Cambridge, 1980.
2. *McNeil, W. H.:* Plagues and Peoples. Penguin Books, New York, 1976.
3. Shanghai College of Traditional Medicine: Acupuncture, A Comprehensive Text. Übersetzt von *O'Connor* und *Bensky*. Eastland Press, Chicago, 1981.

Stichwortverzeichnis

G

H

N

O

P

U

V

W

Y

Verzeichnis der Tabellen